Kevin Leman

Spitzennächte

Das Geheimnis von erfülltem Sex

Kevin Leman

Spitzennächte

Das Geheimnis von erfülltem Sex

SCM Hänssler

SCM
Stiftung Christliche Medien

MIX
Papier aus verantwortungsvollen Quellen
FSC www.fsc.org
FSC® C006701

SCM Hänssler im SCM-Verlag GmbH & Co. KG · 71088 Holzgerlingen
Internet: www.scm-haenssler.de; E-Mail: info@scm-haenssler.de

Originally published in English under the title: Under the sheets

Published by Revell, a division of Baker Publishing Group, Grand Rapids, Michigan, 49516, U.S.A.

Die Bibelverse sind, wenn nicht anders angegeben, folgender Ausgabe entnommen:
Neues Leben. Die Bibel, © der deutschen Ausgabe 2002 und 2006 SCM R.Brockhaus im SCM-Verlag GmbH & Co. KG, Witten.

Übersetzung: Herta Martinache
Umschlaggestaltung: Kathrin Retter
Titelbild: shutterstock.com
Satz: typoscript GmbH, Walddorfhäslach
Druck und Bindung: CPI – Ebner & Spiegel, Ulm
Gedruckt in Deutschland
ISBN 978-3-7751-5357-7
Bestell-Nr. 395.357

Inhalt

Für John Young und seine reizende Frau Marlene.

Danke für Eure Freundschaft und Ermutigung in all den Jahren.
Ihr habt nur eine Aufgabe:
Für den Rest eures Lebens mit zärtlicher Liebe füreinander da sein.

Dank

Lonnie Hull DuPont, meiner Lektorin vom Revell. Verlag:
Sie sind eine fantastische Frau.
Ich weiß Ihre Kreativität zu würdigen.

Vielen Dank auch der anderen Frau in meinem Leben
(meiner anderen Lektorin), Ramona Cramer Tucker,
die mein Herz – und meinen Humor – versteht.

Einleitung

Ein tolles Sexleben – schon in 6 Tagen!
(Oder in 3 Tagen, wenn Sie es darauf anlegen.)

Was hat Adam wohl gesagt, als er Eva zum ersten Mal sah? »Wow, hast du das gesehen!«

Für Adam war die schöne Eva ein Wunder – das einzige Geschöpf im Garten Eden, das als Partner vollkommen zu ihm passte. Was hat Adam als Nächstes getan? Etwas für uns Männer ganz Selbstverständliches: Er machte große Augen. Was er sah, gefiel ihm. Dann konnte er nicht anders als das Geschenk des allmächtigen Gottes berühren. Und was als Nächstes geschah, war sehr, sehr gut.

Sex – Gottes geniale Erfindung – begann großartig in diesem wundervollen Garten Eden. Aber was geschah mit dem Garten, in dem ein Mann und eine Frau – echte Partner fürs Leben – nackt waren und sich nicht schämten?

Sie wissen, was geschah. Nur ein kleiner Biss in die verbotene Frucht und plötzlich wurde das, was der allmächtige Gott geschaffen hatte, als »schmutzig« bezeichnet. Adam und Eva erkannten schnell, dass sie im Adams- bzw. Evakostüm waren und verdrückten sich in die Büsche, um sich zu verstecken, bis sie Kleidung hatten. Ihre vollkommen paradiesische Welt war kaputt. Ihre liebevolle Verbindung mit dem allmächtigen Gott war durchtrennt. Und ihre unschuldige, friedliche Beziehung, sowie ihre sexuell befriedigende gegenseitige Entdeckung war gestört. Plötzlich wurden sie sich ihrer Unterschiede *bewusst* – und fanden sie regelrecht anstößig und peinlich.

Doch wovon träumen wir eigentlich alle? Von der Rückkehr zu den Tagen im Paradies, als Sex – Gottes vollkommene Erfindung – Mann und Frau in einer beidseitig befriedigenden, dauerhaften Beziehung umgab. Was wünscht sich jeder gottesfürchtige Mann? Eine gottesfürchtige Frau, die gerne Sex hat. Was wünscht sich jede gottesfürchtige Frau? Einen gottesfürchtigen Mann, der für die Geborgenheit sorgt, nach der sich ihre Seele sehnt. Sie merken, Männer brauchen nur einen Ort, aber Frauen brauchen einen Grund. In dem Maße, wie ein Mann und eine Frau lernen, diese wesentlichen Unterschiede zu schätzen, können sie die Flamme in ihrer Beziehung entfachen und tollen Sex haben – *die ganze Zeit*.

Sex in der Ehe war Gottes Idee. Aber heute scheuen sich die Menschen, zu diesem Thema Fragen zu stellen, denn sie fürchten, sich bloßzustellen. (Vergleichbar mit Adam und Eva, die sich nackt in den Büschen versteckten.)

Deshalb habe ich es Ihnen leicht gemacht.

Dieses Buch enthält die heißesten Fragen über Sex und intime Beziehungen – Fragen, die mir bei meinen Reisen, Vorträgen und in der Ehe- und Verlobtenberatung täglich gestellt werden – und meine unverblümten Antworten. (Um die Privatsphäre der Menschen zu schützen, die mich an ihren Geschichten teilhaben ließen, wurden die Namen und einige Einzelheiten geändert.)

Haben Sie sich jemals gefragt, wie oft Sie es tun sollen – und ob Sie es tun *müssen*? Warum sie will, dass das Licht aus ist, und er lieber das Licht eingeschaltet haben will? Was ist zu tun, wenn Sie zu müde sind und er Sie erwartungsvoll anschaut? Haben Depressionen oder das Älterwerden Auswirkungen auf den Geschlechtstrieb? Ist er sexsüchtig? Oder sind Sie es, weil Sie einfach ohne Sex nicht leben können? Was ist im Bett in Ordnung und was nicht? Gibt es Sex, wenn Kinder da sind? Wie stehen Sie im Vergleich zu seinen Verflossenen da? Warum ist er im Bett so langweilig? Ist man noch in der Lage, miteinander … Sie wissen schon … wenn man sich im Restaurant bereits den Seniorenteller bestellt?

Und das ist erst der Anfang.

Wenn Sie schon in 6 Tagen ein tolles Sexleben haben wollen, dann lesen Sie einfach weiter. Dieses Buch wird Sie und Ihren Ehepartner zu neuen, glanzvollen Höhen gegenseitig genussvoller Befriedigung führen. Ich wette, dass Sie sogar Geld für Heizkosten sparen.

Sie können mir ja später dafür danken.

1 Flitterwochen

Manche Flitterwochen kann man mit einem Sinfoniekonzert der Berliner Philharmoniker vergleichen. Andere ähneln eher dem Geklimper auf einem verstimmten Klavier.

Vielleicht fahren Sie demnächst in die lang ersehnten Flitterwochen. Oder Sie haben bereits die Ehe geschlossen, befinden sich auf Hochzeitsreise und haben dieses Buch mitgenommen, um es gemeinsam zu lesen. Wie dem auch sei, es ist gut für Sie. Sie beginnen Ihre Ehe richtig, wenn Sie jetzt schon darüber nachdenken, wie Sie das Beste aus Ihrer Ehe machen können.

Die meisten denken: *Oh, die Flitterwochen. Ich kann es kaum erwarten!* Schließlich ertönen zu diesem Zeitpunkt alle Glocken, Pfeifen und Sirenen auf einmal und dieses mächtige Crescendo ist natürlich das Zeichen dafür, dass Sie glücklich und zufrieden bis an Ihr Lebensende sein werden. Alles, was noch zu tun bliebt, ist genug Geld sparen, um das hübsche Häuschen im Grünen und Ihre Luxuslimousine zu kaufen und vielleicht – ein paar Kinder zu bekommen. (Oder käme da ein Zwergschnauzer möglicherweise nicht billiger?)

Aber verläuft das Leben immer wie erwartet? Überhaupt, ist bisher alles erwartungsgemäß abgelaufen? Wie das Leben mit Überraschungen aufwartet, müssen Sie auch in Ihren Flitterwochen mit Überraschungen rechnen. Die meisten Paare, mit denen ich gesprochen habe, fanden, dass die Flitterwochen nicht das waren, was sie sich vorgestellt hatten.

Wenn Sie auf sexuellem Gebiet unerfahren sind (möglicherweise sind das 20 bis 25 Prozent der Leser dieses Buches), wird Ihnen wohl kaum eine Sinfonie gelingen. Wahrscheinlich wird es nur ein bisschen besser als ein Kinderliedchen, das Sie auf einem verstimmten Klavier klimpern. Es gibt Arbeitsstellen, für die viel Einarbeitungszeit und Praxis erforderlich sind. Glauben Sie nicht, dass es Spaß macht, sich um das Erlernen gerade dieser Sache zu bemühen?

Andere haben schon sexuelle Erfahrungen mit einem oder mehreren Partnern gemacht. Vielleicht waren Sie schon einmal verheiratet. Möglicherweise haben Sie Ihren ersten Ehepartner durch Scheidung oder Tod verloren; oder Sie wurden verlassen. Vielleicht haben Sie in Ihrer Kindheit Schlimmes erlebt – Missbrauch, für den Sie nicht verantwortlich waren. Da sexuelle Erfahrungen an sich sehr intim sind, werden diese Erinnerungen auch Teil Ihrer Beziehung zu Ihrem Ehepartner sein. (In diesem Buch kommen wir noch näher auf diese Fragen zu sprechen.)

Einige von Ihnen haben die Hochzeitsnacht schon lange hinter sich und konnten inzwischen viel Erfahrung sammeln. Sie denken: *Es war unglaublich. Nie hätte ich gedacht, dass Sex so toll sein kann!* Und die restlichen 95 Prozent von Ihnen denken (und es ist ihnen etwas peinlich, es dem Ehepartner einzugestehen): *Das also war es? Das war das Beste, was er bieten konnte?* Oder: *Das kann doch nicht ihr Ernst sein. Glaubt sie wirklich, dass mich das anmacht?* Und: *Du meine Güte, auf was habe ich mich eingelassen! Damit muss ich mich also für den Rest meines Lebens abfinden?* Einige von ihnen haben womöglich aus Verzweiflung zum Telefon gegriffen und Mama, Papa, einen Freund oder eine Freundin angerufen und schnell um Rat gefragt. Vielleicht sind Sie auch in den nächsten Bücherladen gegangen und haben nach einem »Ratgeber« gesucht, weil Sie tief in Ihrem Innern doch etwas beunruhigt waren.

Sie benötigen das Timing eines Spitzensportlers, die Präzision des besten Juweliers und die Fähigkeit, ein Herbert von Karajan des Schlafzimmers zu sein.

Wenn Sie zu denen gehören, die in Panik geraten sind, kann ich Sie damit beruhigen, dass Sie sich in guter Gesellschaft befinden. Sie waren der Meinung, dass Sex zu den leichtesten Dingen der Welt gehört – man bringt einfach einen Mann und eine Frau zusammen und der Rest geschieht ganz natürlich von alleine – oder? Doch ehrlich gesagt, es bedarf einiger Anstrengungen. Sie benötigen das Timing eines Spitzensportlers, die Präzision des besten Juweliers und die Fähigkeit, ein Herbert von Karajan des Schlafzimmers zu sein.

Und jetzt kommt der Knaller: Auch wenn Sie all das gleichzeitig sein *könnten*, ist nicht garantiert, dass die Glocken, Pfeifen und Sirenen in Ihrem Schlafzimmer ertönen.

Wie können Sie sich also emotional, körperlich und geistig darauf vorbereiten, in den Flitterwochen eins zu werden – und noch mehr?

Ich bin froh, dass Leute mir immer wieder ihre Fragen dazu stellen. Gerne verrate ich Ihnen meine Antworten. Je nachdem, ob Sie vor Ihren Flitterwochen schon sexuelle Erfahrung haben oder nicht, können Sie zu dem Abschnitt springen, der am besten auf Sie zutrifft. (Natürlich können Sie auch einen Blick auf den anderen Abschnitt werfen.)

Wenn Sie noch nie Geschlechtsverkehr hatten oder sexuell sehr unerfahren sind …

> ***Frage:*** *Mein Mann und ich hatten beide noch nie Geschlechtsverkehr. Wir lernten uns beim Studium kennen und gingen dreieinhalb Jahre miteinander, bis wir mit dem Studium fertig waren. Unsere jeweiligen Eltern erklärten sich bereit, unsere Ausbildung zu bezahlen, wenn wir erst nach unserem Studienabschluss heirateten. Manchmal frage ich mich, ob wir zu lange gewartet haben. Wir konnten es so lange nicht tun (es gab Nächte, in denen uns das Warten wirklich sehr schwerfiel). Und jetzt sind wir auf Hochzeitsreise und dürfen plötzlich. Ich kann in meinem Kopf einfach nicht umschalten. Keiner von uns beiden kann wirklich entspannen. Hilfe!*

Alle Achtung für Sie und Ihren Mann, dass Sie gewartet haben – und dass Sie auf diesem Gebiet um Hilfe bitten, während Sie noch auf Hochzeitsreise sind! Das sagt viel über Ihren Charakter aus – und über das Ehepaar, das Sie sein werden. Da Sie Ihr Verlangen so lange beherrscht und mit Geschlechtsverkehr gewartet haben, ist es sehr unwahrscheinlich, dass einer von Ihnen befürchten muss, dass Ihr Partner bei jemand anderem sexuelle Erfüllung findet, da Sie Vertrauen und gegenseitige Achtung aufgebaut haben. Aber ich stimme Ihnen zu. Meine Frau Sande und ich haben mit Sex bis zur Ehe gewartet. Es *ist* schwierig, umzuschalten, besonders für Frauen. Warum ist es für Frauen schwieriger als für Männer? Weil ein Mann zu jeder Zeit und an jedem Ort dafür bereit ist. (Deshalb Hut ab vor Ihrem Mann, dass er für Sie rein geblieben ist – das sagt mehr als alle Worte über seine Liebe und Achtung für Sie.) Eine Frau braucht die Atmosphäre, die Umgebung, das Kuscheln, die Worte, den richtigen Zeitpunkt. Alles muss für sie stimmen, damit sie sich wertgeschätzt und geliebt fühlt.

Deshalb schlage ich Ihnen Folgendes vor: Viele Leute wollen in ihren Flitterwochen eine tolle Reise machen. »Ach, fahren wir doch in die Karibik.« »Wie wäre es mit einer Kreuzfahrt im Mittelmeer? Das wollte ich schon immer mal machen.« »Paris? Das ist doch die Stadt der Liebe, und den Eiffel-Turm wollte ich schon immer mal sehen.« Sicher, Sie können in einer exotischen Umgebung sein (viele sind das in den Flitterwochen). Doch anstatt sich auf die zahllosen großen und kleinen Sehenswürdigkeiten an Ihrem Urlaubsort zu konzentrieren, wäre zu überlegen, ob Sie diese Zeit nicht dazu nutzen sollten, einander in einer schönen, romantischen Umgebung zu »sehen«.

Anstatt von einer Touristenattraktion zur anderen zu eilen, schlage ich Ihnen etwas ganz anderes vor. Planen Sie ein romantisches Abendessen mit allem, was Ihnen gefällt: Kerzenschein, leise Musik, Blumenduft und natürlich ein ganz besonderes Menü. Oder genießen Sie ausgiebig den Strand. Gehen Sie alles langsam an. Nehmen Sie sich vor allem Zeit. Wachen Sie auf und kuscheln miteinander. Verbringen Sie einen ganzen Tag nackt miteinander. Berühren Sie einander und weiden Sie sich am Körper des anderen. Gehen Sie nicht ans Telefon. Bestellen Sie den

Zimmerservice. Nehmen Sie sich die Zeit, einfach aus Spaß Ihre Körper zu erforschen und kennenzulernen. Dabei soll es nicht Ihr Ziel sein, immer den Ball ins Tor zu bringen. Für Sie ist es jetzt nicht dran, alles über Sex und den perfekten Geschlechtsakt herauszufinden. Es ist eine Zeit zum Lachen, Schmusen und Spaß miteinander haben. Es ist Ihre Zeit, um miteinander zu entspannen und die Gemeinsamkeit zu genießen.

Drei Monate vor unseren Flitterwochen habe ich begonnen, die Antibabypille zu nehmen, denn wir wollen unsere Familie »planen« und nicht überrumpelt werden. Mir fiel es wirklich schwer, all die Jahre, in denen ich ledig war, mit Sex zu warten. Meine Gedanken kreisten ständig um Sex. Aber jetzt, wo wir verheiratet sind, scheint mein Sexualtrieb viel geringer zu sein. Es fällt mir sogar schwer, mich überhaupt für Sex zu interessieren. Es tut mir leid, wenn ich meinen Mann damit verletze. Stimmt mit mir etwas nicht – oder könnte es sein, dass die Antibabypillen mein Interesse abschwächen?

Als Erstes müssen Sie Ihrem Mann erklären, was in Ihren Gedanken und in Ihrem Körper geschieht, damit es »unser« Problem wird und nicht nur »mein« Problem. Gehen Sie zusammen zum Frauenarzt und erklären die Situation und besprechen Sie andere Lösungen. Es gibt viele verschiedene Rezepturen für Antibabypillen. Sie könnten ein anderes Präparat ausprobieren. Daneben gibt es auch eine Vielzahl anderer Formen der Geburtenkontrolle (einschließlich Diaphragma, Kondom, Spirale und natürliche Empfängnisverhütung).

Das Wichtigste ist, dass Sie beide eine Einheit bilden und dass Sie gemeinsam auf das Ziel eines gesunden, befriedigenden Sexlebens hinarbeiten. In Zeitschriften liest man, wie Antibabypillen den Sexualtrieb blockieren. Doch für mich liegt das wirkliche Problem in dem, was in Ihrem Kopf und in Ihrem Herzen geschieht und wie Sie beide als Paar zusammenarbeiten, um die Flamme Ihrer Leidenschaft zu entfachen.

Nur für Frauen

Sie sollten von Ihrem Liebhaber nicht erwarten, …

- dass er George Clooney ist. Fred Feuerstein käme ihm da näher. Die meisten Männer sind miserable Liebhaber. Von Natur aus wissen sie nicht, was eine Frau anmacht.
- dass er sachkundig ist, nur weil er ein Mann ist (und besonders, wenn er zuvor schon Sex gehabt hat). Ich habe mit vielen Männern gesprochen und habe sie gefragt, ob sie wissen, was eine Klitoris ist. Fast jedes Mal bekam ich die Antwort: »Eine was?«
- dass er weiß, wie er sie befriedigen kann. Er hat keine Ahnung, was für Sie angenehm ist, wenn Sie es ihm nicht sagen – nicht nur einmal, sondern immer und immer wieder. »Oh Schatz, ich mag es, wenn du das tust!« Und: »Gestern war es gut, hier anzufangen, aber könntest du heute hier … anfangen?« Und dann beobachten Sie, wie es dem jungen Liebhaber Spaß macht, Sie zu befriedigen.

Als meine Frau und ich zum ersten Mal Sex hatten, wollte ich, dass es für sie echt schön und perfekt wird. Ich dachte, dass ich es wirklich sanft mache und langsam vorgehe (wir hatten beide noch keine Erfahrung) … und dann begann sie zu weinen. Also hörte ich auf und ließ ihr ein heißes Bad einlaufen (sie sagt, das hilft ihr beim Entspannen). Ich rannte sogar in den Laden und kaufte einen Badezusatz mit Lavendel, ihrem Lieblingsduft. Doch sie saß in der Badewanne und weinte weiter. Dann rief sie ihre Mutter an und sprach zwei Stunden lang mit ihr.

Was mache ich falsch? Ich liebe sie wirklich. Wie könnte ich sie verletzen wollen? Ist mein Penis zu lang? Gehe ich es falsch an? Ich will meine Braut nie mehr weinen sehen, besonders, wenn ich der Grund dafür bin.

Toll, ein Mann, der um Hilfe bittet, an seine Frau denkt und nicht zuerst an sich selbst, der ihr ein Bad einlaufen lässt und in den Laden geht, um ihren Lieblingsduft zu holen! Lassen Sie sich nicht unterkriegen. Sie machen alles richtig! Sie sind Gold wert.

Die Wahrheit ist, dass Sie ein Mann sind, und dass Ihre Frau eine Frau ist. Wenn Sie, aufgedunsen und voller Energie, in sie eindringen, tut es ihr weh. Als Jungfrau hatte sie hier noch keine Besucher.

Ist Ihre Braut vor den Flitterwochen zu ihrem Frauenarzt gegangen? Manche Frauen lassen sich ihr Jungfernhäutchen ausdehnen, manche lassen es entfernen, um den ersten Geschlechtsverkehr angenehmer zu machen. Andere dehnen vor dem ersten Geschlechtsverkehr die Öffnung mit Hilfe von zwei oder drei Fingern, damit die Muskeln flexibler werden.

Als ihr Ehemann können Sie ihr jetzt helfen ... ganz sanft. Bezüglich der Größe Ihres Penis können Sie nichts tun, aber Sie können ein Gleitmittel benutzen, um leichter einzudringen. Und wenn Ihre Frau sich an Sex gewöhnt hat, sollten Sie daran denken, dass es Zeiten gibt, in denen Sie nicht »bis zum Letzten« gehen. Betonen Sie Ihre Liebe und Zuwendung für sie und tun Sie, was für sie angenehm ist. Planen Sie lange Zeiten für Kuscheln und Nähe ohne Sex ein, wenn sie wund ist.

Verstehen Sie, dass die Verarbeitung von Gedanken und Gefühlen für Frauen außerordentlich wichtig ist. Deshalb brauchen Sie sich nicht schlecht fühlen, wenn sie hin und wieder Mama anruft und um Rat fragt. Mama war höchstwahrscheinlich vor 20 oder 30 Jahren in einer ähnlichen Situation und ich wette, sie erinnert sich daran und kann der jungen Frau eine Langzeitperspektive vor Augen malen.

Wenn ich Ihnen eine Geige in die Hand drücke und sage: »Spiele«, dann würden Sie mich wahrscheinlich erstaunt anschauen und antworten: »Ich kann nicht Geige spielen. Ich habe keine Ahnung davon.«

Dann würde ich Sie weiter ermutigen: »Los, probiere es. Ich möchte, dass du spielst. Nimm den Bogen und spiele.«

Also tun Sie es und bringen einen recht unbeholfenen Ton zustande. Ich könnte Sie anschauen und erklären: »Gut hast du es gemacht.« Ich meine, Sie würden mir dann einen Blick zuwerfen und sagen: »Gut? Es ist schrecklich. Ich habe doch gesagt, dass ich nicht Geige spielen kann.«

»Stimmt«, wäre meine Antwort. »Aber du hast ein Geräusch gemacht, und das ist der Anfang.«

Auch Sie können ein schönes Geräusch machen.

Und noch etwas: Behalten Sie die Lavendelbäder bei. Sie sind ein großartiger Weg zum Herzen Ihrer Frau – und zu Ihrer wachsenden Liebe für Ihr ganzes Leben.

Ich wuchs in einer sehr konservativ-religiösen Familie auf. Ohne dass viele Worte gemacht wurden, bekam ich klar und deutlich die Botschaft vermittelt: Sex ist schmutzig. Und du bist schmutzig, wenn du auch nur daran denkst. Manchmal frage ich mich, wie in aller Welt ich entstanden bin, weil ich meine Eltern nie mit weniger als einem Morgenmantel bekleidet gesehen habe. Ich erinnere mich noch, wie ich als Siebenjährige Probleme bekam, weil ich in Unterwäsche und ohne Bademantel aus dem Badezimmer rannte. Als Teenager wurden Bibelverse über das Reinbleiben über mir gesprochen.

Mein Verlobter (in drei Tagen Ehemann) sagt, er kann es gar nicht erwarten, mich nackt zu sehen. Ich weiß, es klingt dumm, aber allein schon der Gedanke versetzt mich in Panik. Ich liebe ihn wirklich und vertraue ihm, aber ich habe meinen Körper noch nie jemandem gezeigt. Die einzige Aufklärung, die ich bekam, stammt aus Büchern – die ich mir seit letztem Jahr gekauft habe, seit ich mit Ryan verlobt bin. Ich möchte wirklich heiraten, aber nackt sein kommt mir einfach … schmutzig vor. So, nun habe ich es gesagt. Wie kann ich das aus meinem Kopf herausbringen?

Danke für Ihre Ehrlichkeit. Sie haben recht. Ihre Erziehung hat Auswirkungen auf Ihre Einstellung zu Ihrem Körper. Anscheinend war Ihre Familie sehr streng. Die meisten Siebenjährigen, zum Beispiel, machen sich überhaupt keine Gedanken darüber, völlig nackt aus dem Badezimmer über den Flur zu flitzen und dabei glücklich zu rufen: »Schaut mal!« Sie haben Unterwäsche getragen und trotzdem Probleme bekommen. Diese »Händeweg«-Richtschnur hat Sie verständlicherweise scheu gemacht. Es wird Zeit, dass Sie Ihre Gedanken an die Wirklichkeit anpassen. Sie haben erwähnt, dass Sie Bibelverse kennen. Aber ich wette, Sie durften nie das Hohelied Salomos (auch Lied der Lieder genannt) lesen, und wenn Sie es lasen, dann im Geheimen. Hier ein kleiner Ausschnitt:

> Wie schön und wie bezaubernd du bist, deine Liebe ist so beglückend!
> Dein Wuchs gleicht einer hohen Palme und deine Brüste sind wie Trauben.
> Ich sagte mir: »Ich will auf die Palme steigen und nach den Rispen greifen. Deine Brüste werden für mich wie Weintrauben sein. Der Duft deines Atems wird wie der Duft von Äpfeln, dein Mund wie der köstlichste Wein sein, der mir süß die Kehle hinabfließt und Lippen und Zähne sanft benetzt.«
>
> *Hohelied 7,7-10*

Was! Das steht in der Bibel? fragen Sie ungläubig. Ja, es steht in der Bibel. Das ganze Buch ist eine beglückte Feier der Sexualität in der Ehe. Es zeigt die Freuden, die Gott für einen Mann und eine Frau innerhalb des heiligen Bundes der Ehe vorgesehen hat. Darf ich einen Vorschlag machen? Nehmen Sie eine Bibel in die Flitterwochen mit und kleben Sie eine Heftnotiz auf das Hohelied. Lesen Sie in der Hochzeitsnacht das Buch langsam von Anfang an: »Ach, dass er mich küsse mit den Küssen seines Mundes« (Hohelied 1,2).

Liebkosen Sie einander sanft, während Sie lesen und beginnen Sie, sich langsam auszuziehen (bei gedämpftem Licht, wenn Sie sich dabei am wohlsten fühlen) und beginnen Sie, die Freuden des Eheglücks mit dem Mann zu erfahren, der Sie liebt und Sie auserwählt hat.

Übrigens, falls Sie immer noch einen Morgenmantel brauchen (alte Gewohnheiten sind zählebig): Bitten Sie Ihren künftigen Ehemann, selbst einen für Sie auszusuchen. Wetten, dass er ganz anders sein wird als der schäbige rosafarbene, den Sie seit Jahren tragen.

Wenn Sie sexuell erfahren sind, weil Sie früher bereits Partner hatten oder schon verheiratet waren …

Frage: *Es ist mir wirklich peinlich, diesen Brief zu schreiben, aber ich tue es trotzdem. Wir sind vor Kurzem von unserer Hochzeitsreise zurückgekehrt – wir dachten, es würde die tollste Zeit für uns als Paar, in der exotischen Umgebung der Bahamas. Sex war eine einzige Enttäuschung. Oder besser gesagt, es war einfach Sch…. Kein Feuerwerk. Nichts Besonderes. Nur einfach … langweilig. Wir sind beide etwas über 30 Jahre alt und hatten bereits viele Partner. Es fällt mir schwer, es zuzugeben, aber all die heißen Nächte mit meinem Freund aus Teenagerzeiten auf dem Rücksitz von Papas Auto waren viel prickelnder.*

Nach den ersten drei Nächten fanden mein neuer Ehemann und ich einfach andere Beschäftigungen, wie den Besuch von spätabendlichen Veranstaltungen oder am Strand liegen und die Sterne betrachten. Es muss doch mehr an dieser ehelichen Intimität dran sein als das, was wir erfahren haben.

Womit Sie in den Flitterwochen rechnen müssen …

Als sexuell Unerfahrene:

- Eine eingeschüchterte, beklommene, etwas ängstliche Braut (worauf habe ich mich eingelassen?), die vielleicht weint oder ihre Mama anruft.

- Einen nervösen Bräutigam (der vielleicht viele kühle Duschen braucht).
- Eine Braut mit Schmerzen und Blasenentzündung und einen (eine Zeit lang) unglücklichen »Kleinen Freund«.
- Leere Tuben Gleitmittel.

Als Menschen, die bereits verheiratet sind oder waren oder früher bereits Sexualpartner hatten:

- Einen Neustart voller realistischer oder unrealistischer Erwartungen.
- Die Entschlossenheit, es diesmal besser zu machen.
- Einen anderen Partner als den, den Sie früher hatten (das scheint auf der Hand zu liegen, aber denken Sie genauer darüber nach ...).
- Alte Erinnerungen, die an die Oberfläche kommen, wenn Sie es am wenigsten erwarten oder wollen.

Keine Sorge. Denken Sie daran, dass Ihre Hochzeitsreise nur die *Einleitung* des ersten Satzes der Sinfonie ist, die Sie als Paar schaffen werden. Wenn es so langweilig war, dass Sie die Zeit mit anderem als Nähe füllten, dann fehlt etwas in Ihrer Beziehung. Sind Sie wirklich ein Paar, das einander Gedanken und Gefühle mitteilen kann? Haben Sie, was ich »innige Verbindung« nenne, sodass Sie zwei Wochen später ein Gespräch wieder aufnehmen können und sofort wissen, worum es geht? Ich glaube, an Ihrer Beziehung stimmt etwas nicht, und überdies hatten sie recht hohe Erwartungen an Ihre Hochzeitsreise.

Stellen Sie sich Männer wie eine Geige vor. Geigen können aus derselben Fabrik stammen und nach demselben Bauplan hergestellt sein und trotzdem einen anderen Ton haben. Was Sie mit Ihrem Mann erfahren, wird ganz anders sein als das, was Sie mit Ihrem Freund aus Teenagerzeiten erfahren haben. (Und das hoffe ich doch! Wenn ich richtig verstanden habe, ging es in jenen Nächten nur um Lust und bestimmt nicht um Verbindlichkeit,

Dauerhaftigkeit und Kommunikation.) Ihr Mann ist ein anderes Instrument als Ihr ehemaliger Freund. Er spielt mit einem ganz anderen Ton. Doch das heißt nicht, dass er mit weniger Leidenschaft und Ergriffenheit spielt.

Ich kann Ihnen etwas sagen: Es braucht Zeit, bis toller Sex perfekt wird, aber der Weg dahin macht Spaß. Nehmen Sie sich deshalb Zeit für Sex in Ihrer Ehe. Wenn Sie Sex beide langweilig finden oder für nichts Besonderes halten, dann sprechen Sie darüber, was aufregend sein würde – und probieren Sie es aus!

Nur für Männer

Was Ihre Braut am meisten von Ihnen braucht:

- Halten Sie Sex nicht für den »Hauptgewinn«, sondern für einen Teil Ihrer Beziehung (wenn auch einen sehr wichtigen, wie Ihr Kleiner Freund schnell einwirft).
- Denken Sie *zuerst* an die Bedürfnisse Ihrer Braut, dann erst an Ihre eigenen Bedürfnisse.
- Erkennen Sie, dass die Frau eine von Liebe, Fürsorge und Vertrauen geprägte Umgebung braucht und dass sie sich sicher und geborgen fühlen muss; sie will nicht gedrängt werden, ständig nur an Sex denken zu müssen.

Praktizieren Sie nicht nur die geläufige Missionarsstellung, sondern experimentieren Sie, um herauszufinden, was Ihnen beiden gefällt. Umwerben Sie einander im Lauf des Tages. Ja, legen Sie sich an den Strand, um die Sterne zu betrachten. Aber nehmen Sie einige Veränderungen vor. Legen Sie eine Decke über Sie beide und spazieren Sie mit Ihren Fingern über den ganzen Körper Ihres Ehepartners. Knabbern Sie an seinem Ohr. Erregen Sie die Aufmerksamkeit des »Kleinen Freundes« mit einer Streicheleinheit. Flüstern Sie ihr etwas Nettes ins Ohr, etwa wie begehrenswert sie ist und dass sie die *Einzige* ist, die Sie begehren.

Versuchen Sie einige dieser Vorschläge, um die Flamme der Leidenschaft zu entfachen und erfinden Sie selbst etwas. Dann entdecken Sie möglicherweise, dass Sie etwas schneller in Ihre Flitterwochen-Suite zurückeilen …

Mein Vater hat es wohl am besten ausgedrückt: »Streich die Wand oder steig von der Leiter herunter, mein Sohn«, antwortete er, als ich sagte, ich sei mir noch nicht klar, ob ich Cindy einen Heiratsantrag machen soll oder nicht. Er hob die Augenbrauen und fügte hinzu: »Du hast bekommen, was du gewollt hast – sieben Jahre lang ein bisschen Watusi (das Wort meines Vaters für Sex). Glaubst du nicht, es wäre nun an der Zeit, ihr einen Ring an den Finger zu stecken?« Ich konnte nichts dagegen sagen, denn er hatte recht. Also machten wir uns dran und brachten den »Heiratskram« hinter uns.

Jetzt verbringen wir zwei Wochen an unserem Traumurlaubsort Hawaii (dafür haben wir jahrelang gespart). Komisch ist, dass ich ihr gegenüber nichts anderes empfinde als zuvor. Ich habe gehofft, dass wir jetzt, wo wir verheiratet sind, den Sex auf Hochtouren bringen. Aber es ist alles wie gehabt. Erwarte ich zu viel?

Ihr Brief klingt recht entmutigt. Hier ein paar mutmaßliche Gründe:

- Sie nannten Ihre Hochzeit (das Ereignis, das das größte Erlebnis im Leben eines Paares sein sollte – ihre Vereinigung) »Heiratskram«.
- Sie sprechen von Ihrem Traumurlaubsort, anstelle von Ihrer Hochzeitsreise.
- Sie erwähnten, dass beim Sex »alles wie gehabt« verläuft.

Nun, dachten Sie etwa, Sex auf Hawaii wäre anders als Sex zu Hause? Sie beide haben sich nicht verändert, stimmt's? Deshalb kann Sex auf Hawaii nur heißer und stickiger sein!

Das Einzige, was sich geändert hat, ist das Stück Papier, auf dem steht, dass Sie jetzt denselben Familiennamen führen. Seien wir ehrlich: Die Überraschung der Sexualität und Intimität zwischen Ihnen beiden ist aufgrund Ihrer Vergangenheit längst verschwunden. Wenn Sie also bei Ihrer Hochzeitsreise ein heißes sexuelles Intermezzo erwarten, das überraschend und neu ist, dann befinden Sie sich auf dem Holzweg.

Betrachten Sie Ihre Flitterwochen als ein neues Kapitel in Ihrem Leben und in Ihrer Liebesgeschichte.

Betrachten Sie stattdessen Ihre Flitterwochen als ein neues Kapitel in Ihrem Leben und in Ihrer Liebesgeschichte. Aufgrund der Liebe, die Sie füreinander haben, vertiefen Sie Ihre Beziehung. Sie unterschreiben und legen einander das Treuegelöbnis ab – was immer das auch ist. Ich habe meines vor Jahren abgelegt und weiß immer noch nicht, was es ist!

Ihr Sexleben muss jedoch nicht langweilig sein. Sprechen Sie miteinander, wie Sie Leben hineinbringen können.

Ich bin 40 Jahre alt und habe vor Kurzem zum ersten Mal geheiratet. Alle meine Freundinnen sagten: »Es wird Zeit«, und ich glaube, sie haben recht. Bernd ist ein toller Mann. Wir sind vier Jahre miteinander gegangen (und ja, Sex war Teil unserer Beziehung) und vor sechs Monaten beschlossen wir, dass es Zeit ist, den Bund fürs Leben zu schließen. Wir beide möchten einmal Kinder haben und ich werde nicht jünger. Da die Ehe meiner Eltern scheiterte (mein Vater ließ sich von meiner Mutter scheiden, nachdem er eine Affäre hatte), wollte ich meinen Kindern etwas Ähnliches ersparen. Wir heirateten vor drei Wochen und nahmen eine Woche Urlaub für die Flitterwochen. Ich muss sagen, dass Flitterwochen in Wirklichkeit nichts mit dem zu tun haben, was ich gelesen habe. Ich dachte einfach, verheiratet sein wäre etwas aufregender … besonders was den Sex betrifft.

Gut, dass Sie die Entscheidung getroffen haben, zu heiraten und verbindlich zu leben, besonders wenn Sie an Kinder denken. Sie haben recht – es ist einem Kinde gegenüber nicht fair, in einer Situation zu leben, in der es keine Bindungen gibt, wo ein Partner jederzeit ungeschoren aus der Beziehung aussteigen kann. Und das geschieht bei uns jeden Tag, immer und immer wieder (wie Sie wissen, denn Sie haben es als Kind erlebt).

In Wirklichkeit geht es bei der Entwicklung Ihres Sexlebens in der Ehe nicht um einen Sieger oder Verlierer. Hierbei gewinnen Sie selbst und Ihre Partner.

Im Wesentlichen hatten Sie in den letzten vier Jahren all die Annehmlichkeiten der Ehe ohne die Verbindlichkeit. Inzwischen kennen Sie einander recht gut. Sie haben als Ehemann und Ehefrau ohne die Papiere funktioniert. Was sollte also in den Flitterwochen anders sein? Sie müssen sich nicht mehr mit dem Bammel des »Sex zum ersten Mal« auseinandersetzen und haben auch keine Überraschungen mehr der Art: »Ich wusste nicht, dass du eine Stunde brauchst, bevor du fürs Schwimmbad fertig bist!«

Und wissen Sie was? Es war klug von Ihnen, zu heiraten. Untersuchungen haben ergeben, dass Verheiratete glücklicher und gesünder sind und länger leben als Unverheiratete. Welch guter Schritt in die richtige Richtung! Irgendwann werden auch Ihre Kinder es Ihnen danken.

Auf den Punkt gebracht

Wenn Sie und Ihr Ehepartner auf Hochzeitsreise gehen, ist es für die anderen sehr verlockend, Ihnen auf die Schultern zu klopfen und die aufmunternde Worte zuzusprechen: »Viel Erfolg!« Aber in Wirklichkeit geht es bei der Entwicklung Ihres Sexlebens in der Ehe nicht um einen Sieger oder Verlierer. Hierbei gewinnen Sie selbst *und* Ihr Partner.

Ihr Sexleben kann zu den am meisten befriedigenden und vergnüglichsten Aspekten Ihrer Ehe werden, wenn nicht gar *der* vergnüglichste Teil. Sex, wie der Schöpfer ihn geplant hat, ist das größte Geschenk, das einen Mann und eine Frau ein Leben lang verbindet.

Das Beste, was junge Paare tun können, ist, vor der Ehe, in den Flitterwochen und in den 50 oder mehr Jahren danach Bücher über Sex und Kommunikation zu lesen und miteinander zu sprechen.

Warum gehen Sie nicht mit folgender Einstellung in die Flitterwochen: »Ich weiß nicht, worauf wir uns hier eingelassen haben, aber ich bin sicher, es wird wunderbar werden. Also lernen wir und lachen wir und haben unseren Spaß gemeinsam daran!«

Das ist eine Flitterwochen-Einstellung fürs ganze Leben.

2

Fängt so das Für-immer-glücklich-Sein an?

Sie sind von der Hochzeitsreise zurück – wie sieht es nun mit den nächsten 48 Jahren aus?

Sie befinden sich mitten in den ersten beiden euphorischen Jahren Ihrer Ehe (ohne Kinder, die Ihren Schlafrhythmus, Ihr Leben und Ihre Psyche im Allgemeinen durcheinanderbringen – außer Sie beginnen, aus zwei Familien eine Patchwork-Familie zusammenzusetzen, dann alles Gute!). Genießen Sie diese ersten Jahre! Ihre Flitterwochen waren vielleicht die beste Zeit Ihres Lebens (oder auch nicht – wie wir im vorangehenden Kapitel gesehen haben).

Nach den Flitterwochen kommt die außerordentlich aufregende Zeit, in der Sie zu einem Paar werden: Sie bringen Ihren Besitz in die gemeinsame Wohnung, Sie legen Ihre Finanzen, Sofas, Autos, Berufsleben und Ausbildungen zusammen und bringen neue Tätigkeiten in Ihrem Terminkalender unter.

Sie verbringen stundenlang in Geschäften und Secondhandläden, um genau die richtige Dekoration für Ihre Wohnung zu finden. Sie verabreden sich, planen Feinschmecker-Dinner am Abend, halten Händchen und lassen sich Zeit beim Essen. Sie gehen mit Ihrem neuen Hund im Mondschein spazieren. Nach 20 Uhr gehen Sie nicht mehr ans Telefon (weil sie kuscheln).

Sie lernen die Welt Ihres Partners kennen und nehmen an Betriebsausflügen und -veranstaltungen teil. Sie verbringen Zeit mit Dingen, die Ihrem Partner gefallen und die Sie normalerweise nie im Leben getan hätten, wie mit Ihrer Frau eine Kunsthandwerks-Ausstellung besuchen oder neben Ihrem Mann stehen, der mit glänzenden Augen eine 67 Chevrolet 427 Corvette Stingray anstarrt. (Wenn Sie ein paar Jahre verheiratet sind, schlagen Sie Ihrem Ehepartner vielleicht sanft – oder lautstark – vor, zu einem solchen Anlass doch lieber eine gute Freundin oder einen alten Freund mitzunehmen.)

Das Leben im Allgemeinen ist abenteuerlich. Sie freuen sich an Ihrem Ehepartner und am Eheleben – auch wenn da ein paar Dinge sind, die Ihnen an ihm bzw. an ihr gar nicht gefallen. Zum Beispiel, dass er den Toilettensitz nach oben geklappt lässt und Sie fast in die Schüssel fallen, wenn Sie um 2 Uhr nachts mal müssen. Oder dass das Bad jedes Mal, wenn sie sich morgens zur Arbeit fertig macht, wie die Kosmetikabteilung des Supermarktes aussieht. Doch sogar die schmutzigen Socken, die neben dem Bett liegen, sind nur ein kurzer Verdruss, bevor Sie mit den Schultern zucken und sie in die Waschmaschine stecken. Das sind Kleinigkeiten, sagen Sie sich. Sie haben den Mann bzw. die Frau Ihrer Träume, also ist es kein Problem, ein paar Socken aufzuheben. Was ist los, wenn Ihr Mann zu spät zum Abendessen nach Hause kommt? Oder wenn Ihre Frau vergessen hat, für Sie Schokoladenkekse zu kaufen (obwohl sie *immer* daran dachte, solange sie nur befreundet waren)?

Ach, könnte es sein, dass das echte Leben und Ihr echter Ehepartner in Ihr Liebesmärchen Einzug halten?

Warum ärgern Sie sich über solche Kleinigkeiten? Etwa, wenn das Badezimmer jedes Mal, wenn Ihre Frau sich das Gesicht wäscht, aussieht, als wäre ein Wasserbüffel hindurchgestampft? Oder wenn Ihr Mann beim Schneiden der Fingernägel die Schnipsel einfach auf den Teppich fallen lässt?

Ach, könnte es sein, dass das echte Leben und Ihr echter Ehepartner in Ihr Liebesmärchen Einzug halten?

***Frage:** Als wir von der Hochzeitsreise nach Hause kamen, hatte ich noch zwei Tage frei, aber Andy musste gleich wieder arbei-*

ten. Ich wollte alles besonders schön für ihn machen. Deshalb bereitete ich für den ersten Abend ein Feinschmeckeressen vor. Also Wildhuhn mit Kartoffeln, gedämpften Brokkoli und Schokoladensoufflé als Nachtisch (obwohl ich normalerweise nie koche.) Andy sollte um halb sechs Uhr nach Hause kommen. Ich hatte den Tisch gedeckt, Kerzen angezündet und mein verführerischstes Negligé angezogen ... und er kam erst um acht Uhr nach Hause. Bis dahin sah ich grässlich aus. Der Lidschatten war vom Weinen über mein Gesicht verschmiert, das Wildhuhn war vertrocknet und die Kerzen heruntergebrannt. Als ich ihn fragte, wo er war, erzählte er kleinlaut, dass er vergessen hatte, dass er verheiratet war und nach Hausse (zu seinen Eltern) gegangen ist und mit seinem Vater Fernsehen geschaut und Witze erzählt hat. Schließlich hatte ihn sein Vater gefragt: »Du, musst du nicht zum Abendessen nach Hause?« Erst dann kam es ihm, dass er im falschen »Zuhause« war.

Also, was soll das? Die junge Braut ist wirklich wütend. Wie kann er vergessen, dass er verheiratet ist? Bedeutet ihm unsere Ehe so wenig? Bedeute ich ihm so wenig?

Allerhand! Wer sagt, dass erwachsene Männer nicht an einem Aufmerksamkeitsdefizitsyndrom leiden? Ich weiß, dass Sie jetzt wütend sind. Doch legen Sie Weitblick an den Tag. Eines Tages können Sie Ihren Kindern eine Geschichte erzählen, bei der alle einen Lachkrampf bekommen. Du meine Güte, Ihr Mann hat einfach das getan, worin Männer am besten sind: auf einem einmal eingeschlagenen Weg weitergehen. Wahrscheinlich hatte er einen langen Arbeitstag hinter sich und tat, was für ihn selbstverständlich war – er ging in die Höhle zurück, aus der er kam (was bedeutet: Er ging in das Haus seiner Eltern zurück, wo er lebte, bevor Sie heirateten).

Versetzen Sie sich einmal in seine Lage. Stellen Sie sich vor, wie schrecklich *er* sich fühlte, als er erkannte, (1) welch dummen Fehler er gemacht hat; (2) wie sich das auf Sie, seine Braut, auswirkt; (3) wie viel schlechter er sich fühlte, als er sah, wie viel

Mühe Sie sich gegeben hatten; und (4) wie es sein Herz zerriss, als er Sie in Tränen sah.

Ich kann Ihnen etwas versichern. Dieser Mann, der wahrscheinlich aussah wie der traurigste aller Hunde, als er nach Hause kam, wird von jetzt an ein treues Hündchen, das pünktlich für seinen Knochen nach Hause kommt. Warum? Weil sein größter Wunsch ist, dass Sie, die Frau, die er liebt, glücklich ist.

Also üben Sie etwas Nachsicht mit ihm. Er will sich wieder mit Ihnen vertragen. Er hat nur wie ein dummer Junge Blödsinn gemacht. Halten Sie ihm das vertrocknete Wildhuhn nicht sein Leben lang vor. Schließlich hat er Sie ertragen, wenn Sie »während der Tage« schlecht gelaunt waren, oder er stand geduldig neben Ihnen, als Sie mit einer Freundin plauderten. In der Ehe geht es um Liebe … und um Vergebung. Sich versöhnen kann sehr angenehm sein. Probieren Sie es aus. Es macht Ihnen beiden mehr Spaß als wütend zu sein.

Mit unserem Sexleben ist etwas nicht in Ordnung. Ich kann an den Fingern einer Hand abzählen, wie oft wir in den vergangenen sechs Monaten Sex hatten. Ist das unsere Strafe, weil wir vor der Ehe Sex miteinander hatten?

Wenn Sex verboten ist, kann er schrecklich verlockend sein. Es geht um Abenteuer, Gefahr (erwischt zu werden) und den Nervenkitzel des Jagens und Fangens.

Dann heirateten Sie und Normalität zog in Ihr Leben ein. Die Leute werden entspannt und, offen gesagt, viele lassen sich gehen. Warum glauben Sie, dass viele Menschen zunehmen, wenn sie verheiratet sind? Sie bewegen sich weniger. Sie sitzen mehr vor dem Fernseher, joggen weniger und gehen nicht mehr so oft ins Fitnessstudio. Sie duschen nicht mehr jeden Tag. Sie haben ihren Partner »gekriegt«, also müssen sie sich nicht mehr anstrengen.

Stellen Sie sich vor, wie es in einigen Jahren aussieht. Wenn im Nebenzimmer ihr dreijähriger Sohn und ihre vierjährige Tochter schlafen, können Sie sich nicht mehr dazu aufraffen. Sie sagen dann: »Mach dich weniger breit! Ich brauche noch etwas Schlaf.«

Forscher meinen, dass die Euphorie der Flitterwochen bei den meisten Paaren etwa zwei Jahre lang anhält. Deshalb schreiben so viele Leute Artikel und Bücher darüber, wie man das Feuer in einer Ehe am Brennen hält.

Was tun Sie also in den nächsten 48 Jahren?

Manchmal müssen Sie Spontaneität planen, so verrückt das klingt. Sie sagen, dass mit Ihrem Sexleben etwas nicht stimmt. Deshalb frage ich Sie: Was tun *Sie*, um es zu ändern? Was haben Sie in letzter Zeit getan, damit Ihr Sexleben aufregender wird? Wann haben Sie das letzte Mal Ihren Ehepartner von der Arbeit abgeholt und in ein Hotel entführt? Wann haben Sie das letzte Mal die Kinder für die Nacht zur Oma geschickt, den Lieblingsnachtisch Ihrer Frau gekauft und auf dem besten Porzellan serviert?

Die Ehe bringt Ihnen nur das, was Sie in die Ehe investieren.

5 tolle Tipps, wie Sie Ihren Partner umwerben können

1. Ergreifen Sie die Initiative, planen Sie es und führen Sie es aus. Für Ihren Ehepartner kann es immer noch spontan sein, wenn er oder sie es gerne spontan hat, doch Sie sollten es in Ihren Tagesablauf einplanen. Bei dem Stress des täglichen Lebens und einem übervollen Terminkalender geschieht es sonst nicht. Schreiben Sie nicht nur das Datum auf, sondern beginnen Sie die Planungsarbeit. Überprüfen Sie den Kalender Ihres Ehepartners und reservieren dann das Restaurant oder das Hotel. Wenn Sie all diese Einzelheiten im Voraus erledigen, zeigen Sie Ihrem Ehepartner, dass Sie während des Tages an ihn denken, auch wenn er nicht in Ihrer Nähe ist.
2. Lassen Sie sich auf den Versuch Ihres Ehepartners, etwas Außergewöhnliches zu tun, ein. (Niemand mag

Zurückweisungen. Wenn Sie Ihren Ehepartner zurückweisen, versucht er es vielleicht nie wieder.) Ich kenne eine Frau, die ihren Mann, der sich gerne im Freien aufhielt, zu einem Alligator-Ringkampf einlud, und einen Mann, der seine schuhbegeisterte Frau überraschend zum Schuhkauf mitnahm, damit sie ein Paar neue Schuhe und das passende Kleid dazu kaufen konnte.

3. Seien Sie konsequent. Verabreden Sie sich regelmäßig für einen Abend. Nur Sie beide – keine Freunde, keine Kinder.
4. Hauen Sie manchmal finanziell ein bisschen über die Stränge. Ist Ihr Ehepartner nicht etwas Besonderes wert?
5. Besonders für Männer: Vergessen Sie keinen Geburtstag, Hochzeitstag, Valentinstag oder einen anderen Feiertag, der Ihrer Frau wichtig ist. Sie machen sich vielleicht nichts aus Glückwunschkarten, Ihre Frau aber schon.

Für mich ist der Geschlechtsverkehr jedes Mal wirklich schmerzhaft. Manchmal blute ich. Ich habe erwartet, dass es die ersten Male so ist, weil ich bei der Hochzeit Jungfrau war. Aber jetzt sind wir schon über ein Jahr verheiratet. Danach bin ich immer wund und steif (als ob ich lange Zeit geritten wäre). Werde ich mich »daran gewöhnen« oder stimmt mit mir etwas nicht?

Medizinisch kann ich Sie nicht beraten, weil ich kein Arzt bin. Aber aufgrund von Gesprächen mit vielen anderen Paaren weiß ich, dass es ungewöhnlich ist, wenn Sie nach über einem Jahr noch bluten. Es könnte das Symptom eines anderen Problems sein und ich rate Ihnen, demnächst Ihren Frauenarzt aufzusuchen. Wenn Ihr Mann einen überdurchschnittlich großen Penis hat, ist das eventuell der Grund dafür, dass Sie sich nach dem Geschlechtsverkehr wie nach einem langen Ritt fühlen, weil bei jedem Intimverkehr Ihre Muskeln weiter gedehnt werden als es für Sie angenehm ist. Manche

Frauen werden von selbst nicht feucht. In diesem Fall könnte der Gebrauch eines Gleitmittels hilfreich sein.

Ich muss Ihnen noch eine Frage stellen: Weiß Ihr Mann, dass Sie nach dem Sex bluten und Schmerzen haben? Haben Sie beide schon miteinander darüber gesprochen? Wenn nicht, wird es Zeit dazu. Wenn er einen großen Penis hat oder mit großer Wucht in Sie einstößt, sollten Sie darüber sprechen, wie es wäre, die Stellung beim Geschlechtsverkehr zu ändern. Haben Sie schon andere Stellungen ausprobiert, die zuträglicher sind, zum Beispiel, wenn Sie oben sind, weil dann der Stoß seines Penis nicht so kräftig und für Sie angenehmer sein könnte?

Manchmal sind Schmerzen beim Geschlechtsverkehr auch psychologisch bedingt, aufgrund eines traumatischen Erlebnisses in Ihrer Vergangenheit, wie etwa Kindesmissbrauch, Vergewaltigung oder eine andere frühere sexuelle Beziehung. Wenn so etwas auf Sie zutrifft, sollten Sie mit einem Berater sprechen, der Ihnen bei der Verarbeitung dieser Erlebnisse helfen kann, da diese nicht nur Ihr Sexleben beeinträchtigen, sondern auch wie Sie sich selbst in allen Aspekten Ihres Ehelebens sehen.

Eine Freundin sagte mir einmal: »Bleib mit Männern befreundet, denn wenn man verheiratet ist, ändert sich viel.«

Also sprechen Sie mit Ihrem Arzt und mit Ihrem Mann. Das ist das Beste, was Sie tun können.

Eine Freundin sagte einmal zu mir: »Bleib mit Männern befreundet, denn wenn man verheiratet ist, ändert sich viel.« Mensch, sie hatte wirklich recht. Als wir nur miteinander ausgingen, hielt Lukas mir die Autotür auf, telefonierte mit der Werkstatt, damit mein Auto repariert wird, nahm sich einen Tag frei, um mich zu überraschen, strich die Wände meiner neuen Wohnung, klemmte ein Gänseblümchen unter den Scheibenwischer meines Autos – und viele andere Aufmerksamkeiten mehr. Dann heirateten wir und Lukas begann, viele Stunden am Tag zu arbeiten. Irgendwann im Lauf der Zeit kam es so weit, dass ich nicht mehr die oberste

Priorität hatte. Mir fehlt mein Freund. Mir fehlt die Romantik. Ich möchte wieder das Gefühl haben, für ihn wichtig zu sein. Wie kann ich ihm sagen, was ich brauche, ohne seine Gefühle zu verletzen? Ich weiß, dass er hart arbeitet, um für unseren Unterhalt aufzukommen.

Ich möchte Ihnen mit einer Geschichte antworten. Sie sollten diese Geschichte auch Ihrem Mann erzählen, denn das würde dem, was Sie ihm sagen wollen, die Schärfe nehmen.

Meine Frau mag nette Restaurants. Damit meine ich solche mit 5 Sternen. Und ich? Mir ist ein oder kein Stern lieber. Wenn das Geschirr aus Plastik ist, dann ist es noch besser. Sie legt Wert darauf, wie etwas »präsentiert« wird. Sie geht gerne in Restaurants, wo der Tisch perfekt gedeckt ist. Ich dagegen habe eine Abneigung gegen die vielen Messer und Gabeln, weil ich nie weiß, welche ich wann benutzen soll. Aber Sande? Sie mag all das. Und weil ich ein guter Ehemann bin, gehe ich mit ihr in schöne Restaurants.

Einmal, nach einem solchen Restaurantbesuch fuhr ich sie zu einem Hotel. Sie schaute mich an. »Sag mal, was tun wir hier?«

»Schatz, wir gehen ins Hotel«, antwortete ich ruhig.

»Ich weiß nicht, was du für Ideen hast, aber ich steige nicht aus dem Auto aus«, stieß sie hervor und verschränkte energisch die Arme.

»Ach komm schon«, ermunterte ich sie.

»Wir können nicht ausgehen. Ich habe kein Gepäck. Ich gehe da NICHT hinein.«

Ich lächelte nur, stieg aus und ging ums Auto herum, um ihr die Tür zu öffnen … und entdeckte, dass sie sie versperrt hatte.

Doch ich bin clever und hatte den Schlüssel in der Hand. So konnte ich die Tür aufsperren. Ich hob sie praktisch hoch und sagte: »Komm schon, wir gehen da rein.«

»Okay«, meinte sie mit verkniffenen Lippen. »Aber du wirst keinen Spaß haben.« Dann wand sie sich aus meinen Armen und begann wie ein Soldat auf den Haupteingang zuzumarschieren.

»Nein, nicht dahin«, rief ich lächelnd. Ich hatte den Zimmerschlüssel in der Hand. Ich war schließlich schon nachmittags in dem Zimmer.

Als sie eintrat, sah sie das riesige Doppelbett. Sie warf mir einen Blick zu, der mir sofort sagte, was sie dachte, und es war nichts Nettes. Und es hatte mit mir zu tun und dass ich wusste, wie erschöpft sie war.

Dann änderte sich ihr Gesichtsausdruck. Sie bemerkte, was auf dem Bett lag und machte ein paar Schritte darauf zu. Ich hatte zwei Bücher für sie gekauft – Titel, die sie so gerne lesen würde, wie sie mir vor Kurzem gesagt hatte. Ich hatte drei kleine Rosen auf das Kissen gelegt, für die drei Kinder, die wir damals hatten.

Und raten Sie, was ich noch tat? Ich bestellte den Zimmerservice für sie: dreimal Schokoladenkuchen und eine Kanne frischen Kaffee. Das war um halb elf Uhr abends.

Wahrscheinlich sagen Sie jetzt: »Hoffentlich war es koffeinfreier Kaffee.« Nein, es war normaler Kaffee. Ich kenne meine Frau, sie ist eine Nachteule und bleibt die halbe Nacht auf.

Und wissen Sie, was ich dann tat? Ich sagte ihr: »Schatz, mach dir eine schöne Zeit. Ich komme morgen um ein Uhr und hole dich zum Frühstück ab.«

Sie drehte sich um und starrte mich fassungslos an. An ihren Augen konnte ich ablesen, dass die Überraschung gelungen war – und eine Träne glänzte da auch noch.

Und ich fuhr nach Hause und war in den nächsten 14 Stunden Herr Mama. (Die Wahrheit? Ich erfülle diese Rolle nicht halb so gut wie sie.)

Wissen Sie, wie schwer es mir als liebestoller Ehemann fiel, meine Frau alleine in einem Hotelzimmer mit einem riesigen Doppelbett zu lassen, nachdem die Kinder woanders untergebracht waren – meine Frau, die nach dem Grundsatz »ein halber Kilometer« lebt (wir können keinen Sex haben, wenn jemand im Umkreis eines halben Kilometers von unserem Haus ist)? Es war eine goldene Gelegenheit für etwas glückliche Zeit.

In dieser Nacht ging Herr Glücklich traurig nach Hause.

Aber raten Sie was? Unsere Ehe wurde dadurch besser, weil meine Frau wusste, dass mir was an ihr lag, dass ich *sie als Person* wertschätze und liebe und nicht nur etwas von ihr will. Ich habe ihre Bedürfnisse an die erste Stelle, über meine eigenen Bedürfnisse, gesetzt. Und die Belohnungen dieser Art Herzensvertrautheit waren unglaublich in jedem Bereich unseres gemeinsamen Lebens, einschließlich unserer sexuellen Beziehung. (Übrigens hat Sande danach noch zwei Kinder bekommen – ich schwängerte sie, als sie 42 und später, als sie 47 Jahre alt war!)

Beginnen Sie das Gespräch mit Ihrem Mann, indem Sie diese Geschichte erzählen. Dann flüstern Sie sanft: »Schatz, ich weiß, dass du mich liebst. Daran habe ich keinen Zweifel. Aber manchmal habe ich den Eindruck, dass ich in deinem Leben nicht mehr wichtig bin. Mir fehlen die Zeiten der Nähe und wie wir zusammen gesprochen und gelacht haben. Ich habe damals gefühlt, dass ich wichtig für dich bin, und das fehlt mir jetzt. *Du* fehlst mir. Was können wir gemeinsam tun, um diese Leidenschaftlichkeit wieder zu wecken? Kann ich dir dabei helfen? Kann ich dir etwas abnehmen? Ich weiß, dass du in letzter Zeit so viel arbeitest, um für uns zu sorgen.«

Wenn Sie ihm klarmachen, dass Sie sich danach sehnen, in seinem Leben wichtig zu sein, so genügt das, um bei den meisten viel beschäftigten Männern die Erkenntnis zu wecken, dass Sie ihn brauchen. Und das ist eines der größten Bedürfnisse eines Mannes: gebraucht zu werden.

10 preisgünstige und unvergessliche Verabredungen

1. Besuchen Sie den alten Bahnhof der Stadt.
2. Beobachten Sie den Start und die Landung von Flugzeugen. Feiern Sie jeden Start mit einem sanften Kuss.
3. Nehmen Sie den Stadtbus und schauen Sie sich die Sehenswürdigkeiten an.

4. Gehen Sie am Fluss spazieren.
5. Nehmen Sie den Nachmittag frei und treffen Sie sich zu Hause. Schauen Sie dann einen Film an und machen ein Picknick im Park.
6. Gehen Sie in eine Bibliothek.
7. Schauen Sie eine Sportveranstaltung in einer Schule oder Hochschule an (normalerweise zahlt man keinen Eintritt und es kann sehr unterhaltsam werden).
8. Gehen Sie Kaffee trinken (das ist nicht teuer und Sie können lange vor Ihrer Tasse im Café sitzen bleiben und sprechen).
9. Lassen Sie sich vom Regen überraschen ... ohne Regenschirm.
10. Überlegen Sie sich jetzt, wie Sie kreativ aus diesen nassen Klamotten herauskommen.

Wenn Sie die wertvollen Worte: »Ich liebe dich. Ich achte dich. Ich brauche dich. Ich *will* dich«, aussprechen, werden Sie blitzschnell zur Nummer eins auf der Prioritätenliste Ihres Mannes.

(Hinweis: Mehr Einblick in das Denken eines Mannes erhalten Sie, wenn Sie die folgende Frage und die dazugehörende Antwort lesen.)

Manchmal verstehe ich die Frauen einfach nicht. Ich liebe meine Frau, aber sie klagt, dass ich ihr nicht mehr so viel Aufmerksamkeit widme wie früher. Aber wissen Sie, ich habe viel Zeit mit ihr verbracht, um sie kennenzulernen, als wir befreundet waren. Müsste sie inzwischen nicht wissen, dass ich sie liebe und dass sich das nicht geändert hat?

Ich stimme Ihnen zu. Manchmal verstehe ich die Frauen auch nicht. Und auch ich liebe meine Frau.

Doch in über vierzig Jahren Ehe habe ich etwas gelernt. Sie müssen Ihre Frau *ständig umwerben*, damit sind Sie nie fertig.

Waaaas? Ich habe ihr doch einmal gesagt, dass ich sie liebe, als wir geheiratet haben. Ist das nicht genug?

Für Sie offensichtlich schon, für Ihre Frau nicht.

Warum ist das so?

Als Sie um Ihre Frau warben, taten Sie, was Männer so gut können: Sie konzentrierten sich auf eine Sache und zielorientiert erkämpften Sie Ihren Preis: Ihre Braut. Sie setzten alle Hebel in Bewegung. Sie steckten Ihr Hemd ordentlich in die Hose und kauften sogar ein neues Hemd, nur weil sie sagte, dass es ihr gefällt. Sie kämmten sich, putzten Zähne, lutschten sogar Pfefferminzbonbons für guten Atem, bevor Sie sie küssten. Kurz gesagt, Sie zeigten sich von Ihrer besten Seite, um Ihre Braut zu gewinnen. Dann haben Sie vor dem Standesbeamten Ihre Unterschrift geleistet und dachten zufrieden: *Die Eheschließung habe ich hinter mich gebracht. Wieder etwas, das ich abhaken kann.*

Und was dachte sie? Wir werden ein wunderbares Leben miteinander führen. Wir finden ein Häuschen, haben Kinder, sind die besten Freunde unser Leben lang …

Sieht ganz anders aus, nicht wahr?

Lassen Sie es mich ganz unverblümt sagen. Wenn Ihre Frau Sie von Ihrer schlechtesten Seite gesehen hat (im Adamskostüm) und sich dann immer noch danach sehnt, eine Beziehung zu Ihnen zu haben und gemeinsam mit Ihnen zusammen zu sein wie vor der Eheschließung, dann wären Sie wirklich verrückt, sich nicht darauf einzulassen. Die Sehnsucht, für jemanden wichtig zu sein, ist für die Frau die Sehnsucht nach einer engen Beziehung – zu Ihnen. Zu keinem anderen, es sei denn Sie übernehmen diese Rolle nicht und beschließen, diesen sehnlichsten Wunsch Ihrer Frau nicht zu erfüllen. (Dann wird sie anfällig für die Aufmerksamkeiten anderer Männer.)

Mit der Sehnsucht, von Ihnen umworben zu werden, sagt sie, dass Sie *der* Mann Ihres Lebens sind. Sie sind ihr Held, der Eine, den sie bewundert.

Ist das nicht mehr wert als alles andere, das Sie gerade jetzt tun könnten?

Auf den Punkt gebracht

Vergleichen Sie diese ersten beiden Ehejahre mit einem Hundertmeterlauf. Praktisch jeder kann einen Hundertmeterlauf durchhalten – er ist kurz und leicht. Man braucht nur einen guten Spurt und es ist berauschend, wenn Sie über die Ziellinie stürmen.

Doch dann erhebt sich die Frage: Was tun Sie im Marathon, im Langstreckenlauf der nächsten 48 Jahre, wenn Ihre Beziehung nicht mehr so aufregend und neu ist? In diesen Jahren treten Ihr Charakter und der Charakter Ihres Ehepartners in den Vordergrund. Nur weil Sie verheiratet sind bedeutet das nicht, dass Sie aufhören sollen einander zu umwerben. In diesen Jahren konzentrieren Sie sich auf Ihre Ehe, bauen Ihren Ehepartner auf und arbeiten gemeinsam Probleme auf, die Ihre Ehe beeinträchtigen könnten.

Während der nächsten 48 Jahre wird es Zeiten geben, in denen Sie nicht sicher sind, ob Sie Ihren Ehepartner noch lieben. Aber wenn Sie sich so verhalten als ob, werden die Gefühle Ihren Taten folgen. Liebe ist nicht immer ein euphorisches Gefühl; Liebe ist eine *Entscheidung* – die Entscheidung, ein Leben lang treu zusammenzustehen.

Was werden Sie also in den nächsten 48 Jahren unternehmen, bis Sie schließlich (mit einer gewissen Ähnlichkeit zu Rosinen) das Foto Ihrer Goldenen Hochzeit in der Zeitung entdecken?

Wenn Sie den Ratschlägen in diesem Buch folgen, werden Sie mit den Jahren heranreifen. Damit haben Sie die besten Voraussetzungen, um Ihren Partner und Ihre Beziehung über all die Jahre hinweg, die Ihnen Gott auf dieser Erde noch schenkt, genießen zu können.

3

Licht an oder Licht aus?

Wie werden Sie zu einem Paar?
Es lebe der Unterschied!

Haben Sie bemerkt, dass Männer anders sind als Frauen?

»Hallo, Herr Dr. Leman«, werden Sie sagen, »das merkt doch jeder.«

Stimmt. Es ist leicht, die Unterschiede zwischen Männern und Frauen zu *sehen*. Aber wissen Sie wirklich, *wie anders* das andere Geschlecht ist, wenn es um die Lebenseinstellung, die Denkweise und Reaktionen geht?

Wenn Sie diese wesentlichen Unterschiede nicht verstehen – und nicht lernen, sie zu schätzen – dann verschwenden Sie viel Zeit mit Streitereien und dem Versuch herauszufinden, warum er oder sie nicht so ist wie Sie. Tatsache ist, dass gerade Ihre *Unterschiede* Sie zu einem Paar machen. (Ehrlich, wollten Sie mit sich selbst verheiratet sein? Allein bei dem Gedanken läuft es mir schon kalt den Rücken hinunter.)

Einige der Unterschiede zwischen Ihnen sind schon komisch. Sie schläft morgens gerne lange, er ist Frühaufsteher. Sie schaut gerne Filme an, bei denen sie weinen muss, während er lieber Action sieht. Sie hat es gerne, wenn man ihr den Rücken in S-Form reibt, er mag Massagen an jeder Körperstelle. Sie will die ganze Wahrheit wissen, die Geschichte von Anfang bis Schluss *und* die Hintergründe. Ihm reichen die Tatsachen, ja sogar ein Grummeln in der Männersprache würde genügen.

Doch gerade diese Unterschiede sind die Grundlage für ein befriedigendes Leben als Paar. Stellen Sie sich vor, wie es wäre, wenn Sie beide gerne um 5 Uhr morgens aufstehen, um Kaffee zu trinken, nachzudenken und alleine zu sein? Ich habe entdeckt, dass es gar nicht so schlecht ist, dass meine Frau eine ausgesprochene Nachteule ist und die halbe Nacht kein Auge zumacht, während ich im Gegensatz zu ihr ein echter Frühaufsteher bin und es kaum erwarten kann, dass ich endlich aufstehen darf.

Was brauchen Männer?
1. Bedürfnis: befriedigt sein
2. Bedürfnis: geachtet werden
3. Bedürfnis: gebraucht werden

Doch bei all diesen Unterschieden wurden Männer und Frauen als geschlechtliche Wesen geschaffen, zum großen Teil so, dass sie vollkommen zueinanderpassen. Deshalb: Vive la différence!

***Frage:** Ich bin wohl etwas langsam, denn es hat zwei Jahre gedauert, bis ich kapiert habe, wie unterschiedlich meine Frau und ich sind. Ehrlich gesagt: Manchmal sind wir zu unterschiedlich. Ich habe keine Ahnung, wie sie tickt, und das macht mich ein bisschen nervös.*

Sie sind eine ehrliche Haut. Ja, Sie haben recht: Sie *sind* langsam, wenn Sie es erst jetzt merken. Willkommen in der Welt der Beziehungen! Männer *sind* anders als Frauen. Sie haben sehr unterschiedliche Bedürfnisse.

Was brauchen Männer?

- 1. Bedürfnis: befriedigt sein (einschließlich sexueller Befriedigung).
- 2. Bedürfnis: geachtet werden (die Achtung, die Ihre Frau Ihnen entgegenbringt, hat für Sie die höchste Priorität).
- 3. Bedürfnis: gebraucht werden (welcher Mann, der Achtung vor sich selbst hat, möchte zu einer Frau nach Hause kommen, die entschlossen ist, alles selbst zu tun und die ihn offensichtlich nicht braucht?).

Was brauchen Frauen?

- 1. Bedürfnis: Zuneigung (Kuscheln wegen der menschlichen Nähe).
- 2. Bedürfnis: Kommunikation (sie braucht Worte, Sätze und ganze Artikel, wenn Sie von der Arbeit nach Hause kommen – kein Grummeln).
- 3. Bedürfnis: Dasein für die Familie (sie möchte sicher sein, dass Sie beim Fußballturnier Ihres Sohnes oder bei der Ballettvorführung Ihrer Tochter da sind und sie will sich nicht fragen müssen, ob Sie es vergessen haben).

Sehen Sie, wie unterschiedlich diese Bedürfnisse sind? Warum hat der Schöpfer, der die ausgeklügelte Ordnung des Universums und unserer Blutkörperchen aufgebaut hat, Männern und Frauen nicht einfach dieselben Bedürfnisse gegeben? Könnte es sein, dass etwas von dem Geheimnisvollen, von dem Zauber, der Sie überhaupt erst zusammengebracht hat und jetzt Ihre Ehe zusammenhält, in den Unterschieden liegt? Wir sind in der Tat herrlich und ausgezeichnet gemacht.

Was brauchen Frauen?
Bedürfnis: Zuneigung
Bedürfnis: Kommunikation
Bedürfnis: Dasein für die Familie

Die Unterschiede machen Sie zu einem Paar. Die Unterschiede haben Sie überhaupt erst füreinander anziehend gemacht. Würde es wirklich Spaß machen, mit einer Person verheiratet zu sein, die genauso ist wie Sie? (Ich bin mir sicher, dass Sie mit einem Menschen Ihres Schlags nicht lange auskommen würden.)

Meine Frau und ich sind seit fünf Jahren verheiratet. In den ersten Jahren war der Sex großartig. Ich weiß, dass ich es richtig mache – ich mache alles so wie immer – aber ich bekomme nicht dieselbe Reaktion wie sonst. Mache ich etwas falsch oder ist meine Frau einfach nicht mehr an mir interessiert?

Schauen wir kurz Ihren Brief an. Mir fiel auf, dass Sie die ganze Zeit das Wort *ich* benutzen. Nicht ein einziges Wort haben Sie über die Gefühle Ihrer Frau verloren oder gesagt, dass Sie mit ihr darüber gesprochen haben. Sie scheinen sich nur auf sich selbst und Ihre Beobachtung der Reaktion Ihrer Frau zu konzentrieren. (Beachten Sie, dass Sie nicht sagten: »Meine Frau scheint nicht mehr von Sex begeistert zu sein.« Sie schreiben: »Ich bekomme nicht dieselbe Reaktion wie sonst.«) Und Sie scheinen in Ihrer Rolle als Liebhaber unsicher zu sein. Gibt es einen Grund dafür? Wenn ja, sollten Sie jetzt mit Ihrer Frau darüber sprechen. »Schatz, ich finde, dass du nicht mehr so von Sex begeistert bist wie sonst. Gibt es etwas, das ich anders machen kann, damit es dir gefällt?« Sie werden wahrscheinlich überrascht sein, was Sie erfahren, wenn Sie es wagen, diese wenigen Worte auszusprechen.

Sie sagten auch: »Ich weiß, dass ich es richtig mache – ich mache alles so wie immer.« Aber wissen Sie wirklich, dass Sie es »richtig« machen? Oder meinen Sie das nur?

Vor Jahren arbeitete ich mit einem jungen Mann, der mir eines Tages erklärte: Ich verstehe es einfach nicht, Herr Doktor. Am Dienstag gefällt meiner Frau etwas, aber am Samstag fährt sie mich genervt an: »Was soll das jetzt?«

Wenn Sie sich den Sex mit Ihrer Frau wie ein Fußballspiel vorstellen – man tut das, dann jenes – liegen Sie völlig daneben. Beim Sex mit Ihrer Frau geht es nicht um den G-Punkt, U-Punkt oder X-Punkt, sondern um *Beziehung*. Sie können es sich so vorstellen: Sex ist ein Geschenk Gottes, etwas das Sie mit Ihrer Ehefrau vervollkommnen müssen.

Sie müssen Ihren Blickwinkel ändern. Stellen sie sich vor, dass Ihre Frau wie ein Römertopf reagiert. Sie wird langsam warm und deshalb sollte beim Sex so langsam wie möglich vorgegangen werden. Ein Mann dagegen ist sofort bereit. Ein Blick auf die Frau, nur ein einziger Blick, und Ihr Kleiner Freund wird glücklich. Sie wissen, was ich meine?

Nehmen Sie sich die Zeit, Ihre Frau von Neuem kennenzulernen. Fragen Sie sie am Dienstag, wenn Sie Sex haben, was ihr gefällt und dann fragen Sie sie am Samstag wieder, wenn Sie Sex haben. Ich kann Ihnen versichern, dass Ihre Frau anders berührt werden will. Warum geben Sie nicht die Richtung vor und überlegen sich: *Was würde meiner Frau gefallen?* anstatt: *Ich habe es immer so gemacht …*

In der Ehe geht es darum, sich dem Partner zu schenken. Als Sie heirateten, waren Sie damit einverstanden, eine Einheit zu werden, und das bedeutet, einen großen Teil des »Ichs« aufzugeben.

Wonach sich eine Frau wirklich sehnt

- Vertrautheit
- Geborgenheit
- Bedingungslos anerkannt und geliebt zu werden
- Das Gefühl, alles sein zu können
- Von dem Versuch befreit sein, es allen recht machen zu müssen

Wonach sich ein Mann wirklich sehnt

- Eine 12-monatige Fußballsaison
- Eine Satellitenschüssel im Taschenformat
- Eine Frau, die im Schlafzimmer selbstbewusst und unternehmungslustig ist
- Einen Seelenpartner (der wirklich versteht, wie er sich fühlt, wenn er es wagt, seine Gefühle mitzuteilen)
- Eine Frau, die ihn braucht (keinen anderen, nur ihn)

Ich höre alles Mögliche über die Rolle eines Mannes und die Rolle einer Frau. Der Mann sollte derjenige sein, der die Verantwortung übernimmt, sich um die Finanzen kümmert, die Brötchen verdient, das Grillen übernimmt und nur an Sex denkt. Die Frau ist für die Beziehungsebene zuständig, merkt sich Geburtstage, kümmert sich um die Kinder und den Einkauf der Lebensmittel.

In unserer Ehe sind die Rollen nahezu vertauscht. Ich arbeite ganztags als Wirtschaftsprüferin in der Stadt (deshalb habe ich einen langen Weg zur Arbeit), und mein Mann ist Vollzeitvater. Er unterrichtet die Kinder zu Hause, macht mit ihnen Ausflüge und hat sogar im Garten ein Treibhaus gebaut. Er weiß aber nicht, wie ein Scheckheft aussieht und könnte auch keine Überweisung vornehmen. Er weiß nicht einmal, wie man den Grill anwirft, aber er kann traumhaftes Tiramisu machen. Und er organisiert die gesellschaftlichen Beziehungen ausgezeichnet – er plant alle Geburtstagsfeiern der Kinder. Falls Sie sich fragen: Nein, er ist nicht schwul. Er ist ein echter Mann. (Er fährt sogar eine Harley.) Doch in dieser Beziehung scheinen wir einfach ganz anders als alle anderen zu sein. Ich bin diejenige, die beim Sex die Initiative ergreift. Sonst bin ich nicht sicher, dass es überhaupt dazu kommt. (Aber er scheint glücklich einzuwilligen, wenn ich den ersten Schritt mache.) Ich muss jetzt einfach fragen: Sind wir schräge Vögel?

Bei meinen Reisen durch das Land wird mir diese Frage öfter gestellt. Gestern kam ein Mann auf mich zu und fragte: »Bin ich eigentlich normal? Ich bin für die gesellschaftlichen Kontakte der Familie zuständig und meine Frau bleibt lieber für sich. Sie kümmert sich um all unsere Finanzen und Geldanlagen. Und ...« – jetzt wurde seine Stimme wirklich leise – »für sie ist Sex wichtiger als für mich.«

Wissen Sie, wie meine Antwort lautet? »Normal? Natürlich sind Sie normal! Ungefähr 85 Prozent der Ehen entsprechen der Norm. Etwa 15 Prozent gehen den umgekehrten Weg. Ist ein Weg richtig und der andere falsch? Natürlich nicht. Sie sind nur anders. Deshalb: Es lebe der Unterschied!«

Wenn Ihre Lebensgestaltung für Sie und Ihren Ehepartner gut funktioniert, dann ist das wunderbar für Sie. Probleme in der

Ehe entstehen, wenn ein oder beide Ehepartner Dinge tun, bei denen sie sich unsicher fühlen. Zum Beispiel, ein Mann, den ich kenne, hätte seine Familie finanziell fast ruiniert, da er in der Meinung aufgewachsen ist, dass er als Mann die Finanzen in der Hand haben muss. Als der Strom abgeschaltet wurde, weil er die Stromrechnungen nicht bezahlt hatte, hat er es kapiert und seiner sehr gewissenhaften Frau das Zahlen der Rechnungen überlassen.

Freuen Sie sich an den Unterschieden! Ja, ergötzen Sie sich an ihnen. Wer sagt, dass Sie sexuell nicht die Initiative ergreifen dürfen? Aus Ihren Worten schließe ich, dass er glücklich einwilligt. Vielleicht denkt er von sich aus einfach nicht daran. Sie müssen sich vor niemandem rechtfertigen. Nur Sie und Ihr Mann müssen entscheiden, was auf lange Sicht für Sie gut ist. Die Schwarzseher werden kommen und gehen.

Ich liebe meinen Mann, aber manchmal bin ich wirklich frustriert. Nach dem Sex dreht er sich um und schläft ein, als ob er seine Pflicht getan hätte. Doch ich fühle mich leer. Ich möchte, dass er mich in den Armen hält und kuschelt. Ehrlich, ich könnte ohne Sex leben und würde lieber nur kuscheln. Ist das falsch?

Sie haben wirklich recht. Die meisten Frauen sind dieser Meinung. Männer sind sofort zu Sex bereit. Der Kleine Freund hebt ab, wenn er nur einen Blick auf seine Braut geworfen hat. Doch Frauen sind anders. Sie wollen in den Armen gehalten und gestreichelt werden und wollen, dass man mit ihnen spricht. Kurz, Frauen müssen das Gefühl haben, wertgeschätzt zu sein, *bevor* es zu Handlungen im Schlafzimmer kommt – und sie wollen dieses Gefühl auch *danach* haben! Der Mann ist nach dem Sex befriedigt und zu einem langen, tiefen Schlaf bereit, um für die nächste Runde Kraft zu schöpfen. Er hat möglicherweise keine Ahnung – wenn Sie es ihm nicht gesagt haben – dass er seine Rolle nicht bis zum Schluss gespielt hat, wenn danach das Kuscheln für Sie ausfällt. Sie sollten ein kleines Gespräch unter vier Augen mit Ihrem Mann führen. »Schatz, ich habe gerne Sex mit dir und ich weiß, dass dich das glücklich macht. Mir gefällt es wirklich, wenn wir vor dem Sex kuscheln. Glaubst du, wir könnten es danach auch tun? Für mich ist das wirklich wichtig.«

Die meisten echten Männer würden in diesem Fall denken: He, noch länger den nackten Körper meiner Frau in den Armen halten? Gebongt! Warum habe ich nur nicht früher daran gedacht?

Wenn er auf diese Worte positiv reagiert, bekommen Sie das Kuscheln, das Sie brauchen. Wenn er etwas begriffsstutziger ist, sollten Sie ein weiteres Gespräch mit ihm führen, etwa in der Art: »Schatz, ich habe gerne Sex mit dir, das weißt du. Aber für mich ist es so wichtig, dass wir hinterher kuscheln. Sonst fühle ich mich irgendwie leer und ein bisschen ausgenutzt. Als ob du nach dem Sex deine Pflicht erfüllt hast und es für dich jetzt Zeit zu schlafen ist. Der Sex mit dir ist für mich eine so tolle Erfahrung, dass ich das Kuscheln brauche, damit meine Befriedigung vollkommen ist. Würdest du das für mich tun?«

Der Mann ist nach dem Sex befriedigt und zu einem langen, tiefen Schlaf bereit, um für die nächste Runde Kraft zu schöpfen. Er hat möglicherweise keine Ahnung – wenn Sie es ihm nicht gesagt haben – dass er seine Rolle nicht bis zum Schluss gespielt hat, wenn danach das Kuscheln für Sie ausfällt.

Wenn Ihr Mann auf diese Bitte nicht reagiert, haben Sie andere Probleme in der Ehe, mit denen Sie sich auseinandersetzen müssen.

Wir versuchen, die beste Zeit für Sex herauszufinden. Meine Frau ist eine Nachteule und ich bin ein Morgentyp. Deshalb hat keiner von uns zur gleichen Zeit Lust. Für Sex wird es da eng, wenn Sie verstehen, was ich meine. Haben Sie einen Vorschlag?

Wenn ich über die Unterschiede zwischen Männern und Frauen spreche, taucht diese Frage unweigerlich auf. Was glauben Sie, was die meisten Männer antworten, wenn ich frage: »Wann ist es Ihnen lieber, Sex mit Ihrer Frau zu haben, morgens oder abends?«

Manche sagen morgens, manche sagen abends und manche lachen und meinen: »Ich bin für beides zu haben!«

Ich werfe dann ein: »Die Antwort ist nicht fair. Sie müssen sich für eine der Möglichkeiten entscheiden.«

Die endgültige Antwort lautet: Die meisten Männer sagen, dass sie morgens am meisten Lust haben.

Wenn ich Frauen nach der besten Zeit für Sex frage, was ist Ihrer Meinung nach die häufigste Antwort?

»Im Juni!«

Spaß beiseite, die meisten sagen abends.

Ist es nicht interessant, dass der allmächtige Gott mit seiner unendlichen Weisheit Männer so geschaffen hat, dass sie sich morgens mehr für Sex interessieren, und Frauen abends?

Ihr Auftrag, mein Herr, ist es, herauszufinden, welche Zeit am besten für Sie beide passt. Wenn Ihre Frau berufstätig ist, dann ist es unwahrscheinlich, dass sie morgens, wenn sie geduscht hat und sich für die Arbeit fertig macht, auf eine leidenschaftliche Tollerei aus ist. Deshalb muss Ihr Kleiner Freund es auf den Abend verschieben (oder eine andere Tageszeit). Und das kann bedeuten, dass Sie einige Ihrer Gewohnheiten ändern müssen. Anstatt nach dem Abendessen die Füße vor dem Fernseher hochzulegen, sollten Sie Ihrer Frau beim Aufräumen in der Küche helfen. Oder noch besser, *Sie* bereiten das Abendessen vor *und* spülen das Geschirr. Wenn Sie das tun, haben Sie eine dankbare, glückliche Frau, die Sie mehr als begeistert im Bett entzückt, weil sie noch etwas Energie übrig hat.

Also finden Sie den richtigen Zeitpunkt heraus – Sie werden es nicht bereuen.

Manchmal habe ich wirklich, wirklich Lust auf Sex. Ich meine, ich stehe in den Startlöchern. Ein Blick auf sie, und ich mache schon die Hose auf. Aber Hanna will sprechen – viel sprechen – bevor ich sie auch nur anrühren darf. Bis dann bin ich ganz zappelig vor sexueller Energie und meine, dass ich bald explodiere.

Sowohl Männer als auch Frauen sehnen sich nach geschlechtlicher Beziehung. Ihre Frau will mit Ihnen sprechen, bevor sie zu körperlicher Intimität bereit ist. Für Männer ist die Beziehung an erster Stelle körperlich und sexuell. Oft haben Männer alle ihre Wörter für den Tag schon aufgebraucht, weil sie hauptsächlich gesprochen haben. Jetzt wollen sie zur Tat schreiten!

Damit Ihre Frau sich wertvoll und geliebt fühlt und im Bett eine bereitwillige Partnerin für alles Kreative ist, das der Kleine Freund im Kopf hat, muss sie zuerst Ihre Worte hören, die sie als Person bestätigen, die ihr versichern, dass Sie sie lieben und während des Tages an sie denken. Sie muss auch wissen, dass Sie sie für würdig halten, zu hören, was Sie im Laufe des Tages erlebt haben, dass Sie ihr vertrauen und es riskieren, Ihre Gedanken und Gefühle mit ihr zu teilen.

Stellen Sie sich Hanna als zarte Pflanze vor, die gepflegt, begossen und sehr behutsam behandelt werden muss. Ihre Frau ist rätselhaft; sie ist anders als Sie. Männer sind eher mechanisch. Sie reagieren auf körperliche Triebe und folgen ihren Instinkten. Manchmal neigen sie dazu, den Sexualakt hastig durchzuziehen, um schnell zum Höhepunkt zu kommen. Dann jedoch verliert Ihre Frau die Lust. Sie bekommt das Gefühl, dass sie benutzt, ja missbraucht wird. Ihre Frau braucht Ihre sanften Worte der Liebe und Wertschätzung; sie sind wie Wasser und Licht für eine Pflanze. Wenn sie diese Worte hört, fühlt sie sich liebevoll angenommen und blüht auf. Dann kommt sie zu der besonderen Stelle in Ihrem Liebesakt, an der sie flüstert: »Mach weiter. Genau hier. Das ist es!« Plötzlich wird Ihre Frau die Sache anfeuern. Und wissen Sie – dieser Genuss, den sie erlebt? Er kommt alleine von Ihnen!

Lohnt es sich nicht, darauf zu warten?

Auf den Punkt gebracht

Männer sind anders als Frauen. Für tollen Sex brauchen Männer einen Ort, Frauen einen Grund.

Es ist wirklich interessant. Wir haben einen Schöpfer, der wusste, wie er die Erde im Weltall genau in der richtigen Achse ausrichten muss. Ein Grad in diese Richtung, und wir braten. Ein Grad in die andere Richtung und wir erfrieren. Glauben Sie deshalb nicht, dass er wusste, was er tat, als er Männer und Frauen schuf? Sie sollten niederknien und danken, dass Ihr Ehepartner anders ist als Sie.

Ihre Aufgabe für Ihre ganze Ehe – nicht nur während der Zeit vor der Ehe und in den ersten euphorischen Ehejahren – ist, die Welt mit den Augen Ihres Ehepartners zu betrachten. Sie werden nicht automatisch durch die Unterschrift vor dem Standesbeamten zu einer Einheit. Um eine Einheit zu werden, müssen Sie täglich an Ihrer Beziehung arbeiten. Es lohnt sich aber, die Flamme zu entfachen.

Ihre Aufgabe für Ihre ganze Ehe ist, die Welt mit den Augen Ihres Ehepartners zu betrachten.

Ich merke schon, wie die Temperatur in Ihrem Schlafzimmer steigt.

4

Was hat deine Mutter bei uns im Bett zu suchen?

Wieso Sie nicht nur zu zweit vor dem Traualtar standen.

Was haben Sie sich als Jugendlicher insgeheim geschworen? »Wenn ich einmal Kinder habe, tue ich ihnen niemals das an, was Mama (oder Papa) mir angetan haben.«

Sie können mit Leib, Seele und Geist davon überzeugt sein. Doch ich könnte wetten: Wenn Sie einmal Kinder haben, werden Sie Ihren Kindern genau das sagen, was Ihre Eltern Ihnen gesagt haben. Und das sogar im gleichen Tonfall!

Worauf will ich hinaus und was hat das mit Sex und Ihrem Intimleben in der Ehe zu tun? Als Kind haben Sie Tag für Tag beobachtet, wie Ihre Eltern miteinander umgingen, und das hat sich fest in Ihrem Gehirn eingeprägt. Vielleicht war Ihr Vater oder Ihre Mutter abwesend. Tatsache ist, dass Sie vom Verhalten Ihrer Eltern positiv oder negativ geprägt wurden, ob Sie es sich eingestehen oder nicht.

Wenn Sie also auf dem Standesamt »Ja« zueinander sagen, heiraten nicht nur Sie beide. Der Standesbeamte hat natürlich recht, wenn er den Anwesenden verkündet: »Darf ich Ihnen Herrn und Frau Soundso vorstellen.« Doch in Wahrheit hat er nicht nur die Eheschließung von zwei Menschen vorgenommen. Er hat auf einen Schlag mindestens sechs Personen miteinander verbunden. Wenn Sie beide aus Patchwork-Familien stammen oder früher schon einmal verheiratet waren, steigt diese Zahl sogar auf mindestens zehn.

Hier werfen Sie ein: »Dr. Leman, Sie sind offensichtlich für Mathematik unbegabt. Wie kommen Sie auf all diese Leute? Hier geht es nur um mich und meinen Ehepartner.«

Nein, es geht zumindest um Sie, Ihren Ehepartner, Ihren Vater und Ihre Mutter und den Vater und die Mutter Ihres Ehepartners. Sie heiraten auch Ihre Schwiegereltern. Wenn Sie Stiefeltern haben, gehören diese und deren Ehepartner auch dazu. Wenn Sie zum zweiten Mal heiraten, dann gehört auch Ihr ehemaliger Ehepartner dazu. Er oder sie hatte erheblichen Einfluss auf Sie.

Warum schließe ich all diese Menschen in Ihre eheliche Gemeinschaft ein? Wenn Sie heiraten, profitieren Sie von dem Guten und zahlen den Preis für das Schlechte, das Ihrem Ehepartner geschah, bevor Sie ihn bzw. sie überhaupt kennengelernt haben. Wenn der Vater Ihrer Frau mit Abwesenheit glänzte, werden Sie dafür bezahlen. Wenn Ihre Frau eine liebevolle, herzliche Beziehung zu ihrem Vater hat, profitieren Sie und Ihre ganze Familien davon! Wenn Ihr Mann seiner Mutter Achtung entgegenbringt, weil er das von seinem Vater gesehen hat, werden Sie als Ehefrau mit der gleichen Achtung geehrt. Wenn Ihr Mann erlebt hat, wie sein Vater die Mutter schikanierte und wenn er beschließt, ebenso zu handeln, dann Vorsicht: Sie müssen sich auf die Hinterbeine stellen!

Aufgrund all dieser Beziehungen in der Vergangenheit tritt jeder Mensch mit einem ganzen Buch voller Verhaltensregeln in die Ehe. Diese private Logik beeinflusst alles, was Sie tun. Das Buch schreibt Ihnen vor: »So hat es zu geschehen, nur so. Und wenn es nicht so getan wird, dann gefällt es mir nicht und dafür lasse ich dich zahlen.«

Dieses Buch mit den Verhaltensregeln liegt nirgendwo zur Einsichtnahme aus. Doch das ändert nichts daran, dass wir nach diesen inneren Regeln leben. Sie bestimmen alles, was wir sagen und tun.

Hier ein Beispiel, wie diese inneren Regeln die Dynamik einer Beziehung bestimmen. Sagen wir, der unbekümmerte Ludwig und die verklemmte Sarah heiraten. Gehen wir zu ihnen ins Schlafzimmer und schauen, was sie denken (aber einander nicht sagen).

Der unbekümmerte Ludwig: Toll, das wird ein Spaß, ein richtiger Spaß. Ich kann es gar nicht erwarten, mit dem Experiment anzufangen. Sie trägt das neue Nachthemd, das ich ihr gekauft habe. Es gefällt mir. Es macht mich an. Wir haben alle Zeit der Welt.

Die verklemmte Sarah: Okay, bringen wir es hinter uns. Immer das gleiche Lied, nur dass ich ein neues Nachthemd anhabe. Ich muss nur daliegen und deine Aufgabe ist es, irgendwie mein Interesse zu wecken und dann, wenn es vorbei ist, mein Nachthemd herunterzuziehen. Können wir dann endlich schlafen? Ich bin wirklich müde. Ich habe einen langen Tag hinter mir.

Verstehen Sie, was ich meine? Das ist ein Rezept für eine eheliche Katastrophe. Wenn er ihren Körper von Kopf bis Fuß erkunden und alles daran entdecken möchte, dann kann das für die Frau geradezu furchterregend sein. *Ich will nicht, dass er etwas erkundet!*

Manche Menschen sind einfach zurückhaltender als andere. Daran ist nichts falsch, sie sind nur etwas traditioneller. Wie meine Frau Sande, die mit ihrem Bademantel duschen würde, wenn sie könnte. Würde es mir, als lebenslustigem Mann gefallen, wenn sie eines Abends splitternackt am Kronleuchter schaukeln würde? Da können Sie drauf wetten. Und am Tag darauf würde ich einen Handwerker rufen, damit er den Kronleuchter verstärkt, damit sie sich beim nächsten Mal nicht verletzt.

Aber ich bin ein schlauer Kerl. Ich kenne, liebe und achte meine Frau. Wir sind seit 41 Jahren verheiratet und sie hat noch nie am Kronleuchter geschaukelt. Aber viele Male hat sie mich anderweitig aus den Socken gehauen. Sie hat keine Mühe gescheut, um ihre Verhaltensregeln zu lockern, weil sie mich liebt. Und ich kann Ihnen sagen, ich fühle mich dann wirklich geliebt als der Mann, mit dem sie den Rest ihres Lebens verbringen will.

Was steht in dem Buch mit Ihren Verhaltensregeln? Welche Verhaltensregeln stehen in dem Buch Ihres Ehepartners? Wissen Sie es?

Zu den wichtigsten Dingen, die in einer Ehe geklärt sein müssen, gehört, dass Sie sich über folgende Grundsätze einig sind und entsprechend handeln:

Er ist nicht Ihr Vater. Er ist Ihr Ehemann.

Sie ist nicht Ihre Mutter. Sie ist Ihre Ehefrau.

Wenn Sie sich darauf nicht verständigen, können Bitterkeit und Groll wachsen. Viel Ärger und Stress in der Ehe steht in direktem Zusammenhang mit den Dingen, die wir von unseren Eltern gelernt haben (entweder bewusst oder unmerklich) – oder mit den Dingen, die sie uns nie beigebracht haben.

Viele dieser Probleme könnten einfach dadurch gelöst werden, dass die Ehepartner ihre Bücher mit den Verhaltensregeln austauschen. Das wäre doch eine Überlegung wert. Hätte ich nur schon am Tag meiner Hochzeit daran gedacht.

Wäre das hohe Mathematik, könnte ich es Ihnen nicht erklären. Die Frage lautet einfach: Wem möchten Sie in Ihrer Ehe eine Freude machen? Ihrer Mutter? Ihrem Vater? Oder Ihrem Ehepartner?

Wessen Verhaltensregeln befolgen Sie?

Wenn Sie eine Frau sind, nennen Sie drei Wörter, die Ihre Beziehung zu Ihrem Vater am besten beschreiben.
Wenn Sie ein Mann sind, nennen Sie drei Wörter, die Ihre Beziehung zu Ihrer Mutter am besten beschreiben.
Beschreibt eines dieser Wörter Ihr Verhalten gegenüber Ihrem Ehepartner? Warum ist das Ihrer Meinung nach so? Was ist gut daran? Was sollte geändert werden?

Frage: *Meine Frau wuchs in einer sehr konservativen Familie auf. Wir haben eine völlig unterschiedliche Einstellung zum sexuellen Erleben. Und wenn ich völlig sage, dann meine ich das wirklich. Gibt es einen Mittelweg? Wir beginnen, oft verschiedener Meinung zu sein und dann streiten wir. Und das alles hat mit unserem Sexleben zu tun. Ich will darüber sprechen, aber sie will nicht. Sie findet es einfach nur peinlich, über Sex zu sprechen. Und ich? Ich frage mich: Wie kann man es tun, ohne darüber sprechen zu können? Oder bin ich einfach nur dumm, weil ich ein Mann bin?*

Wahrscheinlich sind Sie gar nicht so dumm wie Sie meinen. Sie haben bereits das Problem erfasst: Es hat damit zu tun, dass Ihre Frau aufgrund ihrer Vergangenheit nicht oder zumindest nicht unbefangen über Sex sprechen kann. Recht gute Schlussfolgerung für einen »dummen Mann«.

Dem möchte ich noch etwas hinzufügen.

Als wir heirateten, hatte ich keine Ahnung, dass meine Frau ein kleines Büchlein – ein Büchlein mit Verhaltensregeln – zum Standesamt mitnahm. Ich hatte keine Ahnung, dass sie so etwas in ihrem emotionalen Handgepäck hatte. Das entdeckte ich erst in den Flitterwochen, als sie mich fragte: »Was soll denn das?«

Sehen Sie, ich hatte gegen eine Regel in ihrem Buch verstoßen, dem ungeschriebenen Buch, das sie in die Ehe mitbrachte, dem Buch, das ihre Lebensansichten und ihre Vorstellung von sinnlich, sexuell, richtig und falsch enthielt. Ich entdeckte, dass auch ich ein Buch mit Verhaltensregeln hatte. Doch unsere Bücher waren völlig unterschiedlich!

Woher kamen unsere Bücher? Von Papa und Mama und der Familie, in der wir aufwuchsen. Manchen Menschen wurde beigebracht, dass Sex schmutzig ist. Nach dem, was Sie mir sagten, scheint das bei Ihrer Frau der Fall zu sein. Und diese Auffassung hat nicht nur ihre Einstellung zu Sex, sondern auch ihr sexuelles Erleben in der Ehe geprägt. Kein Wunder, dass es ihr schwerfällt, über Sex zu sprechen.

Wenn Sie versuchen, mit Ihrer Frau darüber zu sprechen, verletzen Sie Regel Nr. 29 ihres Buches mit Verhaltensregeln (auch wenn Sie gar nicht wussten, dass sie ein solches besitzt). *Du sollst nicht über Sex sprechen. Nie. Er versteht das nicht. Es ist ihm egal, was ich denke. Ich bin ihm nicht wichtig.*

Und Sie als Ehemann haben keine Ahnung, stimmt's?

An dieser Stelle möchte ich Ihnen eine Frage stellen: Haben Sie und Ihre Frau schon einmal über diese ungeschriebenen Regeln gesprochen? Ich glaube, es wird Zeit, sie ans Licht zu bringen. Sprechen Sie offen miteinander, dann geht es Ihnen besser. Ihre Frau fühlt sich dabei vermutlich nicht recht wohl. Beginnen Sie deshalb so liebevoll wie möglich: »Schatz, ich liebe dich wirklich. Du bist so wertvoll und wichtig für mich. Ich weiß, du fühlst dich nicht wohl dabei, wenn wir über Sex sprechen, weil das bei euch zu Hause verboten war. Das verstehe ich. Aber ich will dir Vergnügen und Freude bereiten. Das ist für mich als Mann sehr wichtig. Könntest du mich so sehr ehren, dass du mir sagst, was dir wirklich Vergnügen bereitet? Wobei fühlst du dich wohl? Bei welchen Dingen fühlst du dich nicht wohl?« Ihre Rolle besteht im Zuhören, nicht im Anspornen. Danach können Sie auch behutsam Dinge mitteilen, die Ihnen wichtig sind.

Warum tauschen Sie nicht einfach die Bücher mit Ihren Verhaltensregeln aus? Wenn Sie Ihre beiden Bücher offenlegen, können Sie mit dem Menschen, den Sie lieben, ein neues Buch schreiben. Ihre Frau wird ihre Verhaltensregeln niemandem mitteilen, dem sie nicht völlig vertraut.

Wenn Sie eine gesunde, beständige Ehe haben wollen, müssen Sie *gemeinsam* wachsen und reifen. Sie müssen in Ihrem Herzen bereit sein, die Dinge anders zu sehen und Ihr Verhalten zum Wohle Ihrer Frau zu ändern.

Ja, das ist Arbeit. Aber die Mühe hat sich gelohnt, wenn Sie Ihre Frau zum ersten Mal flüstern hören: »Oh, das ist gut. Noch ein bisschen mehr hier.«

Welche Verhaltensregeln stehen in Ihrem Buch?

1. Was ist für Sie ein toller Abend?
2. Wie haben Ihre Eltern Konflikte gelöst?
3. Was würden Sie tun, wenn Sie eine Stunde für sich haben, in der Sie alles tun können, was Sie wollen?
4. Nennen Sie drei Dinge, die Verheiratete nie tun sollten.
5. Was würde Sie an jemandem, den Sie lieben, wirklich enttäuschen?
6. Ehrlich währt am längsten? Warum oder warum nicht?

Ich habe immer gedacht, dass es nur albernes Zeug ist, wenn in Zeitschriften steht: »Sie heiraten immer eine Frau, die wie Ihre Mutter ist.« Aber wissen Sie, ich meine jetzt, dass da ein Körnchen Wahrheit drinnen steckt. Ich wuchs in einer Familie auf, in der meine Mutter sich immer um alles gekümmert hat. Obwohl sie ganztags arbeitete, war sie immer da, um uns Kinder in die Schule zu fahren und wieder abzuholen. Sie kam zu allen unseren Fußballspielen und Schulkonzerten. Unser Vater war viel unterwegs, deshalb meine ich, dass sie unabhängig sein musste.

Ich bin jetzt seit sieben Jahren mit Lisa verheiratet und finde, dass sie meiner Mutter sehr ähnlich ist – wirklich unabhängig. Bisher hat mich das nicht gestört, bis ein Freund neulich witzelte: »Bekommst du Lisa überhaupt noch zu sehen? Ich habe den Eindruck, sie ist ständig irgendwo unterwegs. Kommt ihr überhaupt noch zum Sex?« Das hat mich getroffen. Zum ersten Mal wurde mir bewusst, wie einsam ich mich als Kind gefühlt hatte, weil mein Vater so selten da war. Ich verbrachte Zeit mit meiner Mutter, aber nur, weil wir irgendwohin gingen, nicht einfach nur, um zusammen zu sein. Ich möchte, dass es in meiner Familie anders ist, wenn wir Kinder haben (darüber sind wir im Gespräch), und ich will, dass Sex Teil unserer Beziehung ist. Aber wo soll ich anfangen?

Fangen Sie genau da an, wo Sie sind. Finden Sie zunächst heraus, was Ihr Buch mit den Verhaltensregeln enthält (in Ihrer Familie war der Vater nur eine Randfigur und Mama war Chauffeur, doch keiner von beiden zeigte emotionale Anteilnahme) und welchen Einfluss es auf Ihr Leben hatte. Sprechen Sie dann mit Lisa und versuchen Sie herauszufinden, welche Schritte ihrer Meinung nach erforderlich sind, um die Veränderungen vorzunehmen, nach denen Sie sich in Ihrem Eheleben sehnen.

Aber gehen Sie behutsam vor. Sie lieben die Frau, die Sie geheiratet haben, und sie hat sich nicht verändert. *Sie* haben sich verändert (offensichtlich hat Ihnen sieben Jahre lang der gegenwärtige

Zustand zugesagt). Deshalb können Sie nicht erwarten, dass Ihre Frau Ihre veränderte Einstellung zu Sex und anderen Dingen sofort versteht – oder damit einverstanden ist. Sprechen Sie freundlich mit ihr, sagen Sie ihr, wie sehr Sie sie lieben und dass es Ihr Wunsch ist, mehr gemeinsam zu unternehmen. Erzählen Sie ihr dabei, wie Sie sich als Kind fühlten – sehr einsam. Versichern Sie ihr, dass sie die wichtigste Person auf der Welt für Sie ist, dass Sie am liebsten mit ihr zusammen sind und dass Sie mit niemand anderem Sex haben wollen – und dass das für Sie wichtig ist. Erklären Sie, dass Sie ein aktiver, anteilnehmender Vater sein wollen, nicht nur eine Randfigur, wenn Sie einmal Kinder haben.

Öffnen Sie Ihr Herz in Liebe, dann können Sie nichts falsch machen.

Auf den Punkt gebracht

Wenn Sie Ihren Ehepartner durch die Brille Ihres Buches mit Verhaltensregeln betrachten, ohne Ihrem Ehepartner mitzuteilen, warum er oder sie so beurteilt wird, dann bekommen Sie Probleme. Warum machen Sie es sich nicht leicht? Tauschen Sie einfach Ihre jeweiligen Bücher mit den Verhaltensregeln aus. Sie werden erstaunt sein, was Sie lernen. Sogar ein kurzer Einblick in diese Bücher in einem Café kann zu einer fast unglaublichen Änderung in Ihrem Umgang miteinander führen. Worauf warten Sie also?

Wenn heute in Ihrer Ehe Krieg herrscht, dann ist es erforderlich, dass Sie sich die Zeit nehmen, um mit Ihrem Ehepartner über Ihre Verhaltensweisen und Erwartungen zu sprechen.

5

Was, du willst schon wieder? Hatten wir nicht erst Sex – im April?

Wie oft sollten Sie – und wie oft müssen Sie?

Meine liebe Frau Sande ist ein Bewegungsmuffel. In über 40 Ehejahren haben wir ungefähr vier Spaziergänge gemacht – der längste davon war nicht einmal 400 Meter lang. Vor Kurzem kaufte sie sich ein Fahrrad. Besser gesagt, sie wünschte sich ein Fahrrad zum Geburtstag und bekam eines. Sie fuhr auch damit – ein einziges Mal. Über die Brücke zu unserem Haus, also sage und schreibe 300 Meter. Das war ein guter Anfang – für Sande. Wenn ich es mir recht überlege, dann ist diese erste große Reise mit dem Fahrrad schon einige Monate her. Ich müsste wahrscheinlich die Reifen aufpumpen, bevor sie völlig platt werden.

Carmen, eine Mutter, die als Selbständige arbeitet, ist genau das Gegenteil: eine Frau, die nur so vor Energie sprüht. Es ist überwältigend, was sie an einem Tag leistet. Allein der Gedanke daran erschöpft mich so sehr, dass ich mich hinsetzen muss.

Eines unserer Kinder isst sehr schnell, ein anderes isst langsam. Eines braucht mindestens zehn Stunden Schlaf, dem anderen genügen fünf bis acht Stunden.

Mein Schwiegersohn Dennis kann eine riesige Pizza ganz alleine verschlingen. Andere, die ich kenne, sind mit einem Viertel schon vollkommen satt.

Jeder Mensch ist anders. Jeder hat einen anderen Appetit. Manche bekommen allein bei dem Gedanken an grüne Bohnen Würgreiz, andere können gar nicht genug Bohnen bekommen. Tatsache ist, dass wir alle anders sind, und das ist gut.

Wir verstehen problemlos, dass beim Essen und der Freude an Bewegung die Geschmäcker verschieden sind. Weshalb fällt es uns dann schwer zu verstehen, dass auch beim Sex die Geschmäcker verschieden sind? Manche Menschen sind eher passiv. Sie leben beschaulicher, lassen sich Zeit. Andere sind aufgedreht, fast rastlos. Und die meisten befinden sich irgendwo in der Mitte.

Das Lustige ist: So wie die 1,50 Meter große Frau einen 1,90 Meter großen Mann findet, sind in der Ehe Mann und Frau oft auch in anderen Dingen ganz unterschiedlich. (Denken Sie daran: Vive la différence – es lebe der Unterschied!).

Natürlich nehmen wir an, dass Männer diejenigen mit dem unersättlichsten Appetit auf Sex sind. Das stimmt einfach nicht. Es gibt Frauen, die Kindergottesdienst halten und an einem Kronleuchter ins Schlafzimmer schaukeln würden, wenn sie könnten. (Wie ich bereits sagte, gehört meine Frau wohl nicht dazu.)

Doch viele von Ihnen stellen sich wahrscheinlich die Frage: *Wie oft sollten wir? Was ist normal?*

> ***Frage:** Mein Mann und ich sind Ende zwanzig und seit fünf Jahren verheiratet. Wenn es nach mir ginge, hätte ich jeden Tag Sex. Doch meinem Mann genügt zweimal im Monat (wenn überhaupt). Wenn wir Sex haben, ist es richtig toll. Doch für mich geschieht das einfach nicht oft genug. Könnte es sein, dass mit ihm etwas nicht stimmt, dass er anscheinend keinen Sex will? Was soll ich tun, wenn ich Lust habe und er nicht? Er sagt, dass er als Mann zu bestimmen hat, wann wir Sex haben.*

Passen Sie auf, dass Sie nicht über Ihren Mann oder sich selbst herziehen, weil Sie am liebsten jeden Tag Sex hätten und ihm zweimal im Monat genügt. Die Wahrheit? Sie haben einen unterschiedlichen sexuellen Appetit und müssen gemeinsam nach einer Lösung suchen.

Sagen Sie Ihrem Mann zunächst, dass Sie gerne öfter als einmal alle zwei Wochen Sex hätten. Aber Sie wollen auch nicht betteln: »Bitte Schatz, könnten wir heute Abend?« Das halten Sie für erniedrigend und nimmt dem Erleben die Romantik. Es ist für Sie psychologisch nicht erfüllend, wenn Sie Sex nur widerwillig bekommen, weil Sie darum gebeten haben.

Was eine Frau braucht, um an Sex Gefallen zu finden

1. Sich geliebt, wertgeschätzt und gewürdigt fühlen.
2. Sie möchte, dass man ihr zuhört und sie achtet.
3. Eine romantische Atmosphäre. (Deshalb klappt Sex auf der Stelle in Filmen, ist im wirklichen Leben jedoch unrealistisch.) Eine Frau will sich sauber fühlen – auf bestimmte Bereiche ihres Körpers achten, bevor sie berührt werden will. Hygiene ist sehr wichtig. Männer brauchen nicht mehr als einen Riechtest.

Was ein Mann braucht, um an Sex Gefallen zu finden

1. Sich gebraucht fühlen. (Von seiner Frau gebraucht werden ist das emotionale Antörnen eines Mannes.)
2. Einen Ort. (Es geht überall.)

   Die Liste ist kurz.

Wenn Ihr Mann Sie wirklich liebt, nur einfach nicht genug »Mumm in den Knochen« hat, wird er sich anstrengen, um Ihnen mehr zu Gefallen zu sein als er von Natur aus möchte.

Sagen Sie ihm, wie Sie sich fühlen und halten Sie sich dann zurück. Machen Sie ihn nicht fertig. Machen Sie sich selbst aber auch nicht fertig. Da Frauen sich viel mehr mit der Wahrnehmung ihres Körpers befassen, beginnen sie oft zu denken: *Mit mir stimmt wohl etwas nicht. Ich muss für ihn nicht mehr attraktiv sein. Vielleicht sollte ich abnehmen oder sonst was.*

Sie und Ihr Mann sind ganz normal. Sie haben nur einen unterschiedlichen Sexualtrieb.

Und wissen Sie was? Seien Sie für die Zeiten dankbar, in denen Sie guten Sex haben! Viele Leute würden sich wünschen, einmal im Monat guten Sex zu haben!

Gehen Sie auch ein bisschen der Vorstellung auf den Grund, dass angeblich der Mann das Sagen hat. Wenn Sie verheiratet sind, hat nicht nur ein Partner das Sagen. In 1. Korinther 7,4 sagt Paulus, dass der Körper der Frau Ihrem Mann gehört – und der Körper des Mannes seiner Ehefrau! Wenn Sie die Meinung vertreten, dass »er der Herausforderer sein muss« und ihn in diese Schublade stecken, er aber dann nicht der Herausforderer wird, werden Sie ihn natürlich dafür kritisieren.

Sie und Ihr Mann sind ganz normal. Sie haben nur einen unterschiedlichen Sexualtrieb.

Warum machen Sie nicht Folgendes zu Ihrer Aufgabe: Sie, eine wunderbare Frau, müssen alle möglichen amüsanten Dinge ersinnen, um Ihren Mann ins Bett zu Ihnen zu locken. Er ist vielleicht ein Mensch mit wenig Appetit auf Sex. Aber wenn Sie es schaffen, seinen Motor hochzufahren, dann dürfte es kein Problem mehr geben. Nehmen Sie die Dinge selbst in die Hand ... ganz wörtlich.

Ich möchte wirklich unbedingt wissen, wie oft ein Ehepaar Sex haben sollte. Ich habe alle möglichen Antworten gehört und manche sind ziemlich überspitzt. Ich frage ganz ehrlich. Helfen Sie mir! Mein Mann scheint seit einiger Zeit etwas reizbar zu sein, und ich frage mich, ob er nicht genug Action bekommt. Nun, das ist jetzt eine ganz direkte Frage.

Ich nehme an, dass Sie diese Frage stellen, weil dieses Problem in Ihrer Ehe aufgetaucht ist und zumindest ein kleines Scharmützel darüber entbrannt ist. Es gibt viele »Quellen« für solch eine Frage – Sie können Dinge darüber in manchen Frauenzeitschriften nachlesen. Aber haben diese Autoren recht? Und warum ist Ihnen die Antwort so wichtig?

Fazit: Normal ist, was Sie und Ihr Mann als angenehm empfinden und worauf Sie sich geeinigt haben. Es gibt viele Faktoren, die beeinflussen, wie oft ein Paar Sex hat: Gesundheit, Emotionen, Änderungen der Lebensumstände, Stress, Depressionen usw. Jeder Mensch hat einen anderen sexuellen Rhythmus. Ihr Mann hat vielleicht einen 24-Stunden-, einen 48-Stunden-, einen 72-Stunden- oder einen Einmal-pro-Woche-Rhythmus. Und Ihre Aufgabe besteht darin, ihm zu helfen, seinen Rhythmus herauszufinden. Wenn Ihr Mann ein bisschen launisch und reizbar ist, könnte es sein, dass er sein Testosteron freisetzen muss. Vielleicht fühlt er sich bei der Arbeit überlastet oder gestresst und braucht eine zusätzliche Portion Aufmerksamkeit zu Hause. Wenn dem so ist, sind Sie bestens geeignet für diese Aufgabe. Stellen Sie sich doch dafür zur Verfügung. Es macht bestimmt mehr Spaß als Wäsche bügeln, das kann ich Ihnen garantieren.

Darum geht es in der Ehe – zusammen arbeiten, einander zu verstehen und die Flamme zu entfachen, sodass es zu einer dynamischen sexuellen Beziehung mit Ihrem Lebenspartner kommt. Ja, darum geht es in der Ehe – und die besten Jahre liegen für uns alle noch vor uns.

Also beobachten Sie Ihren Mann sorgfältig. Halten Sie Ausschau nach Anzeichen, die darauf hinweisen, dass er eine Freisetzung braucht und überraschen Sie ihn dann mit Ihrer Aufmerksamkeit. Nach einer Weile haben Sie verstanden, wie er funktioniert. Sehen Sie, Männer sind leicht zu verstehen. Es sind die Frauen, die uns Männer verwirren, weil Sie so herrlich und meisterhaft kompliziert sind. Und dafür lieben wir Sie.

Ich kann es nicht ändern. Sobald ich meine Frau in Unterwäsche sehe, bin ich bereit, loszulegen. Manchmal habe ich den Eindruck, ich explodiere vor sexueller Energie. Dann schaut meine Frau mich von der Seite an und sagt: »Nee, du kriegst mich jetzt nicht ins Bett. Auf keinen Fall. Ich habe noch Dinge zu erledigen.« Wie können wir zu einer Einigung kommen?

Ich weiß, was Sie meinen, Bruder. Ich habe die gleichen Gefühle, wenn ich meine Frau in Unterwäsche sehe, und ich bin schon seit 41 Jahren verheiratet! Üblicherweise sind die Männer die Herausforderer bei sexuellen Beziehungen, weil sie im Allgemeinen dauernd an Sex denken – nun zumindest 33-mal am Tag! Deshalb ist es nicht überraschend, dass Sie aufgekratzt sind und bereit sind loszulegen. Wenn Ihre Frau jedoch empfindet, dass sie zu jeder Zeit die Empfängerin Ihrer sexuellen Annährungen sein *muss*, dann habe ich Ihnen etwas zu sagen. Ihre Frau wird sich geringschätzig behandelt und erniedrigt vorkommen.

Sex ist nicht etwas, das man benutzt, um sexuelle Spannung abzubauen. Sex ist etwas, an dem beide, Mann und Frau, Freude finden sollen. Deshalb schlage ich vor, dass Sie Ihre Erwartungen etwas zurückschrauben. Zeigen Sie Ihrer Frau Ihre Liebe außerhalb des Schlafzimmers. Sex beginnt in der Küche. Was bedeutet das?

Jeden Morgen unseres Ehelebens – 41 Jahre lang – habe ich Sande eine Tasse Kaffee ans Bett gebracht. Ich habe gelernt, wie ich ihren Rücken so reiben kann, dass es ihr gefällt – nur über dem Nachthemd, in S-Form (Sande hat viele kleine Regeln). Und wissen Sie warum? Weil es mir Spaß macht, ihr eine Freude zu machen, und weil ich weiß, wie wichtig diese Kleinigkeiten für sie sind.

Wenn Sie Ihrer Frau außerhalb des Schlafzimmers immer wieder eine Freude machen und ihr zeigen, wie wichtig sie ist, wird sie viel lieber auf Sie eingehen, Don Juan.

Auf den Punkt gebracht

Für viele Ehepaare ist zweimal pro Woche »normal«. Aber wollen Sie wirklich *normal* sein? Was ist der Spaß oder die Einzigartigkeit daran? Warum wollen Sie Ihre Beziehung auf das gründen, was alle anderen tun? Ist diese Beziehung nicht auf Sie und Ihren Ehepartner gegründet?

Erkennen Sie, dass der Kleine Freund fast auf der Stelle glücklich werden kann. Wie lange dauert es, bis man einen Mann liebestoll macht? Wahrscheinlich keine zwei Sekunden. Bei einer Frau dauert es meistens dreißig Minuten, bis sie mehr oder weniger in Stimmung ist, und viele, viele Puzzlesteine müssen für sie zusammenpassen, bis sie für ein sexuelles Intermezzo empfänglich ist. Kein Wunder, dass Ehepaare über die Frage der Häufigkeit streiten.

Im Laufe der Zeit sollten Sie und Ihr Ehepartner zu einer Einigung finden, wie häufig es am besten für Sie beide ist. Das ist richtiges – und liebevolles – Handeln.

6

Lustmacher und Lustkiller

Was Ihrem Ehepartner wirklich wichtig ist ...
und was Sie lieber lassen sollten.

Sagen wir es unverblümt. Männer denken immer nur an das eine. Wenn wir ein Signal von unserem Kleinen Freund bekommen, dass er so weit ist, kümmern wir uns um nichts anderes. Es ist uns egal, ob wir die Zähne geputzt haben. Es ist uns egal, ob wir nach einem Tag Gartenarbeit gerade duschen wollten. Dem Kleinen Freund ist es egal, auch wenn wir völlig verschwitzt sind.

Doch Ihnen ist es nicht egal. Sie können nicht an Sex denken, wenn beide nicht die Zähne geputzt haben und eine saubere Oberfläche zum Streicheln bieten können.

Es gibt in der Tat Lustmacher und Lustkiller im Schlafzimmer, und jeder Ehepartner ist einzigartig. Da in einer Ehe beide Partner befriedigt sein sollen, muss über diese Dinge verhandelt werden.

Nehmen wir an, Ihr Mann sieht Sie in BH und Unterhose und zuckt mit den Augenbrauen. Sie wissen, was das bedeutet. Doch Sie sind gerade von einem langen Arbeitstag nach Hause gekommen und wollen sich erst ausruhen und zu Abend essen. Was sagen Sie also als liebende Ehefrau?

»Schatz, ich liebe dich, und ich weiß, dass dein Kleiner Freund startbereit ist. Ich wäre gerne zu Diensten, aber zuerst muss ich wirklich duschen, um Abstand von meinem stressigen Arbeitstag zu gewinnen. Ich brauche auch etwas zu essen, da ich wegen meiner Besprechungen nicht zum Mittagessen kam. Kannst du vielleicht schnell die Tiefkühlpizza in den Ofen schieben, solange ich dusche, das wäre wirklich nett. Dann können wir gleich essen und uns bald miteinander vergnügen …« Und Sie können ihm verheißungsvoll zuzwinkern.

Nun, der Kleine Freund wird im Moment etwas enttäuscht sein, aber ich kann Ihnen versichern, dass Ihr Mann in die Küche flitzen wird und dass die Pizza auf dem Tisch steht, wenn Sie mit Duschen fertig sind.

Der Abend wird bestimmt anders verlaufen als Sie geplant hatten. Sie hatten möglicherweise an ein Feinschmeckeressen gedacht. Doch die Tiefkühlpizza war die beste Lösung und Sie waren schlau genug, dies zu erkennen. Gut für Sie.

Oder nehmen wir an, Sie waren mit Ihren Kumpeln im Kino, wurden mit Testosteron vollgepumpt und stehen bereits in den Startlöchern, wenn Sie nach Hause kommen. Ihre Frau ist schon im Bett und liest ein Buch. Sie werfen einen Blick auf sie und sind bereit, ihr das Nachthemd vom Leib zu reißen. Sie haben eine weise Frau geheiratet, die genau weiß, was geschieht. Es steht ihr im Gesicht geschrieben. Aber Sie sind auch lange genug verheiratet, um zu wissen, dass Sie die Nase hochzieht und nach einem Grund sucht. Das bedeutet, dass ihr feiner Geruchssinn von Ihrer männlichen Verschwitztheit übermannt wird. Deshalb schlägt sie vor: »Geh erst duschen, ich warte auf dich.« Wetten, dass Sie in die Dusche hüpfen, sich blitzschnell sauber waschen und vielleicht sogar obendrein noch etwas Parfüm auf heikle Stellen auftragen?

Hätten Sie in einer solchen Situation anders handeln können? Natürlich! Und wenn Sie nur an sich selbst gedacht hätten, wäre es zu einem Ehestreit gekommen, anstatt zu einem aufregenden sexuellen Intermezzo.

Wissen Sie, was Ihrem Ehepartner Lust macht oder was ihm die Lust nimmt? Sie könnten überrascht sein. Es ist vielleicht etwas ganz anderes als Sie gedacht haben.

***Frage:** Schon als Kind hatte ich mit Übergewicht zu kämpfen. Mein Spitzname war »Dickerle«. Ich konnte es nicht leiden, wenn man mich so nannte. Obwohl ich mich sehr angestrengt habe abzunehmen, kann ich nie mit all den schönen Frauen* *auf der Welt konkurrieren. Manchmal betrachte ich mich im Spiegel und denke: Wie kann er mich lieben? Wie kann mich überhaupt jemand lieben? Ich will nicht nackt sein … nur wenn wir im Dunkeln Sex haben. Gibt es Hilfe für mich?*

Viele Frauen zermartern sich unnötigerweise den Kopf über ihr Gewicht. Sie lesen alle Frauenzeitschriften, sehen die neueste Mode an jungen, schlanken Mannequins und schauen dann in den Spiegel und denken: *Oh je!*

Überlegen Sie kurz: Wer hat Sie wohl ausgewählt, und zwar *so wie Sie sind?* Ihr Mann! Und wenn er Sie wirklich liebt, liebt er Sie weiter so wie Sie sind.

Doch bedeutet das, dass Sie sich gehen lassen sollen? Übermäßig essen? Nicht auf Ihr Äußeres achten? Nicht duschen? Nicht die Beine rasieren? Nicht all das tun, was Ihr Mann anziehend findet (wie das knallrote Kleid tragen, das ganz hinten im Kleiderschrank hängt)? Nein, Sie tun all das, weil Sie für Ihren Mann so gut wie möglich aussehen möchten.

Erwartet er, dass Sie perfekt sind? Nein. Erwartet er, dass Sie in Größe 36 passen? Nein. Er wusste, dass Sie nicht perfekt sind, als er Sie heiratete – er ist ja auch nicht perfekt. Und ist es nicht lustig: Als er sie heiratete, wusste er, dass Sie nicht Größe 36 tragen, und das war ihm egal.

Ihr Mann möchte vor allem Ihre ungeteilte Aufmerksamkeit. Er will mit Ihnen Sex haben – so wie Sie sind.

Ihr Mann möchte vor allem Ihre ungeteilte Aufmerksamkeit. Er will mit Ihnen Sex haben – so wie Sie sind. Und er möchte, dass Sie beim Sex mit ihm ganz ungezwungen sind. Das macht ihm Lust.

Mein Mann ist manchmal so gedankenlos. Er kommt nach Hause, wirft den Mantel neben die Tür, stapft mit seinen schmutzigen Schuhen durch die Küche, wo ich beim Vorbereiten des Abendessens bin, schaut, ob unsere Söhne in Sichtweite sind, grapscht nach meinem Busen und zwickt mich in den Hintern, als ob ich sofort auf den Küchenboden fallen und zwischen den dampfenden Nudeln und Ragout mit ihm loslegen soll. Kann er nicht sehen, dass ich beim Kochen bin? Ich habe zwei Kinder, die schreien: »Mama, wann gibt es etwas zum Essen? Wir sind am Verhungern!« Und seine schmutzigen Schuhe haben den Fußboden verdreckt, den ich erst vor einer Stunde geputzt habe! Wenn er selbst einmal den Boden fegen, das Abendessen vorbereiten und das Geschirr spülen würde, dann hätte er eine Ahnung davon, was ich empfinde. Es ist, als ob ich ihm auf Abruf zur Verfügung stehe – ein Callgirl – für alles, was er will.

An mich und wie mein Tag war, denkt er nie. Wie kann ich es ihm verständlich machen, ohne ihm eine Pfanne auf den Kopf zu schlagen?

Eigentlich gefällt mir der Gedanke ganz gut, ihm eine Pfanne auf den Kopf zu schlagen. Aber wenn Ihnen das ein paar Monate Knast einbringt, müssen wir uns etwas anderes überlegen.

Nicht eine einzige Frau auf der Welt hat mir jemals hinter der verschlossenen Tür meines Sprechzimmers anvertraut: »Herr Dr. Leman, ich finde es herrlich, wenn mein Mann meinen Busen oder meinen Hintern begrapscht. Da fühle ich mich so sexy, so begehrt.«

Frauen wollen nicht begrapscht werden. Sie wollen, dass ihr Mann sie in den Armen hält, mit ihnen kuschelt und spricht. Sie sind zu Recht beleidigt. Hier etwas, das einen Versuch wert sein könnte (besonders, wenn Ihr Mann Herr der Situation sein will): Wenn er sich wieder wie ein Höhlenmensch an Sie heranmacht, drehen Sie sich um und sagen: »Oh, *Schatz*, wenn du meinen Hintern so begrapschst, dann würde ich mich am liebsten sofort nackt ausziehen und mich über dich hermachen, gleich hier auf dem Küchenboden, auch wenn die Kinder nebenan sind!« Dann lehnen Sie sich zurück und warten, dass ihm vor Schock der Mund offen stehen bleibt. Wenn er gerne Herr der Situation ist, müsste es das Ende der Begrapscherei sein, da Sie ihm die Führungsrolle aus der Hand genommen haben.

Aber es ist auch möglich, dass Ihr Mann emotional so feinfühlig wie ein Stein ist. Männer können manchmal so sein. Wenn das der Fall ist, müssen Sie Ihrem Mann mitteilen, was Sie empfinden, wenn er Sie so begrapscht – wenn es keine Romantik, kein Kuscheln, sondern nur Begrapschen gibt.

Oft, wenn ich die Möglichkeit habe, mit Jungen im Teenageralter über Beziehungen mit Mädchen zu sprechen, halte ich ein Referat über das Thema: »Warum es nicht cool ist, den Busen eines Mädchens zu begrapschen.« Es ist wirklich nicht cool. Ich habe nur sehr wenige Frauen in meiner Praxis eingestehen hören, dass es Ihnen gefällt, wenn ihr Busen berührt wird, außer dies geschieht ganz vorsichtig und zart. Manche Frauen sagten, es gefällt ihnen, wenn der obere Teil ihres Busens sanft gestreichelt wird, dass sie das als angenehm empfinden. Doch keiner gefällt es, wenn ein 20-, 30- oder 40-jähriger Mann versucht, sich wie ein Baby zu verhalten, das ihre Brust braucht.

Von Natur aus sind Männer keine guten Liebhaber, sie sind jedoch lernfähig. Sie müssen nur eine wohlwollende Lehrerin sein (was bedeutet, dass Sie während des Lernprozesses jede Menge groteskes Verhalten in Kauf nehmen müssen).

Man würde annehmen, dass Sex die natürlichste Sache der Welt ist, wie man annimmt, dass es nichts Natürlicheres gibt als ein Baby an der Brust der Mutter. Aber ich kann Ihnen sagen (nach fünf Kindern), dass es nicht immer leicht ist, eine Mutter und ein Baby zusammenzubringen. Deshalb gibt es in vielen Krankenhäusern heute Stillschwestern, die den Mamas und Babys helfen, zusammenzuarbeiten. Beide müssen ihren Rhythmus finden. Das Gleiche gilt für das Sexleben.

Zwei Menschen müssen zusammenfinden, und dazu ist Praxis erforderlich. Ihr Brief klingt, als seien Sie mit einem Mann verheiratet, der sich wie ein Elefant im Porzellanladen benimmt. Sie denken (und kochen innerlich): *Was hält er eigentlich von mir? Bin ich ein Holzfäller? Bin ich einer seiner Kumpel?*

Sie müssen sich aussprechen. Was riskieren Sie, außer weniger blaue Flecken auf dem Busen oder dem Po zu haben?

Ich weiß, was Sie denken: Toll. Ich tue alles hier. Jetzt muss ich ihm auch noch beibringen, wie man sich beim Sex verhält.

Ja, das müssen Sie. Erinnern Sie sich: Im Guten wie im Schlechten! Doch die Mühe lohnt sich, denn Männer sind leicht anzuleiten. Ihr Mann hat einen willigen Geist. Er weiß es nicht besser. Ein bisschen Belehrung kann viel bringen.

Vergessen Sie nicht, nach den Nudeln zu schauen. Sie kochen sonst über.

Die 10 größten Lustkiller für Ihre Frau

1. Tragen Sie eine Woche lang dieselbe Unterhose.
2. Rülpsen.
3. Furzen.
4. Ungehobeltes Benehmen.
5. Zu schnell vorgehen.
6. Sie behandeln als wäre sie Ihr Eigentum.
7. Das Zähneputzen vergessen.
8. Dreck unter den Fingernägeln lassen.
9. Die neue Frisur Ihrer Frau bemerken ... 10 Tage später.
10. Andere Frauen anschauen und über sie Bemerkungen machen.

Ich arbeite drei Tage in der Woche im Büro und zwei Tage von zu Hause aus, um die lange Fahrt zur Arbeitsstelle zu vermeiden. Aber unser Haus macht mich fast verrückt. Es ist so unorganisiert und es herrscht ein solches Durcheinander, dass es mir manchmal schwerfällt, zu Hause zu arbeiten. Wenn ich zu meiner Frau etwas sage, wird sie jedes Mal wütend und murrt: »Höre auf mich zu kritisieren. Ich tue, was ich kann.« Sie ist auch berufstätig, aber sie arbeitet nur Teilzeit. Deshalb hat sie mehr Zeit als ich. Sie sollte im Haus für mehr Ordnung sorgen, finden Sie nicht auch? Aber jedes Mal, wenn ich darauf zu sprechen komme, stellt sie mich kalt, das heißt, ich bekomme keinen ... Sie wissen schon was.

Wollen Sie einen Rat oder die Bestätigung Ihres Verhaltens? Es liegt auf der Hand, dass Sie einen Standpunkt haben. Sie kommen in Ihr kleines Reich nach Hause und erwarten, dass es in hervorragender Verfassung ist. Darf ich Ihnen eine Frage stellen: Wie haben Sie mitgeholfen, dass es so wird?

Sicher, Sie arbeiten ganztags und Ihre Frau nur halbtags. Aber wer verrichtet bei Ihnen all die Arbeit in Haus und Hof? Wer wäscht die Wäsche, kocht, putzt, geht einkaufen, mäht den Rasen, trägt den Müll hinaus und bringt das Auto zur Werkstatt? Aufgrund meiner Arbeit mit Ehepaaren vermute ich, dass wahrscheinlich Ihre Frau all diese Aufgaben übernimmt – und noch viel mehr. Das bedeutet, dass Ihre Frau mindestens eineinhalb Jobs hat und Sie nur einen.

Denken Sie kurz darüber nach. Wer sollte Ihrer Meinung nach mehr Verantwortung übernehmen? Wenn die Unordnung Sie stört, dann beginnen *Sie* doch, Ordnung zu schaffen und aufzuräumen. Nichts ist tödlicher für eine intime Beziehung als Kritik. Niemand wird etwas für Sie tun wollen. Es scheint, Ihre Frau ist an diesem Punkt angelangt und ich kann es ihr nicht verübeln. Ich wollte bestimmt nicht mit Ihrem ständigen Lamentieren leben.

Und wer weiß? Wenn Sie das Wohnzimmer aufräumen, Ordnung in die Küchenregale bringen und die Toilette sauber machen, bekommen Sie wahrscheinlich eine Ahnung davon, was Ihre Frau jeden Tag leistet, und dann bekommen Sie vielleicht ein bisschen »Sie wissen schon was«.

Ich weiß noch nicht viel über die Ehe. Wir sind erst vor ein paar Wochen von den Flitterwochen nach Hause gekommen. Können Sie mir einen Rat geben und mir sagen, was das Wichtigste ist, auf das sich eine Frau konzentrieren soll und warum? Das würde mich wirklich interessieren.

Das Wichtigste wäre eine positive Lebenseinstellung. Das hilft in fast jeder Situation, aber insbesondere in der Ehe. Und vor allem im Intimleben mit Ihrem Mann.

Sie müssen Folgendes über Ihren Mann wissen: Er will Ihr Held sein. Er will Ihnen Freude bereiten. Und wenn Sie ihn nur ein klein wenig ermutigen, wird er für Sie bis ans Ende der Welt laufen.

Aber wenn Sie ihn erniedrigen, können Sie ihm gleich einen Dolch ins Herz stechen. Er wird davonschleichen wie ein geschlagener Hund und in seiner Hundehütte winseln. Wenn Sie seine sexuellen Bedürfnisse widerwillig erfüllen, wird er missgestimmt und woanders nach Vergnügen, Gesprächen und Intimität suchen.

Das ist ein erschreckender Gedanke. Er ist aber Realität. Und so etwas geschieht jeden Tag in unserem Land, in Ehen wie der Ihren.

Die 5 größten Lustkiller für Ihren Mann

1. Sprechen Sie ununterbrochen, ohne Atem zu holen.
2. Sprechen Sie mit Ihren Freundinnen über ihn.
3. Kritisieren Sie ihn, insbesondere vor seinen Kollegen.
4. Sorgen Sie dafür, dass er wichtige Dinge aus dritter Hand und nicht von Ihnen erfährt.
5. Fragen Sie ihn: »Warum?«

Deshalb ist eine positive Einstellung das Wichtigste. Wie sieht eine positive Einstellung aus? Sie öffnen die Arme und sagen zu Ihrem Mann: »Schatz, ich bin so froh, dass du zu Hause bist. Ich bin so froh, dass du mein Mann bist.« Sagen Sie auf jede Art und Weise, die Ihnen einfällt: »Ich brauche dich in meinem Leben. Ich will dich in meinem Leben. Du bist so wichtig in meinem Leben.«

Diese Einstellung wird den Mann zu neuem Begehren anspornen. Dadurch wird er angeregt, Ihnen auf so vielfältige Weise Freude zu machen, wie er kann.

Und, meine Damen, wer wollte nicht so einen Mann haben?

Wenn es um Sex geht, ist meine Frau so pingelig. Wo, wann, um welche Uhrzeit usw. Es gibt so viele Bedingungen, dass ich mir gar nicht alle merken kann. Dazu kommt noch ihre Periode, und dann ist praktisch ein ganzer Monat vorbei. Irgendwie habe ich gedacht, nach elf Jahren wird es mit dem Sex einfacher, doch ich habe den Eindruck, es wird komplizierter. Oder betrifft das nur mich?

Sie haben den Nagel auf den Kopf getroffen. Frauen sind pingelig – ganz besonders sogar – bei der Frage, wo, wann und wie Sex stattfindet. Und Ihre Aufgabe als Mann ist es, das alles herauszufinden. Nehmen Sie es als Herausforderung an, Ihre Frau zu verstehen, das Geheimnis zu enträtseln. Doch das Geheimnis wird nie ganz gelöst, weil sich die Dinge für Frauen ändern.

Ihre Frau ist komplizierter als Sie. Es ist möglich, dass ihr eines Ihrer Aftershaves am Freitag gefällt und sie am Mittwoch die Nase rümpft. An manchen Tagen hat sie es gerne, wenn man ihr die Füße massiert, an anderen Tagen findet sie es unangenehm. Ihre Aufgabe besteht darin, nach Zeichen Ausschau zu halten und sie um Anleitung zu bitten.

Frauen sind pingelig – ganz besonders sogar – bei der Frage, wo, wann und wie Sex stattfindet. Und Ihre Aufgabe als Mann ist es, das alles herauszufinden.

Geraten Sie nicht in die Falle zu denken: »Das hat in den letzten elf Jahren funktioniert, also muss es auch jetzt funktionieren.« Frauen werden von viel mehr Hormonen beeinflusst als wir Männer, und das an sich ist schon kompliziert. Ihre Aufgabe besteht nicht darin, meine Worte zu lesen und zu tun, was ich sage. Ihre Aufgabe besteht darin, meine Worte zu lesen und herauszufinden, was Ihrer Frau gefällt. Das kann Ihnen niemand abnehmen. Sie ist *Ihre* Frau. Wird es nicht Zeit, sie wirklich kennenzulernen?

Auf den Punkt gebracht

Jetzt ist es Zeit, mit Ihrem Ehepartner darüber zu sprechen, was ihn oder sie anmacht. ... und was ihm oder ihr die Lust nimmt.

Wenn es Ihnen beiden schwerfällt, über solch intime Dinge zu sprechen, versuchen Sie, zunächst eine Liste zu erstellen »Was ich mag / Was ich nicht mag«. Dann holen Sie sich eine Tasse Kaffee oder Tee und tauschen die Listen aus. Sie werden erstaunt sein, was Sie erfahren. Und Sie werden finden, dass die Liste den Einstieg in das Gespräch sehr erleichtert.

Wenn Sie Ihren Ehepartner lieben lernen wollen, müssen Sie ihn kennenlernen, sich eingehender mit ihm befassen. Als Sie heirateten, haben Sie beschlossen, Ihren Ehepartner zu lieben. Das bedeutet, dass Sie beschlossen haben, ihm bzw. ihr den ersten Rang in Ihren Gedanken und Taten einzuräumen. Das bedeutet, dass Sie beschlossen haben, seine bzw. ihre Gedanken und Gefühle zu achten und dass Sie versprochen haben, zusammenzuarbeiten, um im Falle von Problemen eine für beide annehmbare Lösung zu finden. All das haben Sie nicht im Kleingedruckten Ihres Eheversprechens gesehen, aber wenn Sie genauer hinschauen, sehen Sie, dass all das dazugehört.

Wenn Sie in Ihrem Sexleben die Flamme entfachen wollen, sollten Sie die Auslöser von Lust und Unlust herausfinden.

Wie man die Lust auf ein sexuelles Intermezzo im Keim erstickt

1. Gegenseitige Kritik.
2. Streit vor dem Intimverkehr.
3. Unbereinigte Probleme zwischen den Partnern.
4. Übernachtung der Mutter im Haus.

7

Wissbegierige wollen es verstehen

Die Wahrheit über Frauen und den Orgasmus.

Wenn Sie jemals an der Kasse im Supermarkt gewartet haben (was mir schon sehr oft passiert ist), und nur die Titel einiger jener Zeitschriften gelesen haben, bis Sie Ihre Bananen und Milch bezahlen konnten, haben Sie erfahren, dass Männer und Frauen nicht nur drei Orgasmen, sondern fünf, sieben und sogar neun Orgasmen haben können – und das alles während eines einzigen Liebesaktes.

Aufgrund meiner Erfahrung als Psychologe, der Tausenden Paaren bei den intimen Dingen des Lebens geholfen hat, weiß ich, dass der Mann oder die Frau mit mehreren Orgasmen selten sind. Ja, multiple Orgasmen können vorkommen, aber wie gesagt, es gibt sie nur ganz vereinzelt. Das typische Ehepaar macht höchstwahrscheinlich eine andere Erfahrung: Der Mann erlebt einen Orgasmus und die Frau erlebt an einem guten Tag einen Orgasmus.

Warum sage ich das über Frauen? Weil in Büchern viel über den Unterschied zwischen dem Orgasmus einer Frau und dem Orgasmus eines Mannes zu lesen ist. Männer bekommen regelmäßig und einfach einen Orgasmus. Der Kleine Freund erledigt naturgemäß und problemlos seine Aufgabe und sorgt für dieses Erleben. Doch für einige (und die meisten) Frauen erfordert es viel Anstrengung und Übung, zum Höhepunkt zu kommen. Fallen Sie deshalb nicht auf das herein, was die Zeitschriften erzählen. Wenn Sie das als Frau tun, dann verbringen Sie Ihr Sexleben mit dem Gedanken: *Ist das alles nur für die Männer da? Wieso kann ich das nicht?* Und als Mann denken Sie: *Was stimmt mit meiner Frau nicht, weil sie nicht mehrere Orgasmen haben kann? Liegt es an mir? Mache ich etwas falsch?*

Zeitschriften stellen dramatische Behauptungen auf, die aufgebauscht sind, die aber leicht in Ihre Gedanken eindringen und Ihr wirkliches (nicht retuschiertes) Sexleben mit dem Mann, den Sie lieben, beeinträchtigen können. Achten Sie einmal darauf: In den meisten Artikeln stehen Ausdrücke wie: »Kümmern Sie sich um *Ihren* Orgasmus ... *Ihr* Liebesleben.« Alles dreht sich um *Sie*, doch das *Wir*, das Paar, wird kaum betont. Hat der Mann, in den Sie verliebt sind, nicht auch etwas damit zu tun?

Kein Wunder, dass so viele Ehen früh scheitern – weil wir all diesen falschen Hollywood-Erwartungen über die Ehe Glauben schenken. Zum Beispiel: *Diese Frau, die ich heirate, wird alle meine sexuellen und intimen Bedürfnisse befriedigen. Jede Nacht werden wir wilde sexuelle Erlebnisse haben.* Oder: *Er wird jeden Tag so romantisch sein wie an dem Tag, an dem er mich gefragt hat, ob ich seine Frau werden will. Sozusagen glücklich bis ans Lebensende ...*

Ich muss Ihnen etwas sagen. So wird es nicht sein. Es wäre realistischer, etwa Folgendes zu vereinbaren: »Manche Tage in unserer Ehe werden besser sein als andere. Wir werden nicht immer einen Volltreffer landen. Aber wir werden dranbleiben, zusammenbleiben und einander Vergnügen und Genuss schenken.«

Das ist genau das Richtige.

***Frage:** Mein Mann gehört zu den Männern, für die Sex wirklich wichtig ist. Manchmal bin ich nach dieser Strapaze so erschöpft, dass ich den Eindruck habe, eine Stunde Sport hinter mir zu haben. Wenn ich einen Orgasmus bekomme, dann ist es, als hätte ich das große Los gezogen. Aber manchmal habe ich gar keine Lust, so weit zu gehen. Stelle ich mich nur dämlich an oder steckt hier etwas anderes dahinter? Ehrlich, lieber würde ich einfach nur kuscheln. Das bedeutet mir viel mehr.*

Ich glaube, *alle* Männer halten Sex für etwas wirklich Wichtiges. Deshalb ist Ihr Mann ein gesundes Mitglied der männlichen Spezies. Aber ich bin etwas besorgt um Sie, da Sie diesen Teil Ihrer Beziehung mit Ihrem Partner als »Strapaze« bezeichnen. Das bedeutet, dass Sie hinterher erschöpft sind und sich nicht geliebt und befriedigt fühlen. Es klingt, als sei der Sex mit Ihrem Mann etwas, das Sie ertragen, weil Ihr Mann es will. Und das ist nicht gut für Sie und für Ihre langfristige eheliche Beziehung.

Lassen Sie mich ein paar wohlbegründete Vermutungen anstellen. Wahrscheinlich haben Sie weniger Energie als Ihr Mann. Sie wären wahrscheinlich mit etwas Kuscheln ohne Penetration zufrieden. Sie legen den größten Wert auf die Nähe zu Ihrem Mann. Und wenn Sie einen Orgasmus haben, sind Sie erledigt. Jede weitere Berührung ist fast schmerzhaft.

Nun, Sie befinden sich in bester Gesellschaft. Fünfundneunzig Prozent der Frauen finden beim Liebesakt mehr Erfüllung in Nähe, Berührung, Gehaltenwerden und Zuneigung. Nähe ist ihnen lieber als der Sex selbst. Diejenigen, die Orgasmen haben, wollen sie auch. Manche meinen: »Wenn er einen Orgasmus hat, will ich auch einen. Das ist doch nur gerecht, oder?« Doch die meisten Frauen würden lieber auf ihren Orgasmus verzichten als auf das Gefühl der Nähe. Eine Frau gestand mir: »Ich bin so froh, dass mein Mann jetzt impotent ist, weil ich nun die Aufmerksamkeit erhalte, die ich brauche!« Ist Ihnen so etwas jemals durch den Kopf gegangen?

Sie sind sehr normal. Sie stellen sich nicht dämlich an. Ihr Mann muss nur verstehen, dass Sie manchmal bis zum Orgasmus kommen wollen und manchmal nicht. Beides ist in Ordnung.

Ich habe irgendwo gelesen, dass es das beste sexuelle Erlebnis ist, wenn beide den Höhepunkt gleichzeitig erreichen. Stimmt das? Wenn ja, so haben wir es bisher nicht geschafft.

Der Höhepunkt zu gleicher Zeit wäre wunderbar, aber in Wirklichkeit geschieht das nicht sehr oft. Warum streben Sie also nach etwas, was selten geschieht? Warum genießen Sie nicht die Befriedigung, sich gegenseitig zum Orgasmus zu bringen?

Für einen Mann ist es ungeheuer erregend und erfüllend, seiner Frau Genuss zu verschaffen, bevor er selbst einen Orgasmus hat. Ehrlich, wenn Sie so sind wie ich, dann empfinden Sie mehr Lust dabei zu beobachten, wie Ihre Frau voll und ganz den Genuss erlebt, den Sie ihr verschaffen, als durch jenen armseligen kleinen Orgasmus, den Sie selbst erleben.

Deshalb konzentrieren Sie sich darauf, ein guter Liebhaber zu sein. Seien Sie ein guter Freund. Schließlich ist sie Ihre Braut – die bedeutendste Frau in Ihrem Leben.

Wenn Sie zufällig gleichzeitig zum Höhepunkt kommen, dann umso besser für Sie!

Mein Mann hat einen Artikel über multiple Orgasmen gelesen und ist seither entschlossen, mich beim Liebesakt so weit zu bringen. Aber all das macht mich verkrampft, weil das Erleben zu intensiv ist und ich es nicht mag. Aber als Mann hat er es sich zur Aufgabe gemacht, mich beim Sex mehrmals zum Orgasmus zu bringen. Hilfe! Ich brauche eine Auszeit.

Armes Mädchen. Sie brauchen Urlaub in Tahiti – ganz alleine. Es klingt tatsächlich so, als würde Ihr Mann eine Aufgabe erfüllen – und es klappt für Sie beide nicht. Sie werden erschöpft und er wird Ihnen gegenüber kritisch und frustriert, weil Sie nicht so »funktionieren« wie Sie es seiner Meinung nach tun sollten. Als ob es eine Prüfung seiner Männlichkeit oder etwas Ähnliches wäre, Sie beim Sex mehrmals zum Orgasmus zu bringen. Das ist verrückt, und Ihr Liebhaber muss wachgerüttelt werden.

Damit hier keine Missverständnisse auftreten: »Multipler Orgasmus« bedeutet, bei einem Liebesakt mehrere Orgasmen zu haben. Wenn Ihr Mann Sie dabei mehrmals zum Orgasmus bringt, bedeutet das nicht, dass er der Macho des Jahres ist. Manche Frauen können – und wollen – multiple Orgasmen haben. Wenn dem so ist, dann sollten sie loslegen. Doch in Wirklichkeit können die meisten Frauen keine multiplen Orgasmen bekommen. Manche, wie Sie, wollen das aufgrund der Intensität des Erlebens auch gar nicht.

Die meisten Frauen haben Schwierigkeiten, auch nur einen einzigen Orgasmus zu bekommen. Sie sind also zu Recht verkrampft, wenn Sie gezwungen werden, nicht nur einen, sondern mehrere zu haben. Die meisten Frauen wollen, wenn sie diesen einen kostbaren Orgasmus bekommen haben, einfach ausruhen und im Nachglühen schwelgen. Sie wollen entspannen und die Nähe ihres Mannes genießen.

In Wirklichkeit können die meisten Frauen keine multiplen Orgasmen bekommen. Manche wollen das aufgrund der Intensität des Erlebens auch gar nicht.

Alle Frauen wünschen sich eine Herzensverbindung und emotionale Intimität. Sie wollen wissen, dass sie in einer Weise geliebt und geschätzt werden, die nicht ein Baby zur Folge hat. Sie wollen, dass ihre harte Arbeit anerkannt wird, ohne Angst, nur eine Kerbe im Bettpfosten eines Mannes – sogar ihres Ehemannes – zu werden.

Ihr Mann liegt völlig daneben, wenn er Druck auf Sie ausübt, um Sie zu etwas zu bringen, das Sie nicht wollen und etwas zu sein, was Sie nicht sein wollen. Es wird Zeit, dass er Ihnen Liebe und Rücksicht entgegenbringt … und dass er seinen Drang nach Erfolg in einen anderen Lebensbereich überträgt, zum Beispiel auf seine Arbeitsstelle.

Ist es normal, dass Frauen eine manuelle Stimulierung der Klitoris brauchen, um zum Orgasmus zu kommen? Meine Frau scheint nur dann einen Orgasmus zu bekommen, wenn ich ihre Klitoris mit den Fingern oder dem Mund stimuliere – also nicht auf natürliche Weise.

Verstehen Sie unter »natürlicher Weise« das Eindringen des Penis in die Frau und den Tanz des Kleinen Freundes im Inneren der Scheide? Viele Männer und Frauen sind sich hier im Unklaren. Sie glauben, alle Frauen sollten in der Lage sein, den Orgasmus alleine durch den Geschlechtsverkehr zu erreichen. Aber zwei von drei Frauen brauchen die direkte Stimulierung der Klitoris, um zum Orgasmus zu kommen. Wenn Ihre Frau zu dieser Gruppe gehört, dann gehört sie zur Mehrheit! Und *wie* Sie dieses empfindliche kleine Instrument Ihrer Frau berühren, wird einen himmelweiten Unterschied machen.

Viele Frauen mögen zunächst eine indirekte Stimulierung, gefolgt von sehr direkter Stimulierung. Einigen Frauen gefällt es, mit einer ganz leichten Berührung dieses empfindlichen Bereichs gereizt zu werden, zusammen mit Worten und Liebkosungen, die zeigen, wie sehr Sie sie lieben. Die Klitoris ist ein sehr sensibles Instrument – klein aber mächtig. Wenn Sie direkt zur Klitoris gehen und Druck darauf ausüben, wird Ihre Frau daran keinen Gefallen finden. Sie müssen sich langsam vorarbeiten, indem Sie die Bereiche, die dieses wunderbare kleine Ding umgeben, sanft berühren. Sie können die Klitorisvorhaut sachte massieren. Es ist leicht festzustellen, wenn die Klitoris reagiert – sie wird steif und erigiert.

Sie können die Klitoris auch mit Ihrer Zunge massieren. Das Gute an der Zunge ist, dass sie vom Speichel befeuchtet wird, der ein gutes Gleitmittel ist. Auch hier gilt: Das sanfte Lecken, Saugen und Berühren ist die Voraussetzung dafür, dass der Rest klappt. Manche Frauen wünschen sich diese Art Stimulierung vor dem Geschlechtsverkehr – als Präludium zu einem meisterhaften Orchesterstück.

Werden Sie es das erste Mal »richtig« machen? Nun, es ist wie Geige spielen. Wenn Sie das Instrument zum ersten Mal in die Hand nehmen, werden Sie kein Meisterwerk zustande bringen. Dazu ist Übung erforderlich. Und Sie trainieren miteinander. Ausgezeichneter Sex bedeutet, dass ein Paar ein ausgezeichnetes Training hinter sich gebracht hat. Fragen Sie also Ihre Frau, was für sie angenehm ist und was nicht – und machen Sie sich bewusst, dass sich das, was eine Frau als angenehm empfindet, von Tag zu Tag ändert, je nach den Veränderungen in ihrem Zyklus und Hormonspiegel.

Auf gut Deutsch: Ihr Zeigefinger kann Ihre Frau besser zu einem berauschenden Orgasmus bringen als Ihr Kleiner Freund an seinem besten Tag. Nichts für ungut, Kleiner Freund.

Wie weiß ich, ob er zu früh kommt oder ich zu spät? Manchmal hat mein Mann einen Samenerguss, bevor ich für ihn bereit bin. Gibt es für dieses Problem eine Lösung?

Da es bei einer Frau länger dauert, bis sie erregt ist, können Sie zwei oder drei lustvolle Plateauphasen erleben, bevor Sie zum eigentlichen Orgasmus kommen. Das gilt insbesondere, wenn Sie noch wenig sexuelle Erfahrung haben, weil der Musculus pubococcygeus (lat. »Schambein-Steißbein-Muskel«) – kurz auch PC-Muskel genannt – das Anspannen nicht gewohnt ist. Deshalb kann es hilfreich sein, Beckenbodentraining, auch Kegelübung genannt, durchzuführen. Das Anspannen und Entspannen des PC-Muskels hilft Ihnen, schneller zum Orgasmus zu kommen. Es handelt sich um denselben Muskel, mit dem das Urinieren unterbrochen werden kann.

4 Möglichkeiten, um einen Orgasmus zu verhindern

1. Setzen Sie sich zum Ziel, einen Orgasmus zu erreichen, anstatt Ihren Partner nur zu lieben. Schließlich zählt doch der Akt, stimmt's? Oder vielleicht doch Ihr Ehepartner?
2. Wenn es misslingt, geben Sie auf. Haben Sie die Einstellung: *Nun, wir versuchen es mal, aber ich weiß schon, dass es nicht klappt.*
3. Kritisieren Sie die Bemühungen Ihres Liebhabers lautstark. Oder denken Sie Dinge wie: *Das muss wohl ein Witz sein. Der Kerl stellt sich ja so dämlich an.* Oder: *Ich hatte keine Ahnung, dass ich einen Eisklotz geheiratet habe. Der Nordpol ist nichts im Vergleich zu ihr.*
4. Machen Sie sich selbst schlecht. *Du bist so ein Tollpatsch. Nie machst du etwas richtig.* Oder: *Ich habe ihn nicht verdient.*

Doch es dauert eine gewisse Zeit, bis dieser Muskel aufgebaut ist. Was tun Sie also in der Zwischenzeit, wenn Ihr Mann scharf ist?

Eine Zeit lang können Sie Ihrem Mann helfen zu lernen, zum richtigen Zeitpunkt einen Samenerguss zu haben, und zwar mit der sogenannten Squeezingtechnik (Quetschtechnik). Dabei arbeiten Sie beide zusammen. Wenn er den Eindruck hat, dass der Samenerguss kurz bevorsteht, zieht er den Penis aus der Scheide und Sie drücken gegen die Unterseite des Penis. Dadurch wird der Samenerguss verhindert und der Mann bekommt die Möglichkeit, ruhiger zu werden und dann wieder in Sie einzudringen.

Das Wichtigste dabei ist die Kommunikation, dass Sie miteinander sprechen und einander mitteilen, was geschieht. Viele Paare kommunizieren beim Sex nicht miteinander und das ist schade.

Doch jetzt komme ich zu dem Trugschluss »er kommt zu früh, ich komme zu spät«. Die meisten Paare erleben den Orgasmus nicht gleichzeitig. Meistens versucht der Mann, seiner Frau Lust zu verschaffen und sie zum Höhepunkt zu bringen, und wenn sie beginnt, diesen Augenblick zu genießen, wird manchmal die Intensität des Höhepunkts für sie dadurch gesteigert, dass er in diesem Moment in sie eindringt. So erlebt die Frau ihren Orgasmus und dann der Mann seinen.

Der Orgasmus Ihres Mannes ist ein Sahnehäubchen. Ihrer dagegen fordert den vollen Einsatz.

Der Orgasmus Ihres Mannes ist ein Sahnehäubchen. Ihrer dagegen fordert den vollen Einsatz.

Das Fazit? Die Menschen stellen alle möglichen unvernünftigen Erwartungen an ihr Sexleben. Es erfordert Raffinesse und Anstrengung, eine Frau zum vollen Genuss zu bringen, doch es gibt viele Stufen des Genusses. Frauen haben nicht jedes Mal einen Orgasmus. Ehepaare brauchen ihren Orgasmus nicht zur gleichen Zeit zu haben, um sexuelle Erfüllung zu erleben.

Werfen sie also die Erwartungen zum Fenster hinaus und haben Sie einfach Spaß.

Ich bin seit zwei Jahren mit einem wirklich wunderbaren Mann verheiratet, doch allmählich geht er mir auf die Nerven. Es dauert sehr, sehr lange, bis ich an Sex Interesse finde, und bis es bei mir so weit ist, ist Mark sexuell frustriert. Ich halte mein Interesse nicht zurück, doch es dauert einfach lange, bis ich sozusagen hochfahre. Was stimmt mit mir nicht?

Bei Ihnen ist alles in Ordnung. Sie sind eine ganz normale Frau. Ja, Ihr Mann ist wohl ein scharfer Typ. Es genügt, dass er hört, dass die Dusche läuft und schon ist sein Kleiner Freund glücklich. Doch hier möchte ich Ihnen eine Frage stellen: Was für ein Liebhaber ist Ihr Mann außerhalb des Schlafzimmers? Wie behandelt er Sie in der übrigen Zeit des Tages? Könnte es nicht sein, dass sein Mangel an Aufmerksamkeit, seine Kritik oder sein Mangel an Hilfe etwas damit zu tun haben, dass Sie so lange brauchen, bis Sie in Stimmung sind?

Ich wette, dass es so ist. In Wirklichkeit hängen Ihre Bereitschaft zum Sex und Ihre sexuelle Befriedigung von Ihrer Beziehung außerhalb des Schlafzimmers genauso ab wie von dem Geschehen im Schlafzimmer.

Wie verhält sich Ihr Liebhaber außerhalb des Schlafzimmers? Müssen Sie ihm etwas sagen (freundlich, versteht sich), das hilfreich für Sie wäre? Und wie steht es mit Ihnen? Gibt es Möglichkeiten, ihm zu zeigen, wie sehr sie ihn lieben, indem Sie Zeit und Kraft für ihn aufsparen und sich kreativ etwas einfallen lassen, mit dem Sie ihm eine Freude bereiten?

Manchmal wird mein Mann beim Sex etwas grob. Obwohl wir verheiratet sind, fühle ich mich ein bisschen missbraucht. Das führt dazu, dass ich Sex vermeiden will, sooft es geht. Und ich gestehe – ich habe sogar schon einmal oder zweimal einen Orgasmus lediglich vorgetäuscht, nur damit ich endlich schlafen gehen kann. Es graut mir vor dem Gedanken, dass es in den nächsten 20 Jahren so sein wird. Muss ich mich einfach damit abfinden?

Keinesfalls. Es gibt keine Rechtfertigung für einen Mann, seine Frau jemals grob zu behandeln. Jene spezielle magische Stelle einer Frau muss so sanft wie möglich berührt werden. Und manchmal möchte die Frau, dass sie gar nicht berührt wird. Manchmal wollen Sie einfach Ihre Ruhe haben, und Ihr Mann muss das verstehen – wenn ihm wirklich Ihr Wohlergehen am Herzen liegt.

Einen Orgasmus vorzutäuschen kann im Kino funktionieren. Erinnern Sie sich an den Film *Harry und Sally*, in dem die Schauspielerin Meg Ryan einen Orgasmus vortäuscht und jeder im Restaurant »genau das, was sie hatte«, verlangte? Es klang gut, aber es war nicht echt. Auf lange Sicht wird keiner von Ihnen dabei gewinnen.

Sie brauchen und verdienen eine liebenswürdige Behandlung – eine sanfte Berührung, sanfte Worte. Damit Sie einen wirklichen Orgasmus erleben – einen, der Ihnen Vergnügen bereitet (wenn Sie daran interessiert sind) – brauchen Sie einen sanften Wegbereiter, der Sie zum sexuellen Glücksgefühl führt. Einen Mann, dem Sie vertrauen können.

Zurzeit macht die Grobheit Ihres Mannes das Vertrauen in Ihrer Beziehung kaputt. Dem muss Einhalt geboten werden. Wenn Sie mit ihm darüber sprechen und er nicht versteht, warum Sie das verletzt, dann brauchen Sie beide zusätzliche Hilfe von einem qualifizierten Berater. Keine Frau muss sich mit Grobheit abfinden.

Damit eine Frau fähig ist, Sex zu genießen und einen kraftvollen, überwältigenden Orgasmus zu erleben, braucht sie einen Mann mit einer langsamen Hand, einer sanften Berührung und einem freundlichen, liebevollen, treuen Herzen, einen Mann, der seine Braut so gut kennt, dass er fühlt, wann es Zeit für ein bisschen mehr Druck, ein bisschen festeres Vorgehen ist. Aber *Sie* müssen einen solchen Mann anleiten, das zarte kleine Instrument, das er in Händen hält, zu stimmen.

Zu solch einem Mann müssen Sie Ihren Mann ausbilden. Wenn er auch mit Ihrer Unterstützung ein solcher Mann nicht werden kann, braucht er Hilfe.

Auf den Punkt gebracht

Wenn Ihre Frau Gefallen daran findet, dass Sie sie zum Orgasmus bringen, dann legen Sie los! Wenn Sie es genießen, sie dabei zu beobachten, können Sie denken: *Das tue ich für sie. Ja ich!* Denken Sie jedoch daran, dass Ihre Frau an einem Tag bereit ist, dafür mitzuarbeiten, aber am nächsten Tag kein Interesse zeigt. Und das ist auch in Ordnung. Sie werden nicht jeden Abend nach Gold schürfen, denn Sie reagieren empfindsam auf die Bedürfnisse Ihrer Frau. Deshalb können Sie die Orgasmen Ihrer Frau nicht als eine weitere Kerbe im Bettpfosten Ihrer Männlichkeit betrachten. Wenn Sie das tun, merkt Ihre Frau den Druck, den Sie auf sie ausüben, wenn sie nicht bereit ist. An solchen Abenden, wenn sie nicht in der richtigen Stimmung ist, ist sie glücklicher, wenn sie Ihnen etwas Vergnügen verschafft, kuschelt und dann einschläft. Es geht darum, die *momentanen* Bedürfnisse Ihrer Frau zu verstehen. Bei Frauen ist die Welt ständig im Wandel begriffen.

Wenn Sie eine Frau sind, wird sich das, wobei Sie sich wohlfühlen, wahrscheinlich jeden Tag ändern. Sie wünschen sich vielleicht den Rausch der Lust, den ein Orgasmus mit sich bringt. Vielleicht gehören Sie zu den seltenen Frauen, die mehr als einen haben können – oder wollen. Wenn ja, dann los! Vergnügen Sie sich dabei. Aber es wird auch Zeiten geben, in denen Sie zu müde sind, all diese Anstrengungen auf sich zu nehmen, und dann wollen Sie auch nicht gedrängt werden.

Das Wichtigste ist, dass Sie beide beim Sex miteinander kommunizieren, sodass Sie danach beide in gleicher Weise sexuell befriedigt sind.

Mit oder ohne Orgasmus.

8

Männer denken nicht nur an Sex

Sie denken auch an Essen und die Sportschau.

Wir Männer haben vielfältigere Interessen als Frauen meinen. Wir denken nicht immer nur an Sex. Wir denken an Sex, Essen *und* die Sportschau.

Im Durchschnitt hat ein Mann 33 sexuelle Gedanken am Tag. Als ich das meiner Frau sagte, meinte sie: »Das ist krank.«

Doch überlegen Sie einen Augenblick: Wissen Sie, wie viele Busen, Oberschenkel und Pos Ihr Mann heute angeschaut hat? Jeden Tag auf dem Weg zur Arbeit wird er mit Plakatwänden und Zeitschriftenreklamen bombardiert, die alles verkaufen, von Hundefutter bis Ölfilter für Autos. Doch sie haben alle eines gemeinsam: eine lächelnde, spärlich bekleidete, sexy Frau. Ihr Mann kann sich nicht einmal die Haare schneiden lassen, ohne von verführerischen Frauen in Modezeitschriften bestürmt zu werden. Keine Frage: Halbnackte Frauen steigern die Verkaufszahlen. Werbeagenturen wissen das.

Und da Männer von Gott so angelegt wurden, dass sie von einem weiblichen Körper visuell stimuliert werden, machen sie große Augen.

Die Frau, die denkt: »Wie kannst du nur eine andere Frau anschauen?«, hat etwas Wesentliches nicht begriffen.

Die Frau, die sich sagt: »Du beachtest Frauen, die Seide tragen? Mmm, schauen wir mal, was ich habe!«, versteht ihren Mann.

Und sie schaut ja auch schmucke Männer mit Dreitagebart an.

Sex verleiht dem Mann neue Energie. Sex baut sein Selbstvertrauen auf und fördert rundum sein Wohlbefinden. Wenn seine

Arbeitsstelle unbefriedigend ist, erhält er die Kraft, weiterzuarbeiten, weil er weiß, dass seine Arbeit einen Zweck hat ... und dass eine bereitwillige Frau als Belohnung am Ende eines langen Tages auf ihn wartet.

Sex wirkt ausgleichend im Leben eines Mannes. Es ist erstaunlich, was großartiger Sex bei einem Mann heilen kann – alles von Viren, bakteriellen Infektionen, Hautausschlägen, Windpocken und Grippe, über schlechte Leistungsbewertungen bei der Arbeitsstelle bis hin zu Geldmangel beim Zahlen der Einkommenssteuer und, am wichtigsten: jedes Eheproblem.

Wenn Sie die Person sind, für die sich dieser Mann entschieden hat, und er gar nicht genug Sex mit Ihnen haben kann, dann sind Sie ein Glückspilz, auch wenn er sich manchmal benimmt wie ein Vierjähriger, der sich rasieren will.

***Frage:** Ich bin glücklich verheiratet. Ich liebe meinen Mann sehr. Aber er macht mich verrückt, wenn er anderen Frauen auf der Straße oder im Restaurant nachschaut. Sollte er nicht nur mich anschauen? Was stimmt mit ihm nicht?*

Was mit Ihrem Mann nicht stimmt, ist, dass er als Mann geboren wurde. Männer werden vom Äußerlichen angezogen. Sie werden durch das Auge angetörnt. Wenn eine junge, gut gebaute Frau in einem Restaurant an ihm vorbeigeht, denkt er nicht: *Ob sie wohl gerne russische Literatur liest.* Er wird allein von ihrem Äußeren angezogen.

Wenn Ihr Vater, Ihr Pastor und ein anderer Mann, den Sie sehr bewundern, an einer Straßenecke stehen und eine hübsche 29-jährige Frau vorbeigeht, dann kann ich Ihnen eines versichern: All diese drei Säulen der männlichen Gesellschaft würden die junge Frau mit den Augen verfolgen. Nennen wir die Dinge beim Namen. Männer sehen solche Dinge. Doch nur weil er von anderen Frauen Notiz nimmt, bedeutet nicht, dass er Sie nicht liebt.

Hier möchte ich schnell einwerfen, dass es einen Unterschied gibt zwischen dem Anschauen einer Person des anderen Geschlechts und dem Anstarren dieser Person mit wollüstigen Absichten. Wir alle – Männer und Frauen – schauen jeden Tag Personen des anderen Geschlechts an. Wenn Sie berufstätig sind, ist das unvermeidlich.

Es ist wichtig, dass Ihr Mann weiß, was Sie fühlen. Da dies offensichtlich ein heikler Bereich für Sie ist, muss er das respektieren und soweit wie möglich beim Betrachten anderer Frauen zurückhaltender sein.

Hier ein Beispiel. Für Carla ist dies ein heikles Thema, weil ihr erster Mann ein Schürzenjäger war. Deshalb gestand sie Paul, ihrem zweiten Mann: »Schatz, es ist ein bisschen idiotisch, aber du weißt, dass Michael mich betrogen hat. Er war dauernd hinter Frauen her. Deshalb stört es mich, wenn ich sehe, dass du anderen Frauen nachschaust, wenn wir im Restaurant sitzen. Können wir gemeinsam eine Lösung finden?« Also trafen Paul und Carla eine Vereinbarung. Wenn sie essen gehen, sitzt sie mit dem Rücken zur Wand und er sitzt ihr gegenüber. Während des ganzen Essens sieht er dann nur sie und nicht das ständige Kommen und Gehen im Restaurant. Er tut es, weil er Carla liebt und die Ängste versteht, die sie aufgrund ihrer früheren Ehe hat. Das führte zu einem weiteren positiven Ergebnis: Sie meinen, dass sich ihre Kommunikation verbessert hat, weil sie sich jetzt beim Essen im Restaurant direkt aufeinander konzentrieren. Das nenne ich Problemlösung im Team!

In der Ehe ist es nie »sein Problem« oder »ihr Problem«. Es steht nicht 90:10. Es ist »unser Problem«.

In der Ehe ist es nie »sein Problem« oder »ihr Problem«. Es steht nicht 90:10. Es ist »unser Problem«. Wenn sie beide daran arbeiten, finden Sie eine Lösung.

Ich weiß, dass Sex in der Ehe eigentlich wichtig ist. Aber ich muss gestehen, dass Sex für mich als Frau nicht wirklich viel bedeutet und dass er mir nicht besonders wichtig ist (wenn man einmal davon absieht, dass ich dadurch meine Tochter bekommen habe). Ich glaube, für meinen Mann ist Sex da schon sehr viel wichtiger. Ich gehe stattdessen gerne joggen oder ins Fitnessstudio (das hilft mir, den Stress abzubauen, der durch all das, was ich bewältigen muss, entsteht). Aber ich sehe keinen Sinn im Sex, außer wir wollen noch ein Kind. Sex ist für mich nur eine weitere Sache, die ich auch noch irgendwie in meinem Terminkalender unterbringen muss.

Ich verstehe, wie es Ihnen geht. Frauen haben so viel Stress im Leben, dass es einen Elefanten in die Knie zwingen würde. Sie müssen die Kinder, Ihre launischen Hormone, eine Berufstätigkeit und oft einen anspruchsvollen Ehemann unter einen Hut bringen. Sie sind viel beschäftigt – das bestreitet niemand. Und ja, Sie verdienen und *brauchen* etwas Freizeit, um die Dinge zu tun, an denen Ihnen liegt, wie Joggen und Sport.

Doch Sex hat mehr Vorteile als Sie denken. Wussten Sie, dass die Vorteile, die ein Mensch aus einem gesunden Sexleben gewinnt, dem entsprechen, was ein regelmäßiger Marathonlauf bringt? Es stimmt wirklich. Während meiner jahrelangen Tätigkeit als Eheberater entdeckte ich etwas Erstaunliches: Eine Frau, die ein positives Sexleben hat, erlebt weniger Stress in ihrem Leben. Warum ist das wohl so?

Sex hat mehr Vorteile als Sie denken.

Haben Sie jemals den Slogan einer Versicherung gehört: »Ihre Zukunft in guten Händen.« Wer diesen Satz erfunden hat, war ein Genie. In der Ehe gilt Ähnliches. Wenn Sie Ihren Mann sexuell befriedigen, sind Sie in guten Händen. Sie haben einen glücklichen, zufriedenen Mann, der bereit ist, seinen Terminplan umzukrempeln, sodass Sie Zeit fürs Fitness-Studio haben. Wer weiß? Vielleicht geht er sogar eines Tages mit Ihnen joggen?

Und wenn Sie sexuell befriedigt sind, werden Sie Ihren Mann mehr schätzen. Sie werden dann auch mehr Freude am Leben finden, mehr lächeln, eine bessere Mutter, ja sogar eine bessere Joggerin sein.

5 Dinge,
die ein Mann für seine Frau tun kann

1. Sprechen Sie Wörter, Sätze und ganze Gedanken aus und teilen Sie Ihrer Frau Ihre Gefühle mit.
2. Lassen Sie ein Bad für sie einlaufen, lesen Sie ihr vor, machen Sie ihr eine Tasse Tee.
3. Schreiben Sie ein Gedicht und legen es heimlich in ihr Auto. Schreiben Sie ihr eine Liebesbotschaft auf den Spiegel (später putzen *Sie* den Spiegel).
4. Zünden Sie im Schlafzimmer Duftkerzen an.
5. Sagen Sie ihr, wie toll sie aussieht, wenn sie aus der Dusche steigt (da fast jede Frau, die ich kenne, irgendwelche Probleme mit ihrem Körper hat).

Seit drei Jahren versuchen wir, ein Kind zu bekommen und ich bin dabei, aufzugeben. Für meine Frau hat Sex mittlerweile nur noch den Sinn, »das Baby zu bekommen«. Sex hat für sie nichts mehr mit Vergnügen zu tun. Ich halte es nicht mehr aus, sie noch drei weitere Jahre über Köpertemperatur und Stellungen sprechen zu hören – und insbesondere ihre Trauer zu teilen, wenn sie entdeckt, dass sie wieder nicht schwanger ist. Ich liebe meine Frau wirklich, aber manchmal komme ich an meine Belastungsgrenze. Ich will mehr für sie sein als ihr Samenspender.

Das habe ich auch erlebt. Wir warteten fünf Jahre lang, bevor wir wirklich versuchten, ein Baby zu bekommen. Doch dann hatte Sande eine Fehlgeburt. Danach hat meine liebe Frau jeden Tag ihre Temperatur gemessen. Wenn wir beim Einkaufen eine junge Mutter mit einem Baby sahen, stiegen meiner Frau die Tränen in die Augen (und das, obwohl sie gar nicht in der Nähe von Zwiebeln war).

5 Dinge, die eine Frau für ihren Mann tun kann

1. Sagen Sie ihm: »Ich liebe es, wenn ich dich in mir spüre. Es ist großartig!«
2. Stöhnen, keuchen und atmen Sie tief während des Geschlechtsaktes – das ist liebliche Musik in seinen Ohren.
3. Sagen Sie Dinge wie »Oh, noch tiefer, fester ... so ist es genau richtig!« Das befriedigt Ihren Ehemann und lässt Ihn sich ganz verausgaben. Kein Training wird ihm mehr Freude bereiten.
4. Führen Sie seine Hand, seinen Kopf oder seinen Mund dorthin, wo es Ihnen am besten gefällt.
5. Erkunden Sie seinen Körper ... und finden Sie heraus, was ihn erregt.

Für Ihre Frau ist dies eine psychisch belastende Zeit. Sie müssen verstehen, dass sie sich so sehr ein Baby wünscht und Mama sein will und deshalb so handelt. Ich kann Ihnen versichern, dass Ihre Frau Sie nicht nur als Samenspender betrachtet. Sie will nur unbedingt ein Baby.

In dieser Zeit müssen Sie Ihr ein Gehilfe sein, anstatt sie zu kritisieren. Seien Sie hilfsbereit, liebevoll und unterstützend. Fragen Sie: »Wie kann ich dir helfen?« Ich kann an viele Dinge denken, die Sie tun können, um ihr zu helfen. Machen Sie ein fröhliches Gesicht und handeln Sie nicht wie ein vierjähriges Kind, wenn Ihre Frau so nötig einen richtigen Mann braucht. Jammern Sie nicht jedes Mal, nur weil sie ihre Temperatur misst. Glauben Sie mir, Ihre Frau hat alles übers Schwangerwerden gelesen, was es auf der Welt gibt. Auch das habe ich selbst erlebt.

Nur zur Information: Nach dieser Fehlgeburt bekamen Sande und ich unsere Tochter Holly. In der Tat haben wir dreimal »aufgehört«, Kinder zu bekommen. Jetzt haben wir fünf.

Meine Frau benutzt Sex wie ein Zuckerbrot, das ich bekomme, wenn ich ein »guter Junge« war, und das sie mir vorenthält, wenn sie wütend auf mich ist. Wie kann ich ihr sagen, dass mich das wirklich verletzt?

Sex ist ein viel zu edles Geschenk als dass es als Zuckerbrot oder Belohnung für gutes Verhalten herhalten kann und als Strafe für schlechtes Verhalten entzogen wird.

Mit ihrem Verhalten erweist Ihre Frau Ihnen keine Achtung. Sie macht Sie herunter, und das tut weh. Dieser Umgangsstil scheint mit unserer demokratischen Gesellschaft zusammenzuhängen.

In der Ehe geht es dann folgendermaßen vor sich: »Wenn du das Recht hast, mich herunterzumachen, dann habe ich das Recht, dich herunterzumachen.« Bald sind Sie beide in einem Teufelskreis gefangen (falls Sie es nicht schon sind). Ein solches Verhalten darf in einer Ehe nicht geduldet werden.

Sie müssen sofort mit Ihrer Frau sprechen. Sagen Sie ihr, wie sehr Sie verletzt sind, wenn sie Ihnen Sex entzieht, dass Sie sich wie ein kleines Kind vorkommen, das um eine Süßigkeit bettelt und nicht sicher ist, ob es wegen dieser Bitte eine Ohrfeige bekommt. Sagen Sie ihr unverblümt, dass Sie sich als Mann entwertet und abgelehnt fühlen und dass Sie ihr deshalb in anderen Bereichen Ihrer Ehe auch nicht zu Gefallen sein wollen. Betonen Sie, dass Sie mehr als bereit sind, im Haus mitzuhelfen, dass der Entzug von Sex aber nicht dazu führt, dass Sie überhaupt etwas tun wollen.

Sprechen Sie mit ihr über Dinge, bei denen Sie sich geliebt fühlen und bereit sind, etwas zu tun, was ihr gefällt – wie etwa eine E-Mail von ihr zu bekommen, in der steht: »Ich kann es kaum erwarten, dass du nach Hause kommst. Ich habe neue, sexy Unterwäsche gekauft, die ich dir vorführen will.« Oder zufällig hören, wie sie jemandem erzählt, dass Sie der beste Ehemann der Welt sind. Das würde Ihre Aufmerksamkeit erregen, stimmt's?

Der Gedanke: »Nun, wenn du ein lieber Junge bist und die Garage aufräumst und den Rasen mähst, dann habe ich eine Belohnung für dich«, funktioniert selten bei Kindern und nie bei einem

Ehemann. Um Ihrer Ehe willen müssen Sie es riskieren, Ihre Frau wütend zu machen und unverblümt sprechen. Ehepaare, die nach dem Motto handeln: »Wenn du das Recht hast, mich heruntermachen, dann habe ich das Recht, dich herunterzumachen«, enden sieben Jahre nach der Hochzeit vor dem Scheidungsrichter. Die Gesundheit und Beständigkeit Ihrer Ehe steht auf dem Spiel. Lassen Sie es nicht so weit kommen.

Wollen Sie tollen Sex?

Hier ein Tipp: Mein Zeitgenosse Moonhead meinte: »Leg ein paar Hundert-Dollarscheine zum Einkaufen auf ihr Kopfkissen. Das hilft.«

Mein Mann möchte, dass ich beim Sex öfter den Anfang mache. Ich möchte gerne, aber es ist mir peinlich. Welchen Rat geben Sie mir?

Ich bin beeindruckt. Sie sagen »öfter«. Das bedeutet, dass Sie schon hin und wieder beim Sex den Anfang gemacht haben. Das ist gut für Sie! Viele Frauen sind mit dem Grundsatz aufgewachsen: »Männer sind hinter den Mädchen her, nicht umgekehrt.« Sogar in der Ehe fällt es diesen Frauen äußerst schwer, beim Sex den Anfang zu machen. Es geht also nicht nur Ihnen so.

Sehen Sie es mal so: Alles, was Sie zum ersten oder zweiten Mal tun, kommt Ihnen komisch vor. Sie können es noch nicht sehr gut. Sie sind nicht ganz sicher, was Sie tun sollen oder wie es aufgenommen wird.

Dabei sollten Sie etwas Wichtiges nicht vergessen: Der Mann, den sie lieben, hat Ihnen gesagt, was Sie für ihn tun könnten, um ihn zu erfreuen. Dieser Mann begehrt Sie, und er sagt, dass er begehrt werden will. Wie herrlich und bestätigend für Sie! Von allen Frauen der Welt, die er hätte haben können, hat er *Sie* erwählt.

Warum sprechen Sie nicht mit ihm, was er unter »Anfang machen« versteht? Oft hat ein Mann Fantasiebilder, dass eine nackte Frau ihn an der Krawatte packt, ihm die Kleider vom Leib reißt und auf dem Boden mit ihm Sex hat. In Filmen tun das manche Frauen. Aber würden Sie sich dabei wohlfühlen? Sie müssen keine heißen Gefühle haben, um beim Sex den Anfang zu machen oder wilden Sex an einem unbequemen Ort haben. Suchen Sie nach Möglichkeiten, die für Sie beide funktionieren.

Das Wichtigste ist, dass er *Sie* begehrt. Also werden Sie kreativ. Gehen Sie ein kleines Risiko ein. Tun Sie es für den Mann, den Sie lieben.

Wir sind seit drei Jahren verheiratet und ich mache mir Sorgen. Mein Mann muss sexsüchtig sein, weil er »es« dauernd im Kopf hat. Ich dachte, dass er hohe Werte hat und ein gesitteter Mensch ist. Er wurde christlich erzogen und wir gehen regelmäßig zur Kirche. Aber jetzt bin ich mir nicht sicher. Kann es sein, dass etwas mit ihm nicht stimmt?

Meine Dame, Ihr Mann ist der Vorzeigemann der männlichen Spezies.

Damit meine ich Folgendes: Wenn ich Sie frage, wer mehr an Sex in der Ehe denkt – ein Mann oder eine Frau – was würden Sie antworten?

Wenn Ihre Antwort »ein Mann« lautet, haben Sie recht. Jetzt kommt der zweite Teil der Frage (es handelt sich um eine Multiple-Choice-Frage): Wie viel mal öfter denkt ein Mann an Sex als eine Frau?

a. zweimal so oft
b. fünfmal so oft
c. zehnmal so oft
d. dreiunddreißig Mal so oft

Und die richtige Antwort lautet: Dreiunddreißig Mal so oft! Männer denken den ganzen Tag an Sex.

Die Frage lautet also nicht, *ob* er an Sex denkt, sondern *was* er dabei denkt. Kann er reine Gedanken über Sex haben? Auf jeden Fall, wenn er an Sie, seine Ehefrau denkt. Wenn er daran denkt, mit Ihnen ins Bett zu steigen und einige kreative Möglichkeiten ausheckt, damit es mehr Spaß macht, dann ist das rein, heilig und gut! Sie sind seine Frau – Ihr Körper gehört ihm und sein Körper gehört Ihnen.

Wie viel mal öfter denkt ein Mann an Sex als eine Frau? Die Antwort lautet: Dreiunddreißig Mal so oft! Männer denken den ganzen Tag an Sex.

Warum leben Sie das nicht aus? Warum gehen Sie mit der sexuellen Energie Ihres Mannes nicht so um, dass es Spaß macht? Schicken Sie ihm eine verschlüsselte, sexy Nachricht an seine Arbeitsstelle. Überraschen Sie ihn. Schicken Sie die Kinder eine Stunde zur Nachbarin. Entführen Sie ihn in der Mittagspause. Wussten Sie, dass eine kleine Berührung im Aufzug auf dem Weg zu einem Restaurant übermitteln kann: *Ich will dich. Komm schnell nach Hause?*

Ja, Ihr Mann hat Sex im Kopf. Warum sorgen Sie nicht dafür, dass er dabei an *Sie* denkt? Eine kluge Frau handelt so.

Auf den Punkt gebracht

Wenn Sie ein Mann sind, dann macht kaum etwas mehr Spaß als an Sex mit der einen zu denken, die Sie fürs Leben auserwählt haben, stimmt's? Wenn Sie als Frau einen Mann haben, der nicht genug von Ihnen bekommen kann, dann sind Sie ein Glückspilz. Wissen Sie, wie viele Frauen gerne in Ihrer Haut stecken würden? (Unzählige Frauen, die dieses Buch lesen, denken: »Da haben Sie recht!«)

Meine Damen, erinnern Sie sich an das alte Lied von Captain & Tennille, in dem es heißt: »Tu das noch mal für mich. Einmal ist nie genug mit einem Mann wie du«? Ihr Mann sehnt sich danach, das von Ihnen zu hören. Das ist die Sprache seiner Träume, weil damit seine Bedürfnisse an die erste Stelle gesetzt werden.

Und wissen Sie, dass Vorfreude so gut oder sogar besser ist als das tatsächliche Geschehen? Es ist klug von einer Frau, einen Zettel in die Vesperbox ihres Mannes zu legen oder ihm eine kurze E-Mail zu schicken mit der Nachricht: »Ich habe eine Idee. Komme heute Abend so schnell wie möglich nach Hause und schließ die Tür ab. Dann zeige ich dir die neuen Klamotten, die ich gekauft habe.« Glauben Sie, dass Ihr Mann für die Enthüllung zu spät kommen wird? Ich bezweifle es. Was drücken Sie damit wirklich aus? »Schatz, ich liebe dich so sehr. Es war eine lange Woche, und ich weiß, was du brauchst.«

Wenn ich Noten in der Ehe vergeben würde, würde ich Ihnen eine 1+ geben. Und Ihr Mann würde alles tun, um Ihnen eine Freude zu bereiten, weil er der Held Ihres Lebens ist.

Ein Mann, der so behandelt wird, wird für Sie Mauern einreißen. Er wird sogar in den Drogeriemarkt gehen und Tampons für Sie kaufen. Er wird nachts um zwei Uhr das Baby im Arm wiegen, damit Sie schlafen können.

Lohnt es sich nicht, dafür etwas Zeit, Humor und Kreativität einzusetzen?

9

Ahh, die wahre Wonne eines Quickies

Manchmal ist es genau das, was Sie – oder Ihr Ehepartner – brauchen.

Sie können alle Bücher der Welt lesen, um sich auf die Ehe vorzubereiten und ein gesundes Sexleben zu führen. Doch was geschieht im wirklichen Leben? Was geschieht, wenn Sie als Mann bereit für ein sexuelles Intermezzo sind, Ihre Frau sich aber für die Arbeit fertig macht und nicht im Traum daran denkt, sich unordentlich machen zu lassen? Oder wenn Sie als Frau Ihrem Mann Vergnügen bereiten wollen, Sie aber jeden Monat sehr starke Blutungen haben, die neun Tage dauern, und er Sie mit Augen anschaut, die sagen: »Ich halte es nicht mehr aus«? Oder wenn Kleinkinder durch die Wohnung tollen und ein Baby (oder ein Teenager) Sie nachts nicht zur Ruhe kommen lässt und Sie beide zu müde für das volle Sexualerlebnis sind?

Dann müssen Sie kreativ werden. Manchmal ist ein Quickie einfach das, was Sie oder Ihr Ehepartner brauchen. Ist eine Ehe immer zu hundert Prozent befriedigend für beide Partner? Nein! Wenn Ihr Mann oder Ihre Frau die Grippe hat, ist die Ehe nicht voll befriedigend. Es gibt Zeiten in der Ehe, in denen ein Partner körperlich befriedigt wird und der andere emotional befriedigt wird, weil er dafür gesorgt hat, dass der Partner sich gut fühlt.

Offen gesagt können Quickies helfen, dass eine Ehe auch in stressigen Zeiten glücklich weitergeht. Sie können eine Erleichterung für Ehefrauen sein, besonders junge Mütter, die völlig erschöpft sind und nicht die Energie für ein komplettes sexuelles Zusammensein haben. Quickies können das Beste aus verschiedenen Situationen machen, wenn Sie zum Beispiel eine Woche lang bei Verwandten auf der Wohnzimmer-Couch schlafen. Hier gibt es keine Privatsphäre. Würden Sie gerne voll auf die Pauke hauen, wenn Ihre Schwiegermutter und Ihr Schwiegervater nur von einer zentimeterdicken Gipskartonwand von Ihrem Liebesnest entfernt sind? Wahrscheinlich nicht. Das wäre der perfekte Zeitpunkt für eine andere Art von Sex.

Frage: Nennen Sie mich dumm (ich bin sexuell recht unerfahren), aber was ist ein Quickie?

Gute Frage. Ein Quickie ist eine schnelle und befriedigende Art von Sex. Er ist angebracht wenn Sie aus verschiedenen Gründen (Zeit, Erschöpfung usw.) nicht das volle Programm durchziehen können. Sprechen wir doch einfach frisch von der Leber weg über das, was ein Quickie ist. Ein Quickie kann Folgendes sein: ein sogenannter Handjob, auch Handentspannung genannt (wobei die Frau den Penis und die Hoden Ihres Mannes reibt, bis er einen Samenerguss hat, oder der Mann die Klitoris seiner Frau streichelt, um sie zum Orgasmus zu bringen); Masturbation (Ihr Ehepartner kann Ihnen dabei helfen, und es ist erlaubt, wenn Sie beide damit einverstanden sind); oder ein schneller Geschlechtsverkehr mit einem feuchten Kondom (in Drogeriemärkten erhältlich), um keinen Dreck zu hinterlassen. Erkennen Sie den Unterschied? Nur in einem Fall dieser Quickies kommt es zu einer Penetration.

Aufgrund der körperlichen Gegebenheiten kommt es häufiger vor, dass Frauen ihren Männern einen Quickie verabreichen als umgekehrt. Da Frauen oft mindestens 30 Minuten brauchen, um in Stimmung zu sein, höre ich nicht oft von Frauen, die sich einen dreiminütigen Quickie wünschen. Doch Männer? Das ist eine andere Geschichte.

Herr Dr. Leman, ich bin fix und fertig. Als ich gestern ins Bad kam, sah ich, wie mein Mann sich unter der Dusche masturbierte. Was soll ich tun? Ist mein Mann sexuell pervers?

Was Sie tun sollen? Das nächste Mal, wenn Sie sehen, dass er unter der Dusche (oder sonst wo) masturbiert, steigen Sie aus den Kleidern und fragen Sie: »Schatz, kann ich etwas für dich tun?«

Masturbation ist nicht das Ende der Welt. Man bekommt davon weder Krebs, noch Gehirnerweichung, noch sonst etwas. Das sind schlichtweg Lügen.

Etwa 94 Prozent der Männer geben zu, dass sie masturbieren. Die anderen 6 Prozent lügen. Viele Frauen masturbieren. Es ist nichts Verkehrtes an Masturbation als körperlicher Handlung. Es geht dabei um die Freisetzung sexueller Spannung.

Doch weil die Fantasie mit Masturbation zusammenhängt, kann sie zu einem größeren Problem werden. Betrachten wir die Dinge von diesem Blickwinkel. Nehmen wir an, Ihr Mann hat Lust auf Sex und weiß, dass Sie keine Lust haben. Also macht er sich selbst einen Handjob unter der Dusche. Wenn er dabei an Sie denkt und an das, was er mit Ihnen beim nächsten sexuellen Intermezzo tun möchte, dann ist an seinen Gedanken nichts Verkehrtes. Wenn er jedoch, anstatt an Sie zu denken, an die neue kleine Sekretärin denkt, die in seinem Büro angefangen hat, dann ist es ein Problem. Auch wenn Ihr Mann durch die sexuelle Freisetzung bei der Masturbation seine sexuellen Bedürfnisse lindert und dann zu erschöpft ist, um mit Ihnen Sex zu haben, ist es ein Problem.

Das nächste Mal, wenn Sie sehen, dass er unter der Dusche (oder sonst wo) masturbiert, steigen Sie aus den Kleidern und fragen Sie: »Schatz, kann ich etwas für dich tun?«

Halten Sie Ihren Mann bei Laune – in 5 Minuten oder weniger

1. Machen Sie ihm zur rechten Zeit einen Handjob.
2. Sagen Sie ihm, was für ein großartiger Ehemann oder Vater er ist.
3. Geben Sie vor anderen mit ihm an.

4. Sagen Sie ihm, dass er heute Abend so schnell wie möglich nach Hause kommen soll, weil Sie ihm etwas Neues zeigen wollen.

Sie sind nicht nur ein Geschlechtsorgan. Sie sind eine Person, die persönliche Beziehungen aufbauen kann, die ein Herz, Gefühle und Fantasie hat. Wenn diese Bereiche Ihrer Beziehung zu Ihrem Mann erfüllend gestaltet sind, wird der Drang nach Masturbation verfliegen. Wenn die Masturbation ein Ersatz für die Beziehung Ihres Mannes mit Ihnen wird, kann sie zu einer Gefahr für Ihre Ehe werden.

Die Frage ist, an wen und an was Ihr Mann denkt, wenn er masturbiert. Denkt er an Sie und an das, was er mit Ihnen tun will? Oder an jemand anderen – eine Fantasie und ein Begehren, das nicht erfüllt werden sollte? Hat sein Masturbieren dazu geführt, dass er mehr Sex mit Ihnen will – oder verringert es seinen Sexualtrieb für die Zeit mit Ihnen? Welche Auswirkungen hat sein Masturbieren auf Ihre Beziehung? Das sind die Schlüsselfragen, mit denen Sie sich als Ehepaar befassen müssen.

Ist es falsch, Sex während der Periode der Frau zu haben? Gibt es medizinische Gründe, die dagegen sprechen? Oder bin ich nur ein übereiliger, sexsüchtiger Mann, der nicht warten kann?

Jedes Paar ist anders. Ja, ich kenne Paare, die Sex während der Periode der Frau hatten. Aber ist das etwas, was Sie *wirklich* brauchen oder wollen? Ich fordere Sie und Ihre Frau heraus, in diesen Zeiten nach anderen Möglichkeiten des Genusses der intimen Zweisamkeit in der Ehe zu suchen. Ganz offen, manche davon sind für einen Mann vergnüglicher als Geschlechtsverkehr. Wenn Sie zu den Männern gehören, die meinen, der einzige Sex, der für sie möglich ist, ist die Missionarsstellung, dann müssen Sie etwas weiterlesen, um Ihre Ausdrucksmöglichkeiten der Liebe innerhalb der Ehe zu erweitern.

5 Quickies, die ein Mann für seine Frau machen kann

1. Reinigen Sie alle Toiletten im Haus und räumen Sie das Wohnzimmer auf – ohne dass man Sie darum gebeten hat.
2. Massieren Sie die Füße Ihrer Frau mit ihrem Lieblingsparfüm.
3. Ziehen Sie Ihr Kind für den Kindergarten an.
4. Rufen Sie sie an und fragen, ob sie etwas aus dem Supermarkt braucht.
5. Hinterlassen Sie ihr morgens einen Zettel, auf dem steht, wie sehr Sie sie lieben und schätzen.

Haben Sie mit Ihrer Frau darüber gesprochen? Die meisten Frauen fühlen sich beim Sex nicht wohl, wenn sie bluten. Es ist die Zeit im Leben einer Frau, in der sie meint: »Schmuse mit mir, bring mir Schokolade, aber fass mich sexuell nicht an.«

Bei den meisten Frauen dauert die Periode fünf Tage. Bei manchen neun bis zehn Tage.

Sie als Mann werden trotzdem Lust auf Sex bekommen. Das verstehe ich. Doch statt an der Wand hochzugehen und Ihre Frau zu etwas zu zwingen, bei dem sie sich nicht wohlfühlt, sollten Sie sie genug lieben und achten, um neue Möglichkeiten des Ausdrucks der Liebe zu finden. Ich werde diese nicht vorschreiben.

Man kann darauf Gift nehmen. Mein Mann wacht immer morgens »in Stimmung« auf, wenn ich mich gerade für die Arbeit fertig mache. Doch wenn ich auf ihn eingehe, komme ich mehrmals in der Woche zu spät zur Arbeit! Haben Sie Vorschläge?

Schätzen Sie sich glücklich, dass Sie einen Mann haben, der Sie so begehrt, dass er nicht genug von Ihnen bekommen kann! Ermutigen Sie ihn, mit Finger und Zunge ein Liebhaber zu sein. So werden Sie nicht verschmiert und brauchen nicht noch eine Dusche, und Sie können einen Quickie bekommen, der im Moment für Sie beide befriedigend ist, der Sie während des Tages aneinander denken lässt und Vorfreude auf ein längeres Liebesspiel an einem Abend weckt.

Quickies sind vor allem zur Befriedigung eines Mannes da, der so scharf wie ein brünftiger Hirsch ist; dabei ist von Ihnen keine große Anstrengung erforderlich – es ist die vernünftige Methode, mit der Sie ohne viel Aufhebens Ihren Mann lieben und seine Bedürfnisse erfüllen können. Nehmen wir an, Sie steigen nackt aus der Dusche und gehen auf Ihren Kleiderschrank zu. Plötzlich merken Sie, dass der Kleine Freund hoch steht und röhrt wie ein brünftiger Hirsch. Doch Sie müssen sich zur Arbeit fertig machen, die Kinder aufwecken und zur Schule schicken. Was tun Sie jetzt mit diesem erwartungsvollen Mann? Geben Sie ihm einen Quickie. Was sagt der Quickie? »Schatz, ich verstehe deine Bedürfnisse. Wir können jetzt das volle Programm nicht durchziehen, aber ich will dir etwas kleines Besonderes schenken, damit du den Tag überstehst.«

Wenn Sie das tun, haben Sie bei diesem Mann gewonnen. Er wird Ihr Held, Ihr Beschützer, Ihr Gehilfe sein. Ist das nicht eine kleine Anstrengung Ihrerseits wert?

Ich habe vor ein paar Wochen per Kaiserschnitt entbunden und habe noch zu viele Schmerzen zum Geschlechtsverkehr. Aber mein Mann kann es gar nicht mehr erwarten. Ich hatte eine schwierige Schwangerschaft, deshalb konnten wir im letzten Schwangerschaftsmonat auch keinen Sex haben. Haben Sie eine Ahnung, wie ich den Mann, den ich liebe, glücklich machen kann, da er so lange geduldig gewartet hat?

In Zeiten wie diesen müssen Sie etwas kreativ sein. Sie beide waren klug genug, die Sicherheit des kleinen ungeborenen Kindes an die erste Stelle zu setzen. Hut ab vor Ihrem Mann, dass er so geduldig ist. Eine Schwangerschaft, eine Geburt und Ihre Periode sind Zeiten, in denen Sie etwas kreativ werden müssen, um den Kleinen Freund bei Laune zu halten und auch selbst Befriedigung zu bekommen.

Es gibt Zeiten, in denen Sie Ihrem Mann Ihre Liebe manuell zeigen müssen. Lernen Sie, ihm einen Handjob zu machen – das ist in der Ehe wirklich erlaubt – wenn er einen Quickie braucht, um seine sexuelle Spannung freizusetzen. Das ist nur etwas Kleines, das Ihren Mann bei Laune und befriedigt in dem kleinen Nest hält, das Sie beide zusammen aufgebaut haben. Das ist für Zeiten gedacht, in denen Sie zu müde für Sex sind oder Schmerzen haben (wie jetzt).

In der Ehe geht es darum, zu wissen, was der geliebte Mensch braucht, und dieses Bedürfnis kreativ und liebevoll zu befriedigen. Das wissen Sie bereits. Deshalb haben Sie auch einen großartigen Start hingelegt.

Auf den Punkt gebracht

Seien wir ehrlich. Es gibt Zeiten in einer Ehe, in denen ein Partner mehr sexuelle Befriedigung braucht als der andere, wenn ein Partner erschöpft ist oder körperlich und emotional nicht zu einem kompletten sexuellen Intermezzo in der Lage ist. Ein Mann und eine Frau, die sich im Laufe der Zeit gut kennen gelernt haben und aufeinander abgestimmt sind, erkennen die Zeichen dafür und entfachen kreativ die Flamme. Fürchten Sie sich nicht davor, etwas Neues auszuprobieren. Gehen Sie, um des Menschen willen, den Sie lieben, ein Risiko ein.

Der Name des Spiels für Quickes? Seien Sie kreativ. Wenn Sie als Frau auf Sauberkeit bedacht sind und demnächst zur Arbeit aufbrechen müssen, dann benutzen Sie doch ein Kondom für den Handjob, um Ihren Mann glücklich zu machen. Er wird Ihnen ewig dankbar sein … und ich wette, dass er an diesem Abend sogar das Abendessen für Sie vorbereitet.

Wenn Sie als Mann wissen, dass Ihre Frau mehr auf Sex aus ist als Sie, dann sparen Sie etwas Energie für ein sexuelles Intermezzo auf. Verschaffen Sie Ihrer Frau Genuss und bringen Sie sie mit Ihren Liebesfingern zu einem Orgasmus (wenn sie das will). Stehen Sie neben ihr – über ihr – lassen Sie Ihrer Vorstellungskraft freien Lauf. Wenn es für Sie beide angenehm ist, dann los.

10

Was steht auf Ihrer Speisekarte?

Anregende Appetithappen und köstliche Desserts, die Ihren ehelichen Gaumen erfreuen.

Wir müssen uns klarmachen, dass das Sprichwort zutrifft: Jedem Tierchen sein Pläsierchen. Als Psychologe habe ich in den vergangenen 40 Jahren viele Menschen in ihrem Sexleben begleitet. Ich habe erlebt, dass sich der sexuelle Appetit vieler Paare im Laufe der Ehejahre ändert. Viele Paare, die davon überzeugt waren, nie Oralsex zu praktizieren, haben eine Vertrautheit erreicht, in der Oralsex ein befriedigender Teil ihrer Beziehung ist. Das soll jetzt kein Wortspiel sein, aber ich glaube, es ist Geschmacksache und gewöhnungsbedürftig.

Darüber hinaus geht es um richtig und verkehrt.

Da mir oft Fragen über Oralsex und Analsex gestellt werden, bespreche ich sie im selben Kapitel. Doch sie haben nichts miteinander zu tun. Für manche unter Ihnen ist allein schon der Gedanke an Oralsex und Analsex abstoßend. Wenn dem so ist, dann überspringen Sie einfach dieses Kapitel. Wenn Sie jedoch wie die meisten Menschen einen Hang zum Voyeurismus haben, dann lesen Sie weiter.

Die heutige Gesellschaft sagt, dass erlaubt ist, was gefällt. Doch das stimmt nicht. An einem bestimmten Punkt ziehe ich eine Grenze und sage, dass gewisse Dinge nicht in Ordnung sind. Analsex gehört dazu. Er ist nicht natürlich und nicht gesund. Er gehört nicht zu der liebevoll gehüteten Beziehung zwischen Mann und Frau.

Ich wurde mehrmals heftig angegriffen, weil ich diesen Standpunkt vertreten habe, doch ich habe meine Meinung nicht geändert. Im Allgemeinen ist es der Mann der diese Forderung stellt, und die Frau wird im wahrsten Sinne des Wortes beschimpft und fügt sich dann, um die Wogen zu glätten. Aber es gefällt ihr nicht.

Ich würde jeder Frau vorschlagen, ebenfalls eine Grenze zu ziehen und sich zu behaupten. Besonders, weil sie dabei am meisten zu verlieren hat. Warum? Zunächst ist der Penis dazu geschaffen, in eine Scheide und nicht in einen After einzudringen. Es besteht die Wahrscheinlichkeit, dass das empfindliche Gewebe im Enddarm der Frau verletzt wird, und es besteht auch die Möglichkeit einer bakteriellen Infektion.

Und vor allen Dingen geht es um die Frage der Achtung. Wenn Sie sich dabei nicht wohlfühlen, warum zwingt Sie dann Ihr Mann, der Sie lieben und auf Ihr Wohlergehen bedacht sein soll, zu dieser Art Sex?

Grundsätzlich gilt Folgendes: Die Liebe sucht nicht das Ihre – sonst ist es keine Liebe.

Frage: Ich bin 51 Jahre alt, Kindergottesdienstleiterin und seit über 27 Jahren treu verheiratet. Unser Sexleben war im besten Falle durchwachsen. Doch ich habe Ihr herrliches Buch »Licht an, Socken aus« gemeinsam mit meinem Mann gelesen und er kapiert es endlich. Er hat meinen »Punkt« nach jahrelangem Suchen gefunden, und deshalb ein großes Dankeschön an Sie. Es ist mir peinlich, das zu schreiben, aber ich kann den nächsten Sex kaum erwarten. Und dabei werde ich schon bald Großmutter!

Hier nun meine Frage. Ich würde bei meinem Mann gerne Oralsex durchführen, aber ich habe keine Ahnung, wie man das richtig macht. Ehrlich, ich kann kaum glauben, dass ich diese Frage stelle, doch ich vertraue Ihrem Urteilsvermögen. Sie haben unserer Ehe und unserem Sexleben wirklich bisher so sehr geholfen. Sie sind der einzige Mensch, dem ich eine solch heikle Frage stellen kann. Ich wäre sehr dankbar, wenn Sie mir in irgendeiner Weise eine Antwort geben könnten.

Zunächst gibt es bei der körperlichen Liebe zwischen Ihnen und Ihrem Mann kein »richtiges« Vorgehen, solange nichts erzwungen wird. Ich schlage vor, Sie beginnen mit einigen lieben Worten und Küssen und Umarmungen, von Angesicht zu Angesicht, in der Position, in der Sie und Ihr Mann sich wohlfühlen. Wenn Sie dann motiviert sind, bewegen Sie sich nach unten, küssen Sie seinen Nacken oder seine Brust, massieren Sie seine Arme und seinen Rücken und liebkosen sein Gesicht. Bewegen Sie sich so langsam wie möglich nach unten, zu seinem Genitalbereich. Nehmen Sie sich die Zeit, auf dem Weg südwärts kleine Pausen einzulegen. Erkunden Sie seinen stattlichen Körper. (Wir sprechen wahrscheinlich hier nicht von Brad Pitt und Co., aber wen kümmert es? Er gehört Ihnen!)

Denken Sie daran: Das ist nur eine Möglichkeit von vielen. Es gibt alle möglichen Abwandlungen dieses sexuellen Rezepts – für Männer und für Frauen. Sie können bei seinen Füßen beginnen oder bei seinem Kopf. Sie können sich ihm von vorne, von hinten oder von der Seite nähern.

Wenn der richtige Zeitpunkt gekommen ist, liebkosen sie sanft seinen Kleinen Freund und stellen Sie sicher, dass Sie es sind, die die Bewegungen ausführt. Dies ist nicht der Moment, in dem Ihr Mann stoßen soll, denn sonst könnte er Ihnen die Zähne ausschlagen. Benutzen Sie Ihre zarten Finger, Ihre Lippen und Ihre Zunge, nicht Ihre Zähne.

Wenn Sie Ihren Mann zum Höhepunkt bringen wollen, dann brauchen Sie nur mit einer Hand seine Hodengegend streicheln, während Sie den Penis in der anderen Hand halten und sie sanft am Penisschaft auf und ab bewegen. Ich wette, dass es nicht lange dauert, bis er lächelt wie die streunende Katze, die gerade den Kanarienvogel verspeist hat.

Das ist natürlich nur *ein* Vorschlag für den Beginn. Schließlich ist es Ihr Mann, den Gott Ihnen als Lebenspartner gegeben hat. Sie haben gemeinsam Kinder erzogen, sie werden sogar bald Großeltern. Sie kennen diesen Mann. Also drücken Sie Ihre Liebe so aus, wie Sie es gerne tun möchten. Wenn es ihm nicht gefällt, wird er es Ihnen sagen. Doch ich glaube, Sie werden nur entzücktes Stöhnen und Ächzen hören.

Bon appétit!

Meine Frau und ich haben dieses Jahr den dreißigsten Hochzeitstag gefeiert. OS war nie Teil unserer Beziehung, aber ich hätte es wirklich gerne, wenn sie es bei mir ausprobieren würde. Als ich den Vorschlag machte, schaute sie mich nur schockiert an und meinte, das sei nicht natürlich und dass wir es so machen sollen wie immer. Habe ich um etwas Unrechtes gebeten? Ist OS in Ordnung oder nicht? Und wenn ja, wie kann ich meine Frau dazu bringen, es auszuprobieren?

Mir fiel auf, dass Sie Oralsex »OS« nennen. Sie haben das Wort nicht ausgeschrieben und das führt mich zu der Annahme, dass Sie in einer eher konservativen Familie aufgewachsen sind.

Ist Oralsex in Ordnung?

In Ordnung? Das kann doch wohl nicht Ihr Ernst sein? Oralsex ist *großartig*! Er kann eines der coolsten Dinge in einer Ehe sein.

Doch jetzt die schlechte Nachricht. Er ist nicht großartig, wenn Ihre Frau nicht damit einverstanden ist. Sehen Sie, Oralsex ist Geschmacksache und gewöhnungsbedürftig und manche Menschen fühlen sich einfach nicht wohl dabei (vielleicht nicht jetzt, vielleicht nie).

Doch ich habe in all den Jahren mit Tausenden Paaren zusammengearbeitet, die sich am Tag ihrer Hochzeit nicht vorstellen konnten, dass sie 10, 20 oder 30 Jahre später einmal Oralsex praktizieren würden.

Es ist gut, dass Sie daran denken, die Liebe zwischen Ihnen und Ihrer Frau frisch zu erhalten. Doch wenn Ihre Frau sich beim Oralsex nicht wohlfühlt, müssen Sie ihre Haltung respektieren. Die Liebe sucht nicht das Ihre. Es bringt Sie nicht weiter, wenn Sie sich wie ein Vierjähriger aufführen, der einen Wutanfall bekommt (das glaube ich aber nicht, denn Sie scheinen ein netter Kerl zu sein). Ich mache Ihnen folgenden Vorschlag. Nehmen Sie Ihre Braut bei der Hand und sagen Sie ihr: »Schatz, ich liebe dich so sehr. Ich kann es kaum glauben, dass wir schon seit 30 Jahren verheiratet sind. Ich will, dass unsere Liebe immer frisch und neu bleibt. Wärst du bereit, mit mir zu experimentieren und etwas Neues auszuprobieren? Würdest du es aus Liebe zu mir tun? Wenn du dich dabei nicht wohl fühlst, können wir jederzeit aufhören.«

Ein Weiser sagte einmal: »Sauberkeit kommt gleich nach Gottesfurcht«, und das ist bei Oralsex eine Überlegung wert. Viele Frauen (und Männer) möchten gerne mit etwas Neuem experimentieren, wenn sie wissen, dass beide sauber sind – sauber mit Seife und Wasser. Ihre Braut denkt vielleicht: *Huch, pinkeln wir nicht damit?* Weshalb entfernen sie nicht dieses Hindernis bei Ihrem Experiment?

Die Vorbereitung für den Sex – die Vorfreude, das Drumherum, das Sorgen für die richtige Umgebung – ist für eine Frau äußerst wichtig. Warum duschen Sie nicht gemeinsam? Das könnte Oralsex für Sie beide schmackhafter machen … und zu einem interessanten Vorspiel führen, damit Ihre Motoren auf Touren kommen. Auf diese Weise kann die Frau sicher sein, dass der Kleine Freund und das kleine Fräulein Reizvoll so sauber sind wie sie es sich wünscht.

Die Liebe sucht nicht das Ihre.

Wer weiß? Nach 30 Jahren Ehe bekommt Ihre Frau vielleicht die Überraschung ihres Lebens und findet möglicherweise sogar Gefallen daran. Und Sie bekommen vielleicht die Überraschung ihres Lebens, wenn Ihre Frau eines Tages den Anfang damit macht!

Ist Oralsex etwas für Sie?

Versuchen Sie, es mit diesem Quiz herauszufinden.
Antworten Sie mit »Stimmt« oder »Stimmt nicht«.

- Ich möchte es gerne probieren.
- Mein Ehepartner möchte es gerne probieren.
- Ich bin bereit, es mir durch den Kopf gehen zu lassen.

- Mein Ehepartner ist bereit, es sich durch den Kopf gehen zu lassen.
- Ich will mich nicht verpflichten, für immer Oralsex zu praktizieren, aber sicher, ich probiere es mal aus.
- Mein Ehepartner will sich nicht verpflichten, für immer Oralsex zu praktizieren, aber sicher, er/sie probiert es mal aus.
- Auf keinen Fall probiere ich Oralsex aus.
- Auf keinen Fall probiert mein Ehepartner Oralsex aus.

Ist Oralsex etwas für Sie? Falls nicht einer von Ihnen bei den letzten beiden Aussagen mit »Stimmt« geantwortet hat, könnten Sie es ausprobieren. Vergessen Sie aber nicht das Wichtigste: Sie beide müssen mit dem, was im Schlafzimmer vor sich geht, einverstanden sein.

Wir sind seit 20 Jahren verheiratet und mein Mann möchte, dass ich mit ihm Analsex habe. Er hat es nie zuvor erwähnt, doch jetzt nervt er mich ständig damit. Mir ist bei dem Gedanken wirklich, wirklich nicht wohl. Das scheint mir ein bisschen … nun, schräg, ja pervers zu sein. Doch was soll ich tun? Er ist mein Mann. Muss ich ihm nicht zu Gefallen sein?

Es kommt mir verdächtig vor, dass Ihr Mann nach all diesen Ehejahren dieses Thema zur Sprache bringt. Hat er Pornofilme angeschaut? Woher hat er plötzlich die Idee, dass er Analsex will.

Ich gehöre zu denen, die davon überzeugt sind, dass man eine Grenze zwischen gutem, gesunden Sex und abartigem Sex ziehen muss, und Analsex gehört zu abartigem Sex – wie auch Peitschen, schwarzes Leder, Ketten, Seile und andere Arten abweichenden Sexualverhaltens.

Analsex ist nicht nur unnatürlich, er kann für die Frau körperliche Schäden hervorrufen. Hier ein kurzer Lehrgang über Physiologie. Warum, glauben Sie, sitzt die Klitoris in der Scheidengegend und nicht im Rektum? Das Rektum wurde nicht für den Empfang des Penis vorgesehen. Das Rektum und der Penis zusammen ergeben einen bitteren Ton im Orchester. Aber der kleine Bereich nördlich des Rektums wurde in großartiger Weise so gestaltet, dass die Scheide und der Penis beim Zusammenkommen eine wunderbare Melodie hervorbringen.

Unverblümt ausgedrückt: Analsex ist nicht nur verkehrt, er ist auch nicht gut für Sie – weder körperlich, noch emotional. Wenn Ihr Mann Sie um Analsex bittet, sagen Sie ihm klar und deutlich: »Nein, bei Analsex mache ich nicht mit.« Da er anscheinend hier hartnäckig ist, wird er sich mit dieser Antwort nicht zufriedengeben. Erklären Sie ihm deshalb die Gründe.

Analsex ist nicht nur verkehrt, er ist auch nicht gut für Sie – weder körperlich, noch emotional.

Wenn er es immer noch nicht kapiert, fragen Sie ihn, was seiner Meinung nach Sex ist. Wenn Sie entdecken, dass er alle möglichen perversen Vorstellungen von Sex hat, hat er höchstwahrscheinlich in der Vergangenheit Pornofilme oder Pornozeitschriften angeschaut oder er stammt aus einem Elternhaus, in dem er Pornografie, abartigen Sex oder perverse Einstellungen erlebt hat. Interessant ist, dass viele Männer, die Analsex von ihrer Frau verlangen, als Kind lernten, dass Sex etwas Böses, Schmutziges ist. Deshalb war es ein großes Vergnügen, sich im Geheimen fortzuschleichen und mit einem Freund eine Pornozeitschrift anzuschauen.

Vielleicht empfindet Ihr Mann nur Genuss in Situationen, in denen Sex etwas Schmutziges, Böses an sich hat. Ist das nicht schade? Wenn das der Fall ist, braucht Ihr Mann mehr Hilfe als Sie ihm geben können.

Sie müssen Nein sagen – um Ihretwillen und um Ihres Mannes willen. Geben Sie hier nie klein bei.

Mein Mann will, dass ich nach dem Oralsex das Sperma schlucke. Allein bei dem Gedanken, all das Ejakulat zu schlucken, bekomme ich Würgreiz. Doch er sagt, ich muss es tun, wenn ich ihn liebe … auch wenn ich es nicht mag. Ist es nicht wichtig, wie ich mich dabei fühle?

Moment mal! Ihr Mann braucht eine Lektion in Sachen Liebe. Echte Liebe sucht nicht das Ihre. Sie denkt *zuerst* an den anderen. Jede Frau ist anders. Manche Frauen sind von Oralsex einfach begeistert. Andere können ihn nicht ausstehen. Zu welcher Gruppe gehören Sie? Nehmen Sie nur an Oralsex teil, weil er Sie dazu zwingt? Oder gefällt er Ihnen?

Auch wenn Sie gerne bei Oralsex mitmachen, gilt, dass keine Frau zu etwas gezwungen werden will. Ehrlich gesagt, ist das Missbrauch und muss eingestellt werden. Der Gedanke, dass Ihr Mann Sie so erniedrigt, dass er Sie zwingt, sein Ejakulat zu schlucken, hat wirklich nichts mit Liebe zu tun. Hier dürfen Sie nicht nachgeben. Sagen Sie Nein. Erklären Sie ihm genau, wie Sie sich dabei fühlen. Erklären Sie ihm, dass Sie überhaupt keine Lust mehr auf Sex mit ihm haben, wenn das das Endergebnis ist.

Ihr Mann muss in seine Schranken verwiesen werden. Er besitzt Sie nicht als Liebessklavin, die seinen Befehlen zu gehorchen hat. Sie sind seine Ehefrau, und die Entscheidungen, was Sie in Ihrer sexuellen Beziehung tun oder nicht tun, müssen von Ihnen beiden vereinbart werden.

Ich habe vor Kurzem entdeckt, dass meine Frau Oralsex sehr gerne hat und mir macht es Spaß, ihr das zu geben. Das Problem ist, wenn ich sie um Oralsex bitte, ist sie zu beschäftigt oder ist nicht in der richtigen Stimmung. Wenn ich ihr Oralsex gebe, sollte sie dann mir nicht auch Oralsex geben müssen?

Einfach ausgedrückt: Ihre Frau ist egoistisch, aber Sie auch. In der Ehe geht es nicht so: »Hör mal, ich tue das für dich, deshalb musst du jenes für mich tun.« Das ist ein Wettkampf: Wie du mir, so ich dir. Es ist ein eheliches Ballspiel, wo Sie beide spielen und ständig den Spielstand notieren. Wenn Sie so über die Ehe denken, dann wünsche ich Ihnen viel Glück. Sie werden letztendlich verlieren.

Obwohl es einer Frau leichter fällt, Oralsex zu bekommen als ihn zu geben, kann Ihre Frau lernen, Ihnen Oralsex zu geben. Dazu müssen Sie beide erwachsen werden und lernen, Ihre Wettbewerbsvorteile in anderen Lebensbereichen als Ihrer sexuellen Beziehung zu erringen. Bedeutet das, dass sie beide am selben Tag Oralsex bekommen? Vielleicht, vielleicht aber auch nicht. Aber Sie müssen den Wettkampf beenden, und zwar sofort. Die Ehe ist kein Wettkampfsport.

Mein Mann und ich sind seit neun Jahren verheiratet und haben vor Kurzem beschlossen, etwas mehr zu experimentieren. Wir würden gerne Oralsex ausprobieren. Wie fangen wir an und was tun wir?

Erinnern Sie sich, als Sie keine grünen Bohnen mochten und Ihre Mutter darauf bestand: »Probier doch mal eine«? Das ist auch in diesem Lebensbereich ein guter Rat. Selten habe ich von einem Paar gehört: »Als wir das erste Mal Oralsex hatten, fanden wir es herrlich.« Aber warum nicht etwas Neues probieren und dann weitersehen?

Sie können damit beginnen, die allgemeinen Bereiche, die für Sie besonders sind, zu streicheln und zu küssen. Viele Paare, insbesondere Frauen, die körperbewusster sind, müssen sich erst langsam daran gewöhnen. Ein Mann kann über den Bauch und die Oberschenkel bis zur Klitoris streichen, um der Frau Genuss zu verschaffen. Ein langsames und sanftes Berühren, Reiben, Lecken oder Saugen an der Klitoris kann die Frau zu neuen Ekstasen sexuellen Genusses bringen. (Achten Sie auf das Wort: *sanft.*) Eine Frau kann den Penis des Mannes mit dem Mund umfassen, anblasen, mit den Händen eincremen oder ein Kondom darüberziehen. Das sind nur einige Ideen für den Anfang. Ich weiß, dass Sie kreativ werden können.

Wichtig ist, dass Sie sich Zeit nehmen. Nur keine Eile. Es erfordert Übung, viel Vertrauen und etwas Einfallsreichtum, wenn man ein großartiger Liebhaber sein will. Und stellen Sie sich vor – Sie haben den Rest Ihres Ehelebens für Ihre Experimente zur Verfügung. Also viel Zeit für Spaß!

Auf den Punkt gebracht

Ich möchte hier den guten alten Apostel Paulus zitieren, weil er es am besten ausgedrückt hat:

> Die Liebe ist geduldig und freundlich. Sie ist nicht neidisch oder überheblich, stolz oder anstößig. Die Liebe ist nicht selbstsüchtig. Sie lässt sich nicht reizen, und wenn man ihr Böses tut, trägt sie es nicht nach. Sie freut sich niemals über Ungerechtigkeit, sondern sie freut sich immer an der Wahrheit. Die Liebe erträgt alles, verliert nie den Glauben, bewahrt stets die Hoffnung und bleibt bestehen, was auch geschieht. Die Liebe wird niemals aufhören.
>
> *1. Korinther 13,4-8*

Was bedeuten diese uralten Worte? Worte, die sich für zahllose Generationen von Ehepaaren bewährt haben?

Die Liebe sucht nicht das Ihre. Suchen Sie das Ihre?

11

Und dann bekamen wir Kinder

Wie der Kleine Freund glücklich bleibt, die Rasselbande in Schach gehalten wird und die allseits geforderte Frau und Mutter trotzdem zu ihrer Nachtruhe kommt.

Keine Frage: Kinder verändern die Dynamik einer Familie. Deshalb rate ich Paaren immer, keine Kinder zu bekommen, solange einer von ihnen nicht dazu bereit ist. Sie beide müssen einig sein, um als Eltern Ihren Mann zu stehen.

Mit Kindern gibt es weniger Zeit für das Leben als Paar, mehr Arbeit, mehr Stress. Dazu kommen die körperlichen Veränderungen bei einer Frau aufgrund von Schwangerschaft, Stillen und Erschöpfung. (Wissen Sie, wie sehr Erschöpfung dem Interesse einer jungen Mutter an Sex entgegenwirkt?) Deshalb muss sich ein junger Vater bewusst machen, welchen Tribut all dieses Chaos und die Erschöpfung von seiner Frau fordern und ihr zusätzliche Hilfe bieten. Eine junge Mutter ihrerseits muss für ihren Mann etwas Energie aufsparen. Sie beide müssen kreativ sein, um Zeit füreinander zu finden, damit Ihre Beziehung an erster Stelle bleibt – trotz der Bedürfnisse Ihrer Rasselbande.

Vergessen Sie nicht: Wer bleibt zurück, wenn die Erziehungszeiten vorbei sind und die Kinder ausgezogen sind? Sie beide, die einander in die Augen schauen.

***Frage:** Mein Mann und ich sind in der Frage des Kinderkriegens nicht einig. Mein Mann ist bereit und sagt, er möchte vier (er wuchs in einer Familie mit fünf Kindern auf; er sagt, das* *ist zu viel, aber eines weniger ist in Ordnung). Ich möchte noch ein paar Jahre warten und nur zwei Kinder haben (ich wuchs als Einzelkind auf und wünschte mir immer eine Schwester oder einen Bruder). Wie können wir eine Einigung erzielen?*

Das ist eine weitreichende Frage, die viele Diskussionen erforderlich macht, bevor Sie handeln können. Wie Sie wissen, bestehen riesige Unterschiede in Ihren jeweiligen Vorstellungen. Elternwerden ist ein solch großer Schritt, dass Sie sich einig werden müssen, bevor Sie etwas in dieser Richtung unternehmen. Sie als Mutter werden mehr betroffen sein als Ihr Mann, wenn die Kinder sehr klein sind. Er hat keine Brust, deshalb kann er beim Stillen nicht helfen. Sie werden lange Stunden am Tag und in der Nacht gefordert sein, einfach weil Sie die Ausstattung haben. Doch das bedeutet nicht, dass er nicht mithelfen soll, wo er kann.

Hat der Vater Ihres Mannes zu Hause mitgeholfen? Oder hat seine Mutter die meiste Hausarbeit erledigt? Die Antwort deutet darauf hin, womit Sie rechnen müssen, wenn Sie Kinder haben. Alte Gewohnheiten (besonders solche, die man als Kind angenommen hat), sind zählebig.

Ich sage es ganz offen. Kinder – besonders kleine – brauchen die Energie der stärksten Frau der Welt auf. Wenn Sie Kinder haben, ist Erschöpfung der größte Feind Ihres Sexlebens mit Ihrem Mann. Ist Ihrem Mann bewusst, dass Sie manchmal einfach zu müde für *jedes* sexuelle Intermezzo sein werden?

Für eine junge Mutter vermischen sich Tage und Nächte. Sie nehmen kein Ende ... jahrelang. Kinder haben kein soziales Bewusstsein. Sie kümmern sich nicht um Sie – nur um sich selbst. Sie kommen lust- und genussorientiert auf die Welt. Sie wollen gefüttert und im Arm gehalten werden und eine frische Windel bekommen – sofort. Wenn es auch noch ein Schreikind ist, dann gibt das der Mutter den Rest.

Kinder – besonders kleine – brauchen die Energie der stärksten Frau der Welt auf.

Verstehen Sie mich nicht falsch: Kinder sind wunderbar. Ich habe fünf davon und bin stolz auf sie und würde keines hergeben wollen. Aber sie bringen auch viel Arbeit mit sich.

Sie beide, Ihr Mann und Sie, müssen bereit sein, diese Art Verpflichtung auf sich zu nehmen.

Meine Frau hat vor einem Monat entbunden und ist überhaupt nicht an Sex interessiert. Sollte ich mir Sorgen machen?

Lassen Sie es mich vorweg sagen: Aus vielen Gründen empfehlen Ärzte, mindestens sechs bis acht Wochen mit Sex zu warten. Ihre Frau hat ein unglaubliches Ereignis durchlebt – eines der traumatischsten und freudigsten Ereignisse ihres Lebens. Nachdem sie in den vergangenen neun Monaten müde war (und wahrscheinlich mit morgendlicher Übelkeit zu kämpfen hatte), hat sie ein Kind geboren und das kleine Wesen, das in ihrem Bauch herumgestrampelt hatte, wurde ihr in die Arme gelegt.

Willkommen in der Welt der Mutterschaft! Ein Kind austragen und all die Stunden im Bauch herumtragen ist total anstrengend. (Ich hörte, es sei so anstrengend, wie ein Marathonlauf rund um die Uhr 9 Monate lang, und jede Frau, die ich kenne, stimmt dem zu.) Doch wissen Sie was? Die nächsten 18 Jahre werden strapaziös sein. Kinder sind lust- und genussorientiert und laugen Ihre Frau hinsichtlich Zeit und Energie völlig aus. So sind Kinder eben.

Ich nehme an, wenn Sie sich noch etwa einen Monat gedulden (es dauert sechs bis acht Wochen, bis sich eine Frau von den Auswirkungen einer natürlichen Geburt erholt hat, bei einem Kaiserschnitt kann die Genesung etwas länger dauern), werden Sie feststellen, dass etwas in Bewegung kommt. Doch die Zeitspanne nach einer Geburt ist von Paar zu Paar sehr unterschiedlich. Manche Paare sind sieben Wochen nach einer Geburt wieder im Gange, andere haben sieben Monate nach der Geburt eines Kindes keinen Sex. Wichtig ist, dass Sie das beide miteinander besprechen, denn viele Faktoren spielen eine Rolle: die Art Erfahrung, die Ihre Frau bei der Geburt gemacht hat, die Gesundheit des Babys, wie das Baby trinkt, wie ausgeschlossen Sie sich fühlen usw.

Doch ich möchte Ihnen einen Tipp als Ehemann geben. Dies ist eine sehr wichtige Zeit in Ihrer Ehe. Wenn Ihre Frau an Wochenbettdepressionen leidet (wie viele Frauen nach dem unglaublichen Abfall des Hormonspiegels), kann das für Ihre Beziehung belastend sein. Die Schwangerschaft war für Sie beide eine Zeit, in der Sie sich nähergekommen sind; jetzt ist Ihre Frau völlig überfordert. Sie hatte vielleicht einen Dammschnitt oder einen Kaiserschnitt. In jedem Fall erholt sie sich von einer Operation, und Sie denken an Sex? Verstehen Sie, was ich hier meine?

Sie müssen verstehen, dass Ihre Frau aufgrund dieser familiären Veränderung von Müdigkeit geplagt sein wird – nicht nur hin und wieder, sondern die meiste Zeit. Wenn das Baby zum Kleinkind heranwächst, braucht es ständige Überwachung und wird Ihrer Frau die Energie rauben, die sie sonst für Sie reserviert hat.

Jetzt haben Sie mehr als jemals zuvor die Möglichkeit, ihr edler Ritter zu sein. Stellen Sie sicher, dass ihre Frau viel Ruhe bekommt. Sagen Sie ihr: »Schatz, ich nehme das Baby. Leg dich hin und mach einen Mittagsschlaf.« Geben Sie ihr die Zeit, in aller Ruhe zu duschen, ohne dass sie sich Sorgen machen muss, dass eines der Kinder die Treppe hinunterfällt. Vereinbaren Sie für Ihre Frau einen Termin beim Frisör oder der Kosmetikerin und bleiben Sie bei den Kindern zu Hause.

Das ist auch von Nutzen für Ihren Kleinen Freund. Er wird glücklicher sein, wenn Sie Ihrer Frau gegenüber freundlich und mitfühlend sind. Tun Sie etwas für Ihre Frau, anstatt sie mit Sex zu bedrängen. Geben Sie ihr die Möglichkeit, sich auszuruhen, Zeit für sich selbst zu haben. Von diesem Tag an wird das Leben nicht mehr so sein wie vorher. Alles wird anders sein. Ihre Familie hat mehr Mitglieder.

Ihr Ziel sollte sein, dass Ihre Frau jeden Tag denkt: Habe ich ein Glück, dass ich mit diesem Mann verheiratet bin. Was für ein toller Typ.

Ich bin nicht sicher, was ich tun soll. Ich bin erschöpft, da ich fast jede Nacht mit unserer schreienden Tochter auf bin, seit sie vor fünf Monaten geboren wurde. Ich denke nur noch an Schlaf – in wenigen Minuten kann ich einschlafen. Mein Mann wird launisch und wehleidig. Er sagt, dass er nie etwas (er meint Sex) bekommt, und er bekommt auch keine Aufmerksamkeit. Sieht er denn nicht, wie erschöpft und müde ich bin? Muss ich immer diejenige von uns beiden sein, die in dieser Beziehung alles gibt?

Lassen Sie mich mit einer Geschichte beginnen. Stellen Sie sich eine Lachsfrau vor, die flussaufwärts auf der Seite liegt und verzweifelt nach Atem ringt. Sechs Fremde drängen sich um die erschöpfte Lachsfrau und ermutigen sie: »Noch ein Presser, los. Gleich ist es geschafft!« Vor fünf Monaten ähnelten Sie dieser Lachsfrau, als Sie das kostbare kleine Bündel zur Welt brachten, das jetzt so viel Ihrer Zeit beansprucht.

Ehrlich, Sie können kein zweites Kind (Ihren Mann) gebrauchen. Er muss Verantwortung übernehmen und ein Mann sein, kein Baby. Das bedeutet, dass er Ihnen ein Gehilfe sein muss – mit dem Baby helfen, Hausarbeit übernehmen, Essen kochen, Ihren Bedürfnissen gegenüber aufmerksam sein und sich bewusst machen, wie erschöpft Sie sind.

Doch auch Sie sind in dieser besonderen Situation gefordert. Sie müssen ein kluges Köpfchen sein und erkennen, dass auch Ihr Mann Ihre Aufmerksamkeit dringend braucht. Er kann nicht auf ewig vertröstet werden.

Damit Sie für ihn Energie haben und ihm zeigen, dass er wirklich wichtig für Sie ist, sollten Sie jemanden finden, der Sie unterstützt. Wenn die Oma in der Nähe wohnt, wäre es großartig, doch gute Freundinnen und vertrauenswürdige Babysitter können auch helfen. Wenn Ihr Baby Mittagsschlaf hält, legen Sie sich auch hin. Glauben Sie mir, die Hausarbeit und das Geschirr und die Anrufe werden auf Sie warten. Ihre Beziehung zu Ihrem Mann muss Vorrang haben.

Ich weiß, dass Sex wichtig ist, aber es gibt so viel anderes zu erledigen. Bis alles getan ist, bin ich so müde, dass ich nur noch schlafen will. Und ich bin nicht die Einzige. Mein Herr Gemahl gibt zu, dass es ihm genauso geht. Seine Arbeit ist zurzeit wirklich belastend. Ist es in Ordnung, wenn wir den Sex für eine Zeit auf Eis legen? Zumindest bis die Kinder herangewachsen sind?

Ich gestehe, dass es Nächte in der Ehe Leman gibt, in denen mein Kopf auf mein Kissen fällt und ich sage: »Sex«, und der Kopf meiner Frau auf ihr Kissen fällt und sie sagt: »Sex«. Und dann schlafen wir ein, da wir beide »Sex hatten«.

Seien wir realistisch. Das Leben ist hektisch. Mit seinem Terminkalender und ihrem Terminkalender und den Terminkalendern der Kinder haben Ehepaare füreinander nicht die Zeit, die sie haben sollten.

Doch wenn Ihnen an Ihrer Ehe liegt (und das ist der Fall, sonst würden Sie das hier nicht lesen), müssen Sie dafür kämpfen. Das heißt, Sie müssen sich die Zeit schaffen und nehmen. Bestellen Sie einen Babysitter und gehen Sie einmal pro Woche aus. Geben Sie sogar hin und wieder ein paar Scheinchen für ein Hotel aus.

Es gibt Nächte in der Ehe Leman, in denen mein Kopf auf mein Kissen fällt und ich sage: »Sex«, und der Kopf meiner Frau auf ihr Kissen fällt und sie sagt: »Sex«. Und dann schlafen wir ein, da wir beide »Sex hatten«.

»Du meine Güte, Herr Doktor Leman, was für eine ausgefallene Empfehlung ist das«, werfen manche ein. Ich weiß, was ich dann antworte: »Sie haben einen Fernseher mit Plasmabildschirm. Sie geben Geld für alles aus, was es unter der Sonne gibt. Warum investieren Sie dann nichts in Ihre Beziehung zu Ihrem Mann bzw. Ihrer Frau?«

Und übrigens, viele Eltern scheinen darauf aus zu sein, ihren Kindern beizubringen, dass sie der Mittelpunkt der Welt sind. Deshalb überhäufen sie die Kinder mit Aktivitäten, die die Eltern dauernd auf dem Sprung halten, damit die Kinder einmal »Erfolg«

haben. Lassen Sie mich eine Frage stellen: Wenn Ihre Kinder der Mittelpunkt der Welt sind, wo ist dann Raum für den allmächtigen Gott? Und wo ist Raum für ein gesundes Sexleben für Sie als Paar? Die Kinder werden eines Tages das Nest verlassen. Aber vorher können die Kinder Sie kaputtmachen.

Vor Jahren prägte ich den Satz: »Wir haben die Feinde gesehen, und sie sind klein.« Kinder können jedes bisschen Energie ihrer Eltern aufbrauchen. Schaffen Sie sich Zeit für Ihr Zusammensein als Paar – das soll Vorrang vor allem haben. Das wird Ihr Leben lang andauern.

> *Ich bin Hausfrau und Mutter. Ich tue alles, was im Haushalt anfällt … Dinge, die natürlich für meinen Mann unsichtbar sind. Wenn er von der Arbeit nach Hause kommt, erwartet er, dass ich ehrerbietig auf die Knie falle (etwas übertrieben ausgedrückt, aber manchmal habe ich den Eindruck), wie eine Göttin gekleidet bin (nachdem ich tagsüber Wäsche gebügelt, Toiletten geputzt und Erbrochenes aufgewischt habe) und bereit bin, mit ihm ins Bett zu hüpfen. Wie kann ich ihm klarmachen, dass ich eine Person mit Menschenwürde bin und dass ich ARBEIT verrichte – dass ich einen 24-Stunden-Tag habe? Und dass ich manchmal, wie er, zu müde bin, um Lust auf Sex zu haben?*

Sprechen wir unverblümt. Frauen, die so beziehungsorientiert sind wie Sie und den Überblick über die Gesamtsituation behalten, fällt es besonders schwer, Prioritäten zu setzen. Es gibt Dinge, die getan werden müssen und andere, die liegen bleiben können (oder nicht so gründlich getan werden müssen wie Sie es tun). Ist es schlimm, wenn sich in den Ecken der Wohnung Staubflusen ansammeln oder wenn es zum Abendessen ein Fertiggericht aus der Tiefkühltruhe gibt anstatt der selbst gemachten Gemüsesuppe, die Sie planten? Wird daran jemand sterben? (Vielleicht an dem übermäßigen Salz und dem Glutamat, aber Sie stellen ja nicht jeden Tag Fertiggerichte auf den Tisch!) Sie dürfen keine Schuldgefühle bekommen, wenn Sie nicht alles tun können, und sollten sich auf das konzentrieren, was Sie schaffen.

Nun möchte ich mit Ihrem Ehepartner ein paar Worte von Mann zu Mann wechseln. Wenn Ihre Frau unglücklich ist, ist es Ihre Schuld. Sie müssen Verantwortung übernehmen und ein echter Mann sein. Ein Chef. Versetzen Sie sich in die Lage Ihrer Frau und versuchen Sie zu verstehen, wie Sie das Leben sieht und was sie täglich leistet. Bleiben Sie einen Tag lang zu Hause und kümmern Sie sich um den Haushalt, die Kinder, das Telefon, den Einkauf und alles andere auf ihrer Aufgabenliste für den Tag – während Ihre Frau sich in einem Wellnesszentrum verwöhnen lässt und auch auf dem Handy nicht erreichbar ist. Ich wette: Wenn sie dann um 11 Uhr nachts strahlend nach Hause kommt, werden Sie völlig erschöpft in Ihrem Fernsehsessel liegen, im Wohnzimmer wird ein Chaos herrschen und das ungespülte Geschirr wird überall in der Küche verteilt sein.

Welche Hilfe braucht Ihre Frau? Was können Sie tun, was Sie bisher nicht getan haben? Müssen Sie einmal pro Woche einen Babysitter bestellen? Eine Putzfrau? Ich weiß, was Sie denken. Schließlich bin ich selbst ein sparsamer Mensch. »Aber Herr Dr. Leman, das kostet Geld.« Nun, Ihr Fernsehsessel und das Großbildfernsehgerät auch. Und wie sehr helfen diese beiden Gegenstände Ihrer Ehe? Muss Ihre Frau die Fernbedienung verstecken, wenn sie mit Ihnen sprechen will?

Wenn Sie ihr helfen, Prioritäten zu setzen, wenn Sie Dinge im Haus erledigen, die Sie normalerweise nicht tun und ihr durch kleine Aufmerksamkeiten zeigen, dass sie etwas Besonderes ist, dann passen Sie auf. Sie könnte Ihnen plötzlich die Hose vom Leib reißen.

Bevor ich selbst Kinder hatte, erzählten mir andere Mütter (lachend), dass es ein Rund-um-die-Uhr-Job ist, sieben Tage die Woche, ohne Ende in Sicht. Ich glaubte es nicht wirklich. Jetzt bin ich selbst Mutter. Meine Kinder sind 3 und 4 Jahre alt und ich arbeite in Teilzeit, während sie im Kindergarten sind. Bis ich abends nach Hause komme, das Abendessen vorbereitet und auf den Tisch gestellt habe, bin ich so benommen, dass ich nicht einmal essen kann. Dann kommt mein Mann zur Tür herein und wirft mir den besagten Blick zu. Ist es egoistisch, wenn ich ein bisschen Zeit für mich will? Wie ein heißes Bad … ganz alleine?

Sie haben viel um die Ohren: Kleine Kinder und einen Teilzeitjob. Kein Wunder, dass Sie müde sind. Können Sie Ihre Arbeitsstelle aufgeben, um etwas Zeit für sich zu haben, wenn die Kinder im Kindergarten sind?

Ich möchte Folgendes betonen: Jede Frau braucht Zeit für sich. An einer Frau wie Ihnen bleibt alles hängen und jeder will etwas von Ihnen. Kein Wunder, dass Sie sich manchmal völlig erschlagen vorkommen. Niemand kann tagaus, tagein, 24 Stunden am Tag im Einsatz sein, ohne ein bisschen durchzudrehen. Schließlich arbeitet Ihr Mann acht bis zehn Stunden am Tag, und dann? Dann kommt er nach Hause! Sie haben auch eine Pause verdient.

Der Haken ist, dass Sie selbst dafür die Verantwortung übernehmen müssen, weil es sonst niemand tut. Zu schnell könnten sie sich übernehmen. Erstellen Sie einen Plan. Fragen Sie ein paar vertrauenswürdige Freundinnen oder Nachbarinnen, ob Sie bei der Kinderbetreuung zusammenarbeiten könnten. »Ich betreue deine Kinder am Dienstag, wenn du meine am Donnerstag betreust.« Erteilen Sie Ihren Familienmitgliedern Aufgaben, die für sie machbar sind. Sogar kleine Kinder können schon für ein paar Dinge die Verantwortung übernehmen.

Reservieren Sie sich in Ihrem Terminkalender Zeit für etwas, das Sie für sich tun – sei es Joggen in Ihrem Wohngebiet, einen alten Schreibtisch streichen oder Vögel beobachten. Jeder in der Familie wird davon profitieren, weil sich Ihre Einstellung ändert, und das schließt auch Ihren Mann ein, der von dem neuen durchsichtigen Nachthemd, das Sie vor Kurzem für ihn gekauft haben, begeistert sein wird.

Für Männer, deren Frauen als Mütter ganz zu Hause sind

Sie wissen, dass der Tag schlimm war, wenn ...

- die Kinder Mama in den Keller gesperrt haben, wenn Sie nach Hause kommen.
- Ihnen beim Nachhausekommen keine Kochdüfte entgegenwehen.
- Ihre Frau um 17:30 Uhr immer noch im Schlafanzug ist.
- Sie das Wohnzimmer nicht wiedererkennen.
- Sie bemerken, dass der Hund auf den Teppich gemacht hat und noch niemand sich darum gekümmert hat.
- die Kinder rufen. »Papa ist daheim!« und Mama aus der Küche ruft: »Gott sei Dank!«
- Sie bemerken, dass Ihr Golfschläger mit Erdnussbutter beschmiert ist und der Putter fehlt.
- Sie einen Zettel finden, auf den gekritzelt ist: »Ich habe es einfach nicht mehr ausgehalten ...«
- Sie Ihre Frau fragen: »Schatz, was gibt es zum Abendessen?« und sie antwortet: »Such es zwischen den Sofakissen!«

Ich werde ganz ehrlich sein. Ich hoffe, dass ich keine Schwierigkeiten bekomme (deshalb bringe ich das zum Briefkasten, bevor meine Frau es sieht). Seit wir unser Baby adoptiert haben, hat meine Frau keine Zeit mehr für mich. Alles dreht sich um das Baby, das Baby, das Baby. Es ist, als sei dieses kleine Wesen in unser Leben eingetreten und hat die Herrschaft übernommen. Es gibt keinen Sex, nichts. Bin ich verrückt? Es ist auch mein Baby, aber ich gestehe, dass ich etwas eifersüchtig bin.

Als Mann verstehe ich, was Sie sagen. Bisher saßen Sie in Ihrer Beziehung vorne – auf dem Fahrersitz. Plötzlich sitzen Sie ganz alleine auf dem Rücksitz, und Ihr Baby ist vorne und kuschelt mit Ihrer Frau.

Sie sind ehrlich. Das kann Ihnen niemand übel nehmen. Sie sagen, dass Sie etwas Aufmerksamkeit brauchen. Und wissen Sie was? Es ist völlig in Ordnung, das zuzugeben. Haben Sie Ihrer Frau gesagt, wie Sie sich fühlen und dass sie Ihnen fehlt? »Schatz, ich bin so froh, dass wir jetzt Nadia haben. Wir haben so lange gewartet, und sie ist wirklich etwas ganz Besonderes. Ich liebe sie sehr und ich weiß, dass du sie auch liebst. Aber ich muss dir sagen, dass du mir fehlst. Mir fehlt die gemeinsame Zeit mit dir. Manchmal fühle ich mich einsam und, so komisch das klingen mag, ein bisschen eifersüchtig wegen all der Zeit, die sie mit dir verbringt. Können wir eine Möglichkeit finden, etwas Zeit für uns beide zu reservieren? Wie kann ich dir helfen, damit das möglich wird? Was kann ich tun, um dir die Arbeit zu erleichtern?«

Wenn eine Frau mit der Betreuung eines Säuglings (oder eines anderen Kindes) erschöpft ist, dann ist das Letzte, das sie sich nachts wünscht, jene sanfte Berührung, die ihr zu verstehen gibt, dass der Kleine Freund senkrecht steht und startbereit ist. Das Einzige, was diese Frau mitten in der Nacht hören möchte, ist: »Schatz, ich stehe auf und versorge das Baby.«

Sind Sie bereit, das zu tun? Wenn Sie möchten, dass Ihre Braut so frisch wie möglich und bereit ist, mit Ihnen ins Bett zu hüpfen, dann sollten Sie sich das durch den Kopf gehen lassen. Beachten Sie auch: Gibt es eine Tageszeit, zu der Ihre Frau mehr an Sex interessiert ist? An einem Tag der Woche mehr als an einem anderen? Wie wäre es mit einem Schäferstündchen in der Mittagspause oder am Nachmittag? Könnten Sie für eine Stunde nach Hause kommen, wenn das Baby seinen Mittagsschlaf hält?

Der kluge Mann weiß, dass der Feind Nummer eins des Sexlebens in der Ehe die Müdigkeit der Frau ist.

Der kluge Mann weiß, dass der Feind Nummer eins des Sexlebens in der Ehe die Müdigkeit der Frau ist. Der kluge Mann spricht mit seinem Vorgesetzten und sagt dann seiner Frau: »Ich nehme am Freitag frei. Dann kannst du mit deiner Schwester einkaufen und essen gehen. Ich habe es schon geregelt. Du hast eine Pause von dem Baby verdient und ich möchte gerne etwas Zeit mit der Kleinen verbringen.«

Was drücken Sie aus, wenn Sie das sagen? »Schatz, ich liebe dich so sehr, dass ich bereit bin, alles für dich zu tun.«

Sehen Sie, Ihre Frau fragt Sie jeden Tag: »Liebst du mich wirklich? Bin ich dir wirklich wichtig?« Und wie weiß sie, ob das zutrifft oder nicht? Aufgrund Ihrer Taten! Taten sagen mehr als Worte.

Kleine Dinge haben eine große Bedeutung. Frauen brauchen und verdienen eine Auszeit, genau wie Männer.

Die Ehe besteht aus Geben und Nehmen. Sie können nicht auf ein Problem hinweisen, ohne an der Lösung mitzuarbeiten. Wenn Sie zusammenarbeiten und gemeinsame Zeit für Sie beide finden, wird Ihre Vertrautheit und Einheit in der Ehe gestärkt. Sie können Ihre dynamische sexuelle Beziehung zurückbekommen. Schließlich war sie nie wirklich weg, sondern nur eine Zeit lang im Urlaub.

Die Ehe besteht aus Geben und Nehmen. Sie können nicht auf ein Problem hinweisen, ohne an der Lösung mitzuarbeiten.

Auf den Punkt gebracht

Es wird Zeiten geben, in denen Sie als Vater oder Mutter zum Umfallen erschöpft sind. Aber Sie dürfen auf die Zeit miteinander nicht verzichten. Sicher, diese Zeit ist (gerade angesichts der Menge) möglicherweise anders als zuvor, als nur Sie beide bei einem romantischen Abendessen Händchen hielten. Jetzt haben Sie wahrscheinlich mehr Quickies, flüchten sich ab und zu in ein Hotel (wo keine kleinen Fäuste an die Tür klopfen und um Wasser bitten) und träumen von den Tagen, als sie langsamen, gemächlichen Sex haben konnten. Es lohnt sich, Ihre sexuelle Beziehung stark zu erhalten – für Sie *und* für Ihre Kinder.

Wussten Sie, welchen Einfluss Ihr Sexleben auf Ihre Kinder hat? Man kann Erwachsene täuschen, aber Kindern kann man nichts vormachen. Sie haben einen eingebauten Radar. Sie wissen, wenn die Dinge zwischen Papa und Mama nicht in Ordnung sind, sie fühlen die Kluft. Sie sehen den Ärger auf Mamas Gesicht, wenn Papa sie von hinten umarmt und sie faucht: »Nicht jetzt, ich habe anderes zu tun!« Sie fühlen Paps Kühle gegenüber Mama. Sie bemerken all diese kleinen Dinge und nehmen sie zu Herzen. Die Kinder beginnen, sich unsicher und unbehaglich zu fühlen. Sie werden sich fragen, auch wenn sie die Frage nicht zur Sprache bringen können: *Wie stabil ist unsere Familie? Wird Mama immer für mich da sein? Und Papa?*

Das Beste, das Sie für Ihre Kinder tun können ist, ihnen ein liebevolles, stabiles Zuhause zu schenken, und dazu gehört ein gesundes Sexleben mit Ihrem Ehepartner. Das ist für alle Familienmitglieder von Vorteil.

12

Psst! Es ist ein Geheimnis!

Warum gute Kommunikation zu einem besseren Sexleben führt.

Wussten Sie, dass eine Frau im Durchschnitt dreieinhalb Mal mehr spricht als ein Mann? Wissen Sie, was das bedeutet? Am Ende unseres Arbeitstages haben wir Männer bereits unseren Vorrat an Wörtern erschöpft ... und eine Beziehung mit der Fernbedienung klingt dann wirklich gut. Sie stellt keine Fragen und wird nicht wütend, wenn wir etwas vergessen haben oder eine Frage nicht richtig beantworten.

Wenn unsere Frau uns etwas erzählt, dann stimmt es nicht, dass wir sie nicht hören oder nicht hören wollen. Wir sind einfach nicht in der Lage, in diesem Augenblick zu *antworten*. Es dauert eine Weile, bis wir so weit sind. Und Frauen können so gut mit Worten umgehen, dass sie schon drei Absätze weiter sind, bevor wir eingeklinkt sind.

Kein Wunder, dass wir plötzlich einen lauten, ärgerlichen Seufzer hören und dann: »Hörst du mir überhaupt zu?« Ja, sicher hören wir zu ... irgendwie ... aber wir müssen erst von unserem Arbeitstag Abstand gewinnen.

Interessanterweise wurde in wissenschaftlichen Untersuchungen nachgewiesen, dass eine Frau beziehungsorientierter ist und ein besseres Kommunikationsverhalten hat als ihr männliches Gegenüber. Sie hat in der Tat mehr Verbindungen zwischen dem für Sprache und dem für Gefühle zuständigen Bereich des Gehirns als der Mann. Das bedeutet, dass die Gefühle und Gedanken einer Frau so schnell wie auf einer Autobahn hin- und herschwirren, während der Mann sich langsam vortastet, als ob er sich auf einem schlammigen Feldweg dahinschleppt. Schließlich holen seine Gedanken die der Frau ein, aber wahrscheinlich erst nach mehreren Kilometern.

Diese Kilometer bringen euch Frauen auf die Palme. Schließlich seid ihr so gut darin, euren Gefühlen Ausdruck zu verleihen und von einem Thema zum anderen zu springen, dass man euch keinen Vorwurf machen kann, dass ihr die Augen verdreht, wenn ihr von eurem Mann nur ein »Grummeln« als Antwort bekommt.

Da der Redefluss einer Frau so viel gewaltiger ist als der eines Mannes, kommt es (um ehrlich zu sein) vor, dass wir manchmal abschalten, wenn wir überfordert sind. Wir Männer wollen Tatsachen, nicht alle ausführlichen Einzelheiten (natürlich außer es geht um die Zusammensetzung des neuesten Automotors oder um die Lösung eines Problems beim Herunterladen von Battlefield 2142).

> Die Gefühle und Gedanken einer Frau schwirren so schnell wie auf einer Autobahn hin und her, während der Mann sich langsam vortastet, als ob er sich auf einem schlammigen Feldweg dahinschleppt.

Wie ich bereits sagte sind Männer und Frauen verschieden. Vielleicht ist es hilfreich, die wichtigsten Bedürfnisse einer Frau zu kennen:

1. Zuneigung (Übersetzung: Umarmungen, Küsse, Händchenhalten, den Rücken reiben – nicht Sex)
2. Ehrliche, offene Kommunikation
3. Dasein für die Familie

Kein Wunder, dass Frauen so ärgerlich werden, wenn wir ihrem Redefluss nicht folgen können. Uns Männern fällt das Sprechen schwer – wir sind nicht daran gewöhnt. Wenn einer von uns mit einem anderen Mann ein Grummeln austauscht, haben wir ein Gespräch geführt. Doch bedeutet das, dass wir es nicht können? Nein, aber wir brauchen einen guten Lehrer. Und dazu seid ihr Frauen bestens geeignet.

Wussten Sie, das die meisten Paare nur ein Prozent ihrer sexuellen Beziehung mit dem Sprechen darüber verbringen und 99 Prozent mit dem Liebesakt? Sie lassen sich etwas entgehen! Ich bin davon überzeugt, dass die ideale Aufteilung 90 Prozent Sprechen über Sex und 10 Prozent sinnliche, intime Betätigung ist. Lesen Sie weiter, wenn Sie wissen wollen warum.

Die meisten Paare verbringen nur ein Prozent ihrer sexuellen Beziehung mit dem Sprechen darüber und 99 Prozent mit dem Liebesakt.

***Frage:** Meine Frau hatte in letzter Zeit nur wenig Lust auf Sex und ich weiß nicht, woran das liegt. Ich fühle mich wirklich abgelehnt. Doch es ist mir peinlich, sie direkt zu fragen, was los ist.*

Obwohl Ehepaare es *machen*, fällt es vielen offensichtlich schwer, darüber zu *reden*. So etwas schwarz auf weiß zu Papier zu bringen klingt zwar verrückt, doch Sie wissen, was ich meine, weil Sie es erleben. Aber Sie und Ihre Frau müssen darüber sprechen.

Sagen Sie als Einleitung zu Ihrer Frau: »Schatz, ich habe bemerkt, dass du seit einiger Zeit nicht viel Lust auf Sex hast. Vielleicht täusche ich mich, aber ich habe das Gefühl, dass du nicht mehr soviel Interesse daran hast wie früher. Gibt es irgendetwas, worüber du sprechen willst?« Wenn Sie so vorgehen, werden Beschuldigungen und Zorn zerstreut.

Sie müssen nicht sofort annehmen, dass das Problem an Ihnen liegt. Ihre Frau könnte viel Stress haben oder bei der Arbeit oder mit den Kindern und ihren Aktivitäten überfordert sein. Sie könnte eine depressive Phase haben oder ihre Hormone spielen verrückt. Es besteht auch die Möglichkeit, dass sie sauer auf Sie ist und glaubt, dass sie gar nichts sagen kann. Was immer auch der Grund sein mag, sollten Sie ihn jetzt herausfinden, damit Sie das Problem angehen können, bevor es größer wird.

Jetzt ist der Moment, der Mann zu sein, den Ihre Frau braucht und Ihr Gefühl der Verlegenheit zu überwinden und mit Ihrer Braut zu sprechen.

Früher haben wir viel miteinander gesprochen. Wir hatten auch mehrmals in der Woche Sex. Jetzt haben wir drei Kinder – 9, 12 und 14 Jahre alt. Wir sprechen nie mehr miteinander – zumindest nur wir zwei – und Sex gibt es auch nicht mehr. Beides fehlt mir. Haben Sie eine Idee, wie ich beides wieder bekommen kann?

Wenn Ihnen Gespräche und Sex fehlen, dann bemühen Sie sich darum! Noch besser, verbinden Sie beides. Zeit für Sie als Paar zu haben ist viel wichtiger als Ihre Kinder zu zahlreichen Aktivitäten zu fahren. Sie können Ihr Sexleben verbessern, wenn Sie beginnen, Ihre Kommunikation zu verbessern.

Machen Sie es jeden Abend zu Ihrer Priorität, ein paar Minuten zusammenzusitzen und miteinander zu sprechen – nur Sie beide. Und damit meine ich nicht, aufeinander einzureden, sondern miteinander zu sprechen. Sie beide müssen vereinbaren, dass derjenige, der spricht, nicht unterbrochen wird. Sie, zum Beispiel sprechen und Ihr Mann schenkt Ihnen volle Aufmerksamkeit (wie er es tat, als er versuchte, Sie zu umwerben, bevor Sie verheiratet waren). Wenn Sie fertig sind, wiederholt er, was er Sie hat sagen hören.

Vielleicht hat er es richtig verstanden, vielleicht auch nicht. Wenn er es nicht richtig verstanden hat, erklären Sie es, wenn er mit Sprechen fertig ist: »Das ist nicht genau das, was ich meinte. Was ich sagen wollte, ist …«

Das Wichtigste ist, dass immer nur eine Person spricht, während die andere Person aufmerksam zuhört.

Übrigens ist die Badewanne einer der besten Orte zum Sprechen, ohne Grenzen zwischen Ihnen beiden. Nun, wenn Sie so gebaut sind wie ich – wie ein Ochsenfrosch am Teichrand – … oder vielleicht haben Sie etwas Kleingeld übrig und können sich einen Whirlpool leisten, dann umso besser. Sie können gemütlich entspannen, während Sie miteinander sprechen. Es ist etwas dran, dass warmes Badewasser einem Gespräch die Schärfe nimmt. Und es kann auch zu anderen Dingen führen …

Es gibt keinen Grund für Sie beide, nicht etwas Zeit für sich in Anspruch zu nehmen, besonders wenn die Kinder alt genug sind, sich selbst etwas aus dem Kühlschrank zu holen. Das Beste wäre, an der Schlafzimmertür und der Badezimmertür ein Schloss einzubauen. Keiner von Ihnen beiden hat Lust auf Sex, wenn Sie Angst haben, dass ein Teenager jederzeit hereinplatzen könnte, wenn Sie gerade Ihre tollsten Liebesspiele treiben.

Wichtig ist es, einen Ort zu finden, an dem Sie ohne Störungen, in gegenseitiger Achtung, Auge in Auge miteinander sprechen können. Wenn Sie das tun, lernen Sie vielleicht etwas, was viele Paare nie lernen – in gegenseitiger Achtung und liebevoll miteinander zu kommunizieren.

Gute Kommunikation ist eine der Voraussetzungen, mit denen der Weg zu gutem Sex in der Ehe gepflastert ist. Auf lange Sicht zumindest können Sie keines von beiden ohne das andere haben. Verbinden Sie beides, dann befinden Sie sich öfter als Sie sich je träumen ließen hinter dem neuen Schloss Ihrer Schlafzimmertür.

Wir sind ein karriereorientiertes Paar und waren mit unserem Leben immer glücklich und zufrieden. Doch seit Kurzem fühle ich mich leer. Mir fehlt meine Frau und mir fehlt die Verspieltheit unseres Sexlebens, seit sie befördert wurde und im ganzen Land umher reist. Ich achte sie und möchte sie nicht von ihrer Karriere abhalten. Aber ich bin einsam. Wie kann ich ihr das sagen, ohne ihr ein schlechtes Gewissen einzureden (was sie nicht verdient)?

Vergleichen Sie Ihre berufstätige Frau, die viel unterwegs ist, mit einer Hausfrau und Mutter, die mit drei kleinen Kindern zu Hause ist. Der Unterschied liegt darin, dass die Menschen, mit denen Ihre Frau zu tun hat, Vorstandsvorsitzende, Geschäftsführer und Verkaufsleiter der Firmen sind, mit denen sie arbeitet. Genau wie die kleine Rasselbande einer Hausfrau und Mutter die letzte Energie kostet, kann der unglaubliche Leistungsdruck auf den oberen Stufen einer Karriereleiter (für Männer und Frauen) die gleiche Wirkung auf Energie, Libido und das allgemeine Verhalten haben.

Warum greifen Sie nicht auf etwas geplante Spontaneität zurück, wenn Ihre Frau zu Hause ist? Gehen Sie mit ihr essen und dann in ein nettes Hotel für die Nacht (packen Sie ihre Tasche, damit sie sich nicht darum kümmern muss; sie ist schon genug mit Kofferpacken beschäftigt). Oder, da sie so oft weg ist, schaffen Sie eine kleine Wellness-Oase zu Hause. Kerzen, Badeöle, frische Handtücher, die noch warm aus dem Trockner kommen – all das sind wunderbare Stimmungsmacher, die eine Frau davon überzeugen: *Er liebt mich wirklich.*

Da Sie genug Zeit haben, um sich einsam zu fühlen, haben Sie genug Zeit, etwas zu planen. Buchen Sie eine Massage für Ihre Frau, die ihr den Stress ihres hektischen Lebens nimmt. Zahlen Sie die Massage im Voraus, sodass sie einfach nur entspannen kann.

Unsere Welt ist hektisch und in vielen Ehen hat jeder der Partner seine Karriere. Leslie und Brian, ein Paar, das ich kenne, sind beide berufstätig. Sie ist jeden Monat zwei Wochen in Hongkong, er ist eine Woche im Monat in London. Doch sie schafften es, ihre Termine so zu legen, dass er in einer der Wochen in London ist, in der sie auch weg ist. In den beiden Wochen, die sie gemeinsam verbringen, konzentrieren sie sich auf die gemeinsame Zeit als Paar und tun an vier Abenden in der Woche etwas, was ihnen Spaß macht, nur sie beide. An den anderen Abenden ist Geselligkeit angesagt und sie unternehmen etwas mit Freunden.

Ich versichere Ihnen, dass Ihre Frau schon ein schlechtes Gewissen hat wegen all der Dinge, die sie nicht schafft. Sie braucht nicht noch eine Zulage von Ihnen. Deshalb ist es äußerst wichtig, wie Sie vorgehen.

Beginnen Sie vielleicht wie folgt: »Meine wunderbare Frau, ich liebe dich von ganzem Herzen, und ich möchte dir etwas sagen. Ich sage dir das nicht, damit du ein schlechtes Gewissen bekommst. Wenn du also Schuldgefühle bekommst, dann räumen wir diese sofort aus. Doch manchmal komme ich mir wie ein verlorener kleiner Junge vor. Ich renne in eine Richtung, du rennst in die andere

Richtung und wir haben beide einen anspruchsvollen Beruf; mir fehlt das Zusammensitzen und das Sprechen und der Sex mit dir. Das geschieht immer seltener und das gefällt mir nicht. Ich möchte, dass sich das ändert. Was meinst du dazu?«

Wenn Sie diese Worte gebrauchen, beschreiben Sie die Situation genau, versichern Ihrer Frau, dass Sie sie um ihretwillen lieben und schlagen vor, dass Sie beide zusammenarbeiten, um einen Kompromiss zu finden, der für beide gangbar ist.

Es gibt viele Möglichkeiten. Wenn Ihre Frau eine tolle Arbeitsstelle hat und damit glücklich ist, aber Ihre Arbeit nicht so toll ist und Sie nicht so begeistert davon sind, könnten Sie an einen Wechsel der Arbeitsstelle denken oder zu Hause bleiben. Heutzutage gibt es viele Ehemänner und Väter, die zu Hause bleiben.

Was ist auf lange Sicht wichtiger? Dinge oder Menschen? Die Karriere oder die Ehe?

Es ist traurig, aber wahr: Für die meisten Menschen in unserem Land steht die Karriere an erster Stelle. Betrachten Sie nur die Scheidungsrate.

Wenn Sie verheiratet bleiben und in dieser Ehe glücklich sein wollen, dann tun Sie alles in Ihrer Macht Stehende, um Ihrer Frau Ihr Herz zu öffnen und sich gegenseitig am Leben des anderen teilhaben zu lassen.

Mein Mann ist Workaholic. Seine Rastlosigkeit hat den Funken in unserer Beziehung erstickt und das Haus zu einem spannungsgeladenen Ort gemacht (wenn er eine Frist nicht erfüllen kann, bekommt die ganze Familie die Wucht seines Frustes zu spüren). Wenn er sich die Zeit für Sex nimmt, scheint es, dass er auch hier rastlos ist … und ihm mangelt die Wärme, Spontaneität und Liebe, die wir früher hatten. Wie kann ich meinem Mann sagen, ohne ihn zu verletzen, dass ich den Mann will, in den ich mich einmal verliebt habe?

Da ein Mann durch die heutige Kultur so sehr zu Erfolg angetrieben wird, und da auch Gott der Allmächtige ihn so geschaffen hat (für seine Familie zu sorgen), ist es leicht für ihn, arbeitssüchtig zu werden. Doch Arbeitssucht kann die Grundlage der Ehe zerstören, an der Sie zusammen bauen. Manchmal arbeiten Männer zu viel, weil sie fürchten, arbeitslos zu werden (und deshalb einen Puffer wollen) oder weil sie die Ermutigung brauchen, die eine Prämie oder ein Lob für eine gute Arbeit mit sich bringen. Manchmal arbeiten Männer zu viel, weil sie den Eindruck haben, zu Hause nicht gebraucht – oder manchmal nicht gewollt – zu werden. Warum also sich die Mühe machen, nach Hause zu kommen? Warum sich nicht in die Arbeit vergraben, wo man sichtbare Belohnungen bekommt?

Zunächst müssen Sie herausfinden, warum Ihr Mann so viel arbeitet. Oft haben Männer keine Ahnung davon, welche Auswirkungen ihre Arbeitssucht auf ihre Ehe und Familie hat. Wenn Sie eine gläubige Frau sind, dann beten Sie, dass Gott das Herz Ihres Mannes verändert. Schwierig ist, dass Sie zu diesem Zeitpunkt wenig sagen können, das nicht nach Konfrontationskurs klingt.

Was Sie jedoch übermitteln können ist, wie sehr er zu Hause gebraucht und gewollt wird. Sie können eine Atmosphäre voll Willkommen, Wärme, Freundlichkeit und Zärtlichkeit schaffen. Sie können Fragen stellen, die Ihnen helfen, seine Welt zu verstehen. Auch wenn Sie ihm noch so sehr eine Lektion erteilen wollen, tun Sie es nicht. Sie sind seine Frau, nicht seine Mama. Das sind zwei völlig unterschiedliche Rollen.

Seien Sie seine Geliebte. Machen Sie Ihr Heim zu einem Ort, nach dem er sich sehnt und wo er sich am wohlsten fühlt. Lassen Sie Ihre Liebe und freundlichen Willkommensworte wirken, um sein Herz nach Hause zu ziehen.

Blickfang

Wenn du die Aufmerksamkeit eines Mannes haben möchtest, berühre ihn.
Wenn du die Aufmerksamkeit einer Frau haben möchtest, flüstere.

Ich arbeite täglich zehn Stunden auf Baustellen und es fällt mir schwer, umzuschalten, wenn ich nach Hause komme. Meine Frau beklagt sich, dass ich mich vor der Familie drücke, wenn ich nach Hause komme – dass mein Gehirn noch irgendwo auf der Baustelle ist, und es klinkt nicht ein, bis ich beginne, mit meinem »anderen Gehirn« zu denken, wenn ich sie bei mir im Bett haben möchte. Ich kann nichts dagegen einwenden. Sie hat recht. Ich bin mit meinen Gedanken immer bei einer Sache. Aber wie kann ich umschalten? Sie wird sauer und das beeinträchtigt unser Sexleben.

Huch, das klingt nach langen, harten Arbeitstagen. Sie müssen körperlich und geistig müde sein, wenn Sie nach Hause kommen. Kein Wunder, dass Sie manchmal nicht für die Familie da sind. Aber was wirklich geschieht, ist Folgendes: Ihre Frau, eine sensible Seele, stört es, dass Sie mit Ihren Gedanken woanders sind und dass Sie nicht auf sie und ihre Bedürfnisse eingestellt sind. Sie ist wie jede andere Frau auf der Welt – sie will die Nummer eins im Leben ihres Mannes sein. Deshalb stört es sie, dass Sie sich nicht wirklich am Leben zu Hause beteiligen. Und weil Sie an ihrem Leben keinen Anteil nehmen, denkt sie wahrscheinlich: *Warum soll ich mich bemühen, ihm zu gefallen?*

Sex ist nicht nur ein Akt, sondern eine Beziehung. Wie Sie mit Ihrer Frau umgehen – Ihre liebevollen Berührungen und warmherzigen Worte – bereiten Ihre Frau emotional darauf vor, nicht nur den Sex mit Ihnen zu genießen, sondern auch darauf aus zu sein.

Eine Frage: Wie lange dauert Ihre Fahrt nach Hause? Wenn Sie die Arbeitsstelle verlassen, müssen Sie auch emotional und geistig davon Abstand nehmen. Schalten Sie beruhigende Musik an oder halten Sie an einem Park und setzen Sie sich ein paar Minuten auf eine Bank, um Ihre Gedanken neu zu sortieren.

Es gibt viele Möglichkeiten, vom Arbeitsplatz Abstand zu gewinnen und die Gedanken auf zu Hause auszurichten. Eine Rechtsanwältin, die ich kenne, empfängt nach 16 Uhr keine Mandanten mehr. Sie benutzt die Zeit von 16 bis 17 Uhr, um ihre Gedanken auf dem Heimweg freizubekommen. Ein anderes Paar vereinbarte, dass der Mann 20 Minuten als Auszeit in einem Café verbringt, bevor er nach Hause kommt. Dann gehört er ihr ganz!

Also sprechen Sie mit Ihrer Frau und lassen Sie sich ein paar praktische und kreative Lösungen einfallen.

Ein Ehepaar, das ich kenne, hat eine großartige Tradition eingeführt, als ihre Kinder klein waren – und jetzt, nach 15 Jahren, halten sie immer noch daran fest. Am Ende des Tages, wenn die Kinder im Bett sind, setzen sie sich mit einer Tasse Kaffee an den Küchentisch gegenüber und sprechen 20 Minuten lang über *sich*. Nicht über die Kinder. Nicht über das, was am folgenden Tag geschieht. Aber über *ihre Beziehung*. Sie teilen sich mit, was in ihrem Herzen vor sich geht. Sie haben den weisen Rat beherzigt, die Sonne nicht über ihrem Zorn untergehen zu lassen. Deshalb sprechen sie über alles. Und ich meine wirklich über *alles*. Und ihre Ehe – einschließlich ihres überschäumenden Lebens – wird deshalb viel besser.

Wir beide sind in Familien aufgewachsen, in denen man nicht über Sex gesprochen hat. Wir fühlen uns dabei wirklich nicht wohl. Wie können wir dieses Problem überwinden?

Nicht nur Ihnen geht es so. Vielen Männern und Frauen, besonders aus konservativen Elternhäusern, ist es peinlich, über Sex zu sprechen. Das hat ganz sicher etwas mit Ihrer Erziehung zu tun. Doch um Ihrer Ehe willen müssen Sie Ihre Verlegenheit überwinden. Ich fordere Sie auf, in der Bibel Sprüche 5,19 zu lesen. Was hat dieses kleine Geschöpf Ihnen wohl zu sagen? Sie sind wie eine zarte Rose, die jedes Blütenblatt für Ihren Mann, den Sie lieben und der Teil Ihres Lebens sein will, öffnen soll. Wenn dies eine Frage ist, die Sie weiterhin voneinander trennt, dann suchen Sie jemanden, mit dem Sie sprechen können. Nein, keine Freundin, sondern einen Fachmann oder eine Fachfrau. Und nehmen Sie Ihren Mann mit. Gemeinsam können Sie diese peinliche Situation bewältigen. Es ist zu wichtig, um es sein zu lassen.

Neulich sagte meine Frau, sie sei der Meinung, wir kommunizieren nicht gut miteinander. Das verstehe ich nicht. Wir haben mehrmals im Monat Sex und ich sage ihr, dass ich sie liebe. Doch sie sagt, Sex sei für sie nicht befriedigend – dass sie mehr von unserer Beziehung will. Deshalb versuchten wir es mit Sex einmal in der Woche. Doch das hat auch nicht funktioniert. Sie sagt, dass wir nicht mehr miteinander sprechen. Das verstehe ich nicht. Wir sprechen die ganze Zeit über etwas – wie es den Kindern in der Schule geht, wohin wir in Urlaub fahren usw. Ist das keine Kommunikation?

Sicher kommunizieren Sie, doch aus der Unzufriedenheit Ihrer Frau schließe ich, dass Sie nicht auf allen Ebenen miteinander kommunizieren. Wonach sich Ihre Frau sehnt, ist intime Kommunikation, nicht nur Geschlechtsverkehr, und es liegt auf der Hand, dass Sie in dieser Hinsicht den Erwartungen nicht entsprechen.

Eines der besten Bücher, das ich über Kommunikation gelesen habe, hat den Titel *Why Am I Afraid to Tell You Who I Am?*. John Powell, der Autor, spricht über fünf Ebenen der Kommunikation, auf die ich hier kurz eingehen möchte.[1]

Die fünfte Ebene – Worthülsen-Gespräch. Die folgenden Phrasen sind Beispiele dieser Gesprächsebene: »Du siehst gut aus.« »Hast du viel zu tun?« »Wie geht es der Familie?«

Die vierte Ebene – Bericht von Tatsachen über andere. Das ist leicht! Diese Worte und Gespräche sind dazu geeignet, von anderen Menschen Abstand zu halten. Wir sprechen über andere, vermeiden es aber, im Gespräch persönlich beteiligt zu sein.

Die dritte Ebene – Ideen und Urteile. Hier liegt der Beginn echter Kommunikation. Auf dieser Ebene beginnen wir, Ideen, Gedanken und Meinungen auszutauschen. Wir haben immer noch die Neigung, etwas Bedenken zu hegen und auf der Hut zu sein, und wenn wir auf Missbilligung stoßen, ändern wir unter Umständen unsere Meinung, damit sie anderen Menschen mehr zusagt. Auf dieser Ebene sind wir am meisten darauf bedacht, Konflikt und Kritik zu vermeiden.

Die zweite Ebene – Gefühle und Emotionen. Als Ehepaar beginnen wir, die Gefühle auszutauschen, die unter den Ideen und Meinungen liegen, die wir zum Ausdruck gebracht haben. Und viel zu viele Paare erreichen nur selten diese Ebene. Denken Sie zum Beispiel an den Mann, der jeden Abend vom Tisch aufsteht, ohne dass er seiner Frau etwas über das Essen sagt oder ihr zu verstehen gibt, wie sehr er ihre Bemühungen beim Kochen schätzt.

Die erste Ebene – uneingeschränkte emotionale und persönliche Wahrhaftigkeit in der Kommunikation. Für uns ist das ein Muss, um in der Ehe zu überleben. Innerhalb unserer Beziehung müssen wir eine Offenheit und Ehrlichkeit entwickeln, die ausdrückt: »Ich kann dir sagen wie ich mich wirklich fühle, ohne dass du mich verurteilst.« Diese Kommunikationsebene ist wegen der Möglichkeit, zurückgewiesen zu werden, sehr schwierig.

Doch gerade auf dieser Ebene benötigen Ehepaare Zeit miteinander – wo sie sich danach sehnen, einander in jeder Hinsicht besser kennenzulernen und wo sie sexuell nicht genug voneinander bekommen. Wenn Sie zu dieser Ebene übergehen, drücken Sie aus: »Du faszinierst mich. Ich will dich kennenlernen. Ich kann mir mein Leben ohne dich nicht vorstellen. Dein Herz und mein Herz sind eins.«

Wenn Sie auf dieser Ebene angekommen sind, liegt Ihre Frau mit Ihnen im Bett und denkt: Das ist der wunderbarste Mann. Und er hat mich auserwählt. Toll. Ich kann unser nächstes sexuelles Zusammensein kaum erwarten. Ich habe eine Überraschung für ihn …

Sehen Sie, was ein bisschen Kommunikation bewirken kann?

5 Fragen, um sich als Paar emotional näherzukommen

1. Wenn du einen Zauberstab hättest und etwas an unserer Beziehung ändern könntest, was wäre es?
2. Welche drei Dinge sollte ich im Schlafzimmer anders machen?

3. Gibt es Dinge in deinem Leben, die du bisher niemandem erzählt hast? Würde es dir etwas ausmachen, mir eines dieser Dinge zu erzählen?
4. Was sind deiner Meinung nach die drei wichtigsten Dinge im Leben?
5. Wie wäre dein Leben ohne mich? Was hättest du getan oder nicht getan?

Meine Frau hat ein Problem mit ihrem Zorn. Es ist schwierig, mit ihr über irgendetwas zu sprechen, weil sie wegen jeder Kleinigkeit in die Luft geht. Wenn ich einen Fehler mache oder vergessen habe, etwas zu tun, um das sie mich gebeten hat, wird sie wirklich wütend. (Und sie weiß, wie sie ihren Zorn an einem Mann auslassen kann.) Sex findet überhaupt nicht mehr statt, weil ich sie einfach nicht befriedigen kann. Ich weiß es, weil ich es versucht habe. Aber ihrer Meinung nach mache ich nie etwas richtig und so haben wir aufgehört, es auch nur zu versuchen.

Ich kann mir nicht vorstellen, noch einen Monat, geschweige denn ein Jahr oder Jahre so zu leben. Zum ersten Mal im Leben beginne ich, an Scheidung zu denken. (Und ich kann gar nicht glauben, dass ich das schreibe, aber hier steht es.) Können Sie mir helfen? Können Sie uns helfen?

Es klingt, als hält Ihre Frau Sie in Geiselhaft – nicht nur im sexuellen Bereich Ihrer Ehe. Ganz oben auf der Liste der Menschen, die man nicht heiraten möchte, sind: (1) Gewaltmörder, (2) eine zornige, kritisierende Person. Der Zorn Ihrer Frau beeinträchtigt Ihr ganzes Leben. Wenn diesbezüglich nichts getan wird, durchdringt er Ihre Beziehung und wird schließlich Ihre Liebe zueinander zerstören.

Sie und Ihre Frau sind an diesem kritischen Punkt angekommen. Ihre Frau braucht Hilfe … aber Sie auch. Und Sie brauchen schnell Hilfe, da Ihre Beziehung so angespannt ist, dass Sie schon an Scheidung denken.

Beide, Männer wie Frauen, können zornig werden. Doch es gibt eine Möglichkeit, freundlich und zornig zu sein – ohne andere Menschen zu zerreißen. (Ich benutze das Bild eines Luftballons.)

Ihre Frau tut etwas, was Sie ärgert. Sie sagen sich: *Macht nichts. Es geht vorüber. Sie wird schon aufhören.* Doch der Ärger baut sich auf. (Sie blasen Luft in den Luftballon.)

Sie macht mit diesem Verhalten weiter, sodass Sie endlich etwas sagen. Doch die Frau achtet nicht auf Sie. (Sie blasen mehr Luft in den Ballon.)

Sie werden immer wütender. (Sie blasen mehr Luft in den Ballon.)

Was geschieht demnächst? *Bum!* Es knallt. Es ist, wie wenn man Grippe hat und sagt: »Könnte ich nur schreien! Wenn ich spucken könnte, würde ich mich besser fühlen.«

Sicher, Sie würden sich besser fühlen, wenn Sie alles herausspucken. Doch schauen Sie dann nur das Schlamassel an, das Sie damit anrichten. Ja, Sie würden sich besser fühlen, doch Sie müssen immer noch mit den Menschen zusammenleben, die Sie psychologisch, seelisch, ja sogar leibhaftig angespuckt haben. Und was würde Ihnen das auf lange Sicht bringen?

Zorn ist ein sehr natürliches Gefühl. Wir alle empfinden Zorn. Sogar Jesus Christus war zornig, als er auf dieser Erde lebte. Als er die Geldwechsler im Tempel sah, sagte er nicht: »Hallo, Jungs. Ich wünsche einen schönen Tag.« Er warf sie hinaus. Er hat gehandelt, nicht gesprochen.[2]

Erinnern Sie sich an den schrecklichen Ton, den Sie als Kind erzeugt haben, als Sie langsam die Luft aus einem Luftballon entweichen ließen – *quieeeeek*? Sie sind damit Ihren Eltern und Geschwistern auf den Wecker gegangen. (Lustig, was?)

Was geschieht, wenn Sie das jetzt mit Ihrem Luftballon machen? Der Ballon wird weicher, formbarer, nicht wahr? Es wird unwahrscheinlich, dass er zerknallt.

Hier die Entsprechung: Wenn Ihre Frau sich ärgert, ist Folgendes das Beste, das Sie für sie tun können: Helfen Sie ihr, ihren Ärger auszusprechen. Noch besser: Helfen Sie ihr, Ihre Enttäuschung und ihren Verdruss auszusprechen, *bevor* diese zu Ärger und Zorn geworden sind. Befassen Sie sich mit den Problemen, sobald sie entstehen. Und obwohl Sie denken mögen, dass sich nichts ändern wird, so werden doch Änderungen eintreten – ganz langsam, ein Quiek nach dem anderen.

Wird das über Nacht geschehen? Rom wurde nicht an einem Tag erbaut und Ihre Ehe auch nicht. Wenn Ihre Frau nicht darauf eingeht, wenn Sie freundlich zu ihr sagen: »Schatz, ich liebe dich. Aber das ist ein Problem an dem wir gemeinsam arbeiten müssen«, dann müssen Sie eventuell darauf bestehen, zum Besprechen von Problemen die Hilfe eines professionellen Beraters in Anspruch zu nehmen. Irgendetwas löst den Zorn Ihrer Frau aus; entweder er baut sich auf Problemen aus ihrer Vergangenheit auf oder er rührt von etwas her, das Sie tatsächlich getan haben oder von dem sie glaubt, dass Sie es getan haben. Meinen Sie nicht, dass es Zeit ist, herauszufinden, wo dieser Zorn herkommt, damit Sie etwas dagegen tun können? Nur so können Sie ihr helfen, allmählich die Luft aus ihrem Luftballon herauszulassen. Und es ist die einzige Möglichkeit, wieder langsam Vertrauen und Liebe in Ihrer Ehe aufzubauen.

Immer wenn wir streiten, zieht sich meine Frau zurück, wenn ich eine offene Aussprache darüber führen möchte. Und eine Woche lang bekomme ich im Bett eine Abfuhr. Sie könnte genauso gut ein Schild anbringen: Kein Sex hier. Wie können wir streiten lernen – und dabei etwas Positives erreichen?

Eine gute Frage, die übrigens von vielen Paaren gestellt wird. Da Sie einen Menschen geheiratet haben, der anders ist als Sie (auch etwas Gutes), sind Ihre Streitstile oft völlig unterschiedlich. Einer möchte sprechen, der andere will sich zurückziehen. Aber wenn Sie streiten, müssen Sie dabei fair bleiben.

Mitten in einem Streit Versteck spielen funktioniert nie, weil Ihr Ehepartner schließlich aus dem Versteck herauskommen wird. Aber versteckt sich Ihr Ehepartner, um Ihnen Zeit zum Abkühlen zu geben, bis Sie sich gefasst haben? Versteckt sich Ihr Ehepartner, weil Sie dann zu ihm in dieses Versteck kommen und versuchen, die Dinge richtigzustellen? Oder versteckt er sich (Oft sind es die Männer, die schweigen und sich zurückziehen), um sich zu sammeln und nachzudenken? Worin liegt der Grund für das Verstecken?

Vielleicht sollten wir untersuchen, wie Sie in einem Streit reagieren. Gibt es eine Möglichkeit, anders zu reagieren, damit Ihre Frau sich nicht in ihr Schneckenhaus zurückzieht?

Und was ist überhaupt der Zweck Ihres Streits? Ihre Meinung darlegen, dass Sie nichts ändern, egal was geschieht? Oder zu erkennen und zu hören, was die andere Person sagt, auch wenn Sie nicht mit ihr übereinstimmen? Wenn keine Seite bereit ist, auf die andere zu hören, kann es keine Lösung geben.

Wenn Sie streiten, ist es wichtig, nicht nur zu hören, was die andere Person sagt, sondern auch wirklich zuzuhören. Auch wenn Sie nicht der gleichen Meinung sind, müssen Sie das, was die andere Person sagt, ernst nehmen und es für genauso wichtig halten wie das, was Sie denken und fühlen.

Lassen Sie nicht zu, dass Ihre Gefühle die Führungsrolle übernehmen. Gehen Sie nie zornig zu Bett. Dadurch wird eine Mauer errichtet, die schwer wieder einzureißen ist, besonders wenn mehrere Schichten aufeinandergebaut wurden und zu festem Zement ausgehärtet sind. Besprechen Sie deshalb das Problem, bevor Sie einschlafen – egal ob es 20 Minuten, 30 Minuten oder 2 Stunden dauert. Manchmal können Sie das Problem nicht völlig lösen. Aber Sie müssen zumindest zu einer Lösung kommen, in der Sie sagen: »Wir wissen, dass wir das Problem noch nicht gelöst haben. Deshalb bestimmen wir einen Zeitpunkt und einen Ort, um uns erneut damit zu befassen.« Auf diese Weise haben Sie einen Handlungsplan.

Nach einem Streit ist es sehr wichtig, die Verbindung im Leben und im Herzen zwischen den Ehepartnern wiederherzustellen. Sex ist das stärkste Klebemittel für Ehepaare. Sie beide müssen wissen, dass alles in Ordnung ist und das Leben weitergehen kann. Wenn Sie streiten, müssen Sie es fair tun. Wenn es einen Gewinner und einen Verlierer gibt, dann haben Sie hinsichtlich Ihrer Ehe beide verloren. Die Ehe ist Teamwork, kein Solo.

Grundregeln für fairen Streit

1. Halten Sie sich an den Händen. Lassen Sie die Hände des anderen nie los.
2. Schauen Sie sich in die Augen.
3. Es soll jeweils immer nur eine Person sprechen. Unterbrechen Sie nicht. Wenn eine Person fertig ist, dann kann die andere Person um Klarstellungen bitten. Machen Sie so weiter, bis beide Seiten das Problem verstehen und zu einer beiderseitigen Lösung kommen können.
4. Benutzen Sie nicht die Wörter *immer* und *nie*.
5. Sagen Sie nicht: *Du*. Sagen Sie *ich*. (Zum Beispiel: »Wenn das geschieht, fühle ich …« anstelle von: »Du macht mich so wütend, wenn …«)
6. Graben Sie keine Leichen aus (gehen Sie nicht in die Vergangenheit zurück und zerren Probleme hervor, die schon früher bereinigt wurden).

Ich habe Sie einmal sagen hören, dass es bei Sex mehr um Beziehung und Kommunikation als um Technik geht. Stimmt das wirklich? Ich gestehe, dass meine Frau und ich auf dem Gebiet der Kommunikation Schwierigkeiten haben. Unser Sexleben ist auch nicht gerade berauschend. Haben Sie einen Rat?

Beim Sex geht es nicht um den G-Punkt, U-Punkt oder X-Punkt oder sonst einen Punkt. Es geht um Beziehung. Wenn Sie in Ihrem Sexleben Schwierigkeiten haben, stehen vermutlich unbereinigte Probleme oder alte Verletzungen zwischen Ihnen und Ihrer Frau. Es ist wirklich selten, wenn ein Paar ein großartiges Sexleben, aber eine miserable Kommunikation und eine miserable Beziehung hat. Das passt einfach nicht zusammen.

Wenn Sie und Ihre Frau auf diesem Gebiet Schwierigkeiten haben, warum legen Sie dann nicht die Masken ab? Warum offenbaren Sie einander nicht Ihr Herz? Die Ehe ist eine so wertvolle Verbindung, dass man sie nicht einfach fahren lässt und nicht für sie kämpft. Wenn bei Ihrem Auto nicht alle Zylinder funktionieren, bringen Sie es in die Werkstatt. Warum sollten Sie nicht Fremdhilfe in Anspruch nehmen, wenn Ihre Ehe nicht in allen Bereichen funktioniert? Wenn das angebracht ist, suchen Sie nach jemandem, der verheiratet ist und die Ehe und was damit zu tun hat, wertschätzt. Oder suchen Sie einen professionellen Berater auf, der mit Ihnen in einigen Sitzungen zum Kern des Problems vorstoßen möchte – nicht einen, der zwei Jahre lang mit Ihnen zusammensitzen will.

Auf den Punkt gebracht

Kommunikation muss in Ihrer Ehe eine Priorität sein und Sie können bei der praktischen Umsetzung kreativ und klug sein.

Wenn Sie eine Frau sind: Sie können sich von Natur aus gut unterhalten, da gibt es kein Problem. Doch wenn Sie sich mit Ihrem Mann unterhalten wollen, müssen Sie den Zeitpunkt klug auswählen. Versuchen Sie kein Gespräch einzufädeln, wenn er gerade die Bundesligaspiele oder Formel-1-Rennen schaut.

Wollen Sie die Aufmerksamkeit Ihres Ehemannes wecken? Dann versuchen Sie es mit diesen beiden Methoden:

- Beobachten Sie etwas, das er gerade macht (wie in der Garage etwas aus Holz herstellen) und sagen Sie: »Das sieht ja interessant aus. Erzähl mir mehr darüber.« Jetzt haben Sie seine Aufmerksamkeit erregt. Sie interessieren sich für eines seiner Projekte, und alle Jungen – kleine und große – haben das *sehr gerne*. Mit Vergnügen wird er mit Ihnen sprechen. Außerdem wird er dabei mitteilen, was in seinem Herzen vorgeht und bereit sein, auch Ihnen zuzuhören.

- Berühren Sie ihn. Berührung ist für Männer etwas Gewaltiges, das wunderbare Kommunikationswege zwischen Ihnen eröffnen kann. Wenn Sie ihn berühren, sagen Sie: »Schatz, ich möchte dir eine wirklich wichtige Frage stellen. Du scheinst tief in Gedanken versunken, deshalb ist vielleicht jetzt nicht der geeignete Augenblick. Wenn dem so ist, sage es mir, ich warte dann, bis der rechte Augenblick da ist.« Doch durch die Berührung haben Sie bereits seine Aufmerksamkeit geweckt. Weil Sie sich mit Achtung an ihn gewandt haben, sind Sie seiner Aufmerksamkeit sicher. Und da Sie sagen, dass Sie bereit sind, mit dem Sprechen zu warten, ist es fast garantiert, dass Sie einen Zuhörer haben, der ganz Auge und Ohr ist.

Wenn Sie ein Mann sind: Das Wichtigste, das Sie tun können, ist während des Tages etwas Energie (und Wörter!) aufzusparen, damit Sie abends für Ihre Frau nicht auf Reserve fahren. Vielleicht bedeutet das, Telefongespräche und Besprechungen auf die früheren Stunden des Tages zu legen und für das Ende des Tages ruhigere, nicht verbale Aktivitäten einzuplanen.

Wenn Sie Ihre Arbeitsstelle verlassen, dann richten Sie Ihre Gedanken auf zu Hause. Legen Sie die Arbeit und den Druck des Tages ab. Denken Sie an Ihre Frau und warum Sie sie geheiratet haben – an all die Dinge, die Sie an ihr lieben. Ihre Frau sollte jetzt im Zentrum Ihrer Gedanken stehen.

Vergessen Sie nicht, dass einer Frau diese drei Dinge am wichtigsten sind:

- Zuneigung (das bedeutet Nähe aber *nicht* Sex)
- Kommunikation
- Dasein für die Familie

Wenn Sie den Schwerpunkt auf diese drei Gebiete legen, haben Sie eine glückliche Braut.

13

Jetzt nicht, Schatz, wir wecken die Kinder auf …

Was solche Entschuldigungen wirklich bedeuten … und wie man damit umgeht.

»Ich bin heute Abend wirklich total müde. Ich habe einfach keine Lust.«

»Und wenn uns jemand hört?«

»Okay, wenn du wirklich meinst wir müssen.«

Entschuldigungen können viel bedeuten. Und die meisten sind nicht gut. Sicher, Sie können ehrlich müde sein. Aber es ist bekannt, dass sogar müde Ehefrauen ihrem begierigen Mann einen Quickie verpassen.

In der Regel stecken hinter diesen Entschuldigungen eine oder mehrere der folgenden wirklichen Bedeutungen:

Das Leben hat mir hart mitgespielt, und es fällt mir schwer, mit irgendjemandem, sogar mit dir, intim zu werden. (Mehr dazu in den Kapiteln 20, 21 und 23.)

Du bist so ein miserabler Liebhaber, dass mir der Sex mit dir einfach keinen Spaß macht. Da ist es absolut kein Wunder, dass ich nicht motiviert bin.

Ich war auf diesem Gebiet noch nie erfolgreich und will nicht noch einmal scheitern.

Du bist so berechenbar – du beginnst bei A, gehst zu B und endest bei C.

Ich bin wegen irgendetwas wütend auf dich und das ist die Vergeltung.

Wissen Sie, wer in den meisten Fällen (85 Prozent) die Entschuldigungen vorbringt? Die Frau. »Warum ist das so?« fragen Sie. »Ist das nicht eine Klischeevorstellung?« Beachten Sie, dass ich 85 Prozent sagte. Der Grund liegt darin, dass Männer nur einen Ort brauchen. Frauen brauchen einen Grund, eine Umgebung, bevor sie Teil einer sexuellen Symphonie sein wollen.

Männer haben Schwierigkeiten mit dem Vorspiel. Das ist eine Kunst, die den Männern nicht leichtfällt. Schließlich sollten sie die Klitoris nicht so reiben wie ein Baseballspieler den Baseball vor dem ersten Schlag. Männer würden in einer Mülltonne den Liebesakt durchführen, wenn das der einzige passende Ort in der Gegend wäre. *Ambiente* gehört nicht zu ihrem Wortschatz.

Aber für eine Frau ist das Vorspiel etwas ganz anderes. Dazu gehört: den Müll hinaustragen, mit den Kindern nachmittags ein paar Stunden in den Park gehen, die Zeitung zusammenlegen und die Krümel vom Küchenboden auffegen, im Wohnzimmer staubsaugen, wenn die Kinder ein Chaos hinterlassen haben. Und das ist das Wichtigste: ohne dass Sie darum gebeten wurden. Haben Sie das verstanden, meine Herren? Für die Frau bedeutet Vorspiel, dass der Mann von ihrer Welt Notiz nimmt und ihr hilft. Wenn Sie in die Welt der Frau eintreten, wenn Sie versuchen, die Dinge mit ihren Augen zu sehen und ihre Bedürfnisse zu erfüllen, dann werden Sie erstaunt sein, wie die Entschuldigungen dahinschmelzen.

Und meine Damen, das gilt auch für den Herrn in Ihrem Leben. Weisen Sie Ihren Mann nicht zurück wenn er um Sex mit Ihnen bittet. Er wird es persönlich nehmen – und er wird es an Ihnen auslassen. (Auch wenn Sie einen »netten Kerl« geheiratet haben, sexuelle Zurückweisung trifft das Herz eines Mannes.) Deshalb finden Sie einen Weg … seien Sie kreativ. Ich weiß, dass Sie das können. Sie sind schließlich eine Frau.

Von meiner Sande habe ich viel über Kreativität gelernt. Diese Frau ist erstaunlich. Wetten, dass Ihr Mann das auch von Ihnen sagt? Deshalb wischen Sie die Entschuldigungen beiseite und treten Sie in die Welt Ihres Mannes ein. Sie werden froh darüber sein.

Frage: *Mein Mann und ich nutzen die Methode der natürlichen Familienplanung. Bisher hat das für uns gut geklappt. Wir haben drei Kinder, von denen das älteste neun ist. Doch nach der Geburt unserer jüngsten Tochter vor sechs Monaten hat Rob aufgehört, mit mir Sex zu haben. Er hat Möglichkeiten gefunden, der Zeit im Schlafzimmer mit mir zu entgehen, indem er spät arbeitet und nach Hause kommt, wenn ich schon schlafe. Schließlich hatte ich den Mut, ihn gestern deswegen zu fragen und da fuhr er mich an: »Nun, Sex bedeutet Kinder, und man braucht nur einen Blick in dieses Haus zu werfen und versteht, dass wir keines mehr brauchen!« Wie soll ich um dieses Problem herumkommen?*

Ihr Mann hat recht. Es gibt keinen Weg, um dieses Problem herumzukommen. Ihre drei Kinder sind der Beweis. Sie sollten mit einem Frauenarzt sprechen und dann die verschiedenen Möglichkeiten überdenken – tun Sie das bald.

Mein Mann glaubt, ich arbeite nicht, weil ich als Mutter zu Hause bleibe. Ich kümmere mich um die Kinder, den Dreck und alles, was hier zu tun ist … Ich bin müde. Glauben Sie, dass ich nach alledem an Sex interessiert bin? Das kann doch nicht Ihr Ernst sein. Wie kann ich ihn dazu bringen, dass er mir hilft?

Sie müssten sauer sein. Ihr Mann ist ein Idiot und ich würde der Erste sein, der ihm das sagt. Wenn Sie diese schwere Entscheidung getroffen haben, zu Hause zu bleiben und sich um die Rasselbande zu kümmern, ist Ihr Mann ein Glückspilz. Er ist sehr respektlos, um nicht zu sagen chauvinistisch, wenn er Sie wie eine persönliche Dienerin oder einen Automaten behandelt. Sie fühlen sich zu Recht verletzt. Setzen Sie sich zur Wehr. Schreiben Sie ihm einen Brief oder eine E-Mail und nehmen Sie kein Blatt vor den Mund. Suchen Sie sich eine Tätigkeit für Samstag, wenn er zu Hause ist. Dann sagen Sie ihm: »Schatz, ich werde weggehen. Viel Glück mit den Kindern. In zwei Stunden bin ich zurück. Denk dran, das Baby muss um 1 Uhr zum Mittagsschlaf hingelegt werden.« Gehen Sie dann weg und tun etwas anderes – nur Sie, ohne Kinder! Schauen wir, wie es ihm ergeht?

Ich vergesse nie die Zeit, als meine Frau mit ein paar anderen Frauen aus unserer Kirche an einem Wochenende zu einer Konferenz fuhr. Ich hörte, wie sie Vorkehrungen traf, damit ihre Mutter zu uns kommt und sich um die Kinder kümmert. Unsere Töchter waren damals 3 Jahre und 18 Monate alt. Ich, als der wunderbare Ehemann, der ich bin, sagte: »Ach Schatz, ruf deine Mutter zurück. Ich will nicht, dass du dir deswegen Sorgen machst. Hör, ich werde die Kinder versorgen. Mach dir keine Sorgen. Geh einfach und mach dir eine schöne Zeit.«

Heute noch, nach all den Jahren, erinnere ich mich an jeden Augenblick dieses Tages. Als Sande am Samstagnachmittag um 5 Uhr nach Hause kam, beobachtete ich mit den Augen auf Halbmast, wie sie auf unser Haus zukam und dachte: *Gott sei Dank!*

Ich begrüßte sie: »Du bist zu Hause! Wie viele Tage warst du weg?«

Sie schaute mich an, als sei ich übergeschnappt. »Tage? Wovon sprichst du?« (Sie war erst am Morgen gegangen.) Dann schaute sie sich im Wohnzimmer um und fragte schockiert:« Was ist denn hier passiert?«

Ich antwortete: »Frag nicht so dumm. Ich habe das Wohnzimmer heute schon dreimal aufgeräumt!«

Ich kann Ihnen sagen, ein Kind kam durch die Hintertür auf einem kleinen Dreirad mit schmutzigen Rädern herein und ich wusste nicht einmal, wer das Kind war. Ich glaube nicht, unsere Kinder wussten, wer er war! Er flitzte einfach zur Hintertür herein und zur Haustüre hinaus. Es war die Hölle, den ganzen Nachmittag den Kindern hinterherzukommen.

Ihr Mann braucht etwas Unterricht in Realität. Er muss eine Zeit lang in Ihre Rolle schlüpfen, um die Arbeit wertzuschätzen, die Sie tun. Wenn er das tut, wird sich bei Ihnen manches ändern. Plötzlich werden Sie entdecken, dass Sie einen hilfsbereiten Mann haben … und Sie werden bereiter zu einem Liebesabenteuer im Bett sein.

Was ist denn bloß mit den Männern los? Mein Mann denkt, dass er mir beim Abendessen auf meine Fragen mit Grummeln antworten kann, dann sagt er mir beim Nachtisch, dass ich mich um den Ölwechsel des Autos kümmern soll, und sobald es dann Zeit fürs Bett ist, wirft er mir den bekannten Blick zu, der mich ins Schlafzimmer zu einem Liebesabenteuer locken soll. Gut. Grummeln und Ölwechsel sind vielleicht seine ganz spezielle Art von romantischen Gesprächen. Doch wieso wundert er sich dann, wenn ich plötzlich ein Buch hochinteressant finde?

Dabei ist es derselbe Mann, der mir immer Blumen oder Schokolade zu jedem Treffen mitbrachte, als wir noch befreundet waren. Es ist, als habe er die Hochzeit hinter sich gebracht und das als erledigt abgehakt … und ich glaube, seit wir verheiratet sind, steht Sex am Ende seiner abendlichen Checkliste. Was soll das?

Oft *denkt* ein Mann, dass er liebevoll und freundlich kommuniziert, aber es wird nicht so wahrgenommen. Deshalb ist die Kommunikation zwischen Mann und Frau so wichtig.

Frauen sind so geschaffen, dass sie sich eine Herzensverbindung wünschen. Sie brauchen emotionale Intimität, bevor sie sich bei körperlicher Intimität wohlfühlen. Wenn Ihr Mann nicht kommuniziert (außer mit Grummeln – das Ihnen nichts sagt, aber der männlichen Spezies alles – und einer Aufgabenliste für den nächsten Tag), warum sollten Sie sich ihm dann so nahe fühlen, dass Sie Ihren Körper mit ihm teilen wollen? Und wenn er die Arbeit, die Sie tun, nicht anerkennt, ist er einfach dumm. (Entschuldigung – Männer sind manchmal so dumm wie Stroh.)

Frauen sind so geschaffen, dass sie sich eine Herzensverbindung wünschen. Sie brauchen emotionale Intimität, bevor sie sich bei körperlicher Intimität wohlfühlen.

Erste Worte

»Wow, hast du das gesehen!« – Adams erste Worte, als er Eva erblickte.

»Tut mir leid, ich habe Kopfschmerzen.« – Evas erste Worte zu Adam.

Mit Ihrem begriffsstutzigen Mann müssen Sie unverblümt sprechen. Sagen Sie ihm offen, dass Sie sich benutzt vorkommen, wenn er Sie so behandelt, und dass das Ihr Interesse an Sex mit ihm nicht steigert. Ihr Interesse *würde* jedoch steigen, wenn er sich etwas mehr Gedanken über Ihren Tag machen würde und wenn er etwas täte, das zeigt, dass er an sie denkt und dass er auf Ihr Wohl aus ist.

Ich wünsche Ihnen viel Glück. Ein Mann kann doof sein, aber wenn Sie als Frau seine Weiterbildung in die Hand nehmen, ist er lernfähig.

Meine Frau scheint in letzter Zeit sehr müde und überfordert zu sein. Wir hatten seit einiger Zeit nicht viel Sex, aber ich kann ihr deswegen keine Vorwürfe machen. Sie hat viel um die Ohren. Aber mir fehlt der Sex. Haben Sie Vorschläge, die uns helfen, bis das Leben wieder seinen gewohnten Gang nimmt?

Ich bin froh, dass Sie diese Frage stellen. Haben Sie schon einmal den Satz gehört: »Sex beginnt in der Küche«? Dahinter steckt der Gedanke, dass ein Mann klug handelt, wenn er seine Frau *außerhalb* des Schlafzimmers liebt. Was bedeutet das? Es bedeutet, dass er ein Gehilfe ist. Er kann Windeln wechseln, Wäsche bügeln, den Kindern bei den Hausaufgaben helfen und die Kinder zu Bett bringen. Er fährt die Kinder manchmal sogar zur Schule. Er ist ein guter Papa und ein aufmerksamer Ehemann. Er hört seiner Frau zu, wenn sie ihm von ihrem Tag berichtet, weil er weiß, dass das für sie wichtig ist und weil sie eines Herzens sind. Er erzählt ihr Einzelheiten von seinem Tag, weil er weiß, dass sie das wissen möchte, um seinem Herzen nahe zu bleiben. Er setzt seine Autorität ein, um seine Frau zu schützen, ihr zu dienen und ihr eine Freude zu bereiten.

Sehen Sie, jeden Tag nimmt Ihre Frau gefühlsmäßig und seelisch Notiz davon, wie Sie mit ihr und den Kindern umgehen (falls Sie welche haben). Diese Gefühle stehen in engem Zusammenhang mit der Bereitschaft Ihrer Frau, Ihnen im Schlafzimmer entgegenzukommen, und sei es für einen Quickie.

Wie steht es bei Ihnen in punkto Sex außerhalb des Schlafzimmers? Gibt es Möglichkeiten, Ihrer Frau etwas abzunehmen, damit sie etwas Zeit für Sie aufsparen kann?

Darum geht es in der Liebe, der Partnerschaft – der Ehe.

Wir haben drei Kinder im Teenageralter. Meine Frau kann abends einfach nicht entspannen, um Sex zu haben. Sie fragt sich immer, was sie gerade anstellen. Haben Sie eine Idee? Außer zu warten, bis die Kinder aus dem Haus sind?

Hat Ihre Frau einen Grund, sich über die Kinder Sorgen zu machen? Wenn ja, ist das ein anderes Problem! Noch dazu eines, mit dem Sie sich sofort befassen sollten. Doch Sie haben recht – warten, bis sie aus dem Haus sind, ist keine Alternative.

Kinder jeden Alters können Störenfriede beim Sex sein. Schließlich denken Kinder nur an sich. Ich sage immer, Kinder sind lust- und genussorientiert, und meistens habe ich hier recht. Deshalb sollten einige grundlegende Regeln und Sicherheitsvorkehrungen getroffen werden.

Sperren Sie die Schlafzimmertür ab, damit Sie sich nicht Sorgen machen müssen, im Adams- bzw. Evakostüm überrascht zu werden.

Packen Sie den Stier bei den Hörnern und bestellen Sie einen Babysitter, wenn Sie sich Sorgen machen. Ja, Ihre Kinder werden davon nicht begeistert sein, aber wenn Sie diese Lösung absolut nicht leiden können, lernen sie vielleicht, sich zu benehmen.

Gehen Sie mit Ihrer Frau essen und machen sich dann zu einem stressfreien Liebesabenteuer auf. Reservieren Sie ein Zimmer in einem Hotel. Bitten Sie eine Nachbarin, die Nacht bei Ihnen zu Hause zu verbringen und revanchieren Sie sich an einem anderen Abend.

Lassen Sie sich etwas Kreatives einfallen, das Ihre Frau genügend überrascht, sodass sie nicht nur die Kinder im Kopf hat.

Eines Tages werden diese Kinder studieren, arbeiten, von zu Hause ausziehen (hoffen wir es). Wer bleibt dann zurück? Sie beide.

So gesehen sieht doch alles anders aus.

Meine Frau sagt, sie hat kein »Verlangen« mehr nach Sex. Wenn ich das höre, gerate ich fast in Panik. Ich kann mir nicht vorstellen, den Rest meines Lebens ohne Sex zu verbringen. Gibt es eine Art Viagra für Frauen?

Ja, aber Frauen nehmen es nicht. Der Mann muss es ihr geben. Viagra für eine Frau ist, sie zärtlich und liebevoll im Arm halten, ihr zuhören, mit ihr sprechen, Ihre Gefühle mitteilen und ihr helfen, Auseinandersetzungen zu gewinnen, während sie Ihnen hilft, Auseinandersetzungen zu gewinnen, damit Sie harmonisch miteinander leben können. Das ist Viagra für eine Frau. Damit wird Ihre Frau wirklich im Schlafzimmer auf Sie eingehen. Was machen Sie in dieser Hinsicht?

Und das ist die andere Seite: Wenn Sie sich bemühen, Ihrer Frau zu Diensten zu sein und ihr Freude zu bereiten, dann will sie Ihnen in jeder Hinsicht auch Freude bereiten. Sie wird Ihre beste Freundin und Vertraute werden. Bei ihr wird die Flamme entfacht, und sie wird Ihre Flamme entfachen.

Es wird also Zeit, dass Sie Ihre Frau wieder umwerben. Um dafür in Stimmung zu kommen, sollten Sie eine Liste mit den 40 besten Eigenschaften Ihrer Frau erstellen. Hängen Sie die Liste so auf, dass Sie sie jeden Tag sehen. Schreiben Sie ihr kurze Mitteilungen. Geben Sie ihr einen Kuss (ohne dass dies zu Sex führt). Behandeln Sie Ihre Frau liebevoll und freundlich. Denken Sie Tag und Nacht an sie. Dabei werden sich Ihre eigene Einstellung und Ihre Gefühle verändern (das Komische ist, dass die Gefühle Ihren Gedanken folgen). Beobachten Sie dann, was in Ihrem Sexleben geschieht. Es mag eine gewisse Zeit dauern, aber das ist das Viagra, das Ihre Frau braucht.

Wenn Ihre Frau weiterhin nicht viel Interesse an Sex zeigt, sollte sie zu einem Arzt gehen. Vielleicht hat sie auf anderen Gebieten auch Probleme.

Anleitungen für Romantik zu Hause (für Männer)

- Zünden Sie ein Feuer an (natürlich nur, wenn Sie einen Kamin haben).
- Bereiten Sie das Abendessen vor, bevor Ihre Frau nach Hause kommt (etwas andres als Tiefkühlpizza).
- Decken Sie den Tisch mit echten Stoffservietten und Kelchgläsern.
- Machen Sie das Bad sauber.
- Stellen Sie den Fernseher aus und legen Sie die Lieblings-CD Ihrer Frau auf.
- Bringen Sie die Kinder für eine Nacht bei der Oma unter.

Auf den Punkt gebracht

Was bedeuten Entschuldigungen wirklich?

Kurz gesagt, sie bedeuten: »Ich fühle mich nicht geliebt.« »Ich fühle mich dir nicht verbunden.« »Ich glaube nicht, dass ich dir wirklich wichtig bin. Dir ist nur wichtig, was ich für dich tun kann.«

Sex ist zu wichtig, um ihn sein zu lassen. Ich habe immer schon gesagt: »Der Zustand des Sexes in Ihrer Ehe spiegelt den Zustand Ihrer Ehe wider«, und das trifft wirklich zu.

Sich Zeit füreinander nehmen bedeutet Prioritäten setzen, einander achten und sich selbst dem anderen völlig hingeben, um eins zu werden. Ihre Ehe ist zu wichtig. Hauen Sie sich selbst nicht übers Ohr.

14

Frau Langeweile und Herr Routine im Schlafzimmer

Werden Sie unberechenbar.

Es gibt Menschen, die immer auf die gleiche Weise essen, sich auf die gleiche Weise die Zähne putzen und überhaupt in ihrem Leben immer alles auf die gleiche Weise tun. Viele von ihnen sind Erstgeborene, Perfektionisten, leistungsstarke Personen. So sind sie. Ich muss es wissen, denn ich bin mit einer solchen Person verheiratet.

Doch was geschieht, wenn zwei solche Menschen heiraten? Das Ergebnis ist (gähn) langweilig und berechenbar: »Frau Langeweile und Herr Routine«. Wenn das auf Sie und Ihren Ehepartner zutrifft, dann ist es kein Wunder, dass es bei Ihnen im Bett nicht so richtig abgeht. Sie langweilen einander zu Tode.

Wie wäre es, das zu ändern? Wie wäre es, wenn Sie, als Frau, die Hand Ihres Mannes ergreifen und dahin führen würden, wo Sie die Hand haben möchten? Würde das ein Erdbeben hervorrufen? Wäre es das Ende der Welt? Nein, aber vielleicht würde in Ihrem Ehebett ein kleines Erdbeben entstehen. Und wissen Sie was? Es würde Spaß machen.

Warum nicht einen Versuche wagen, die Dinge etwas aufregender zu gestalten? Warum sagen Sie nicht: »Schatz, wärst du bereit, etwas auszuprobieren? Leg dich auf den Rücken. Ich will dir etwas zeigen.« Wenn Ihr Ehepartner nicht bereit ist, ausgefahrene Gleise zu verlassen, dann machen Sie doch den Anfang. Nehmen Sie, im wahrsten Sinne des Wortes, seinen oder ihren Körper in die Hand.

Warum schicken Sie die Kinder nicht für die Nacht zur Oma und begrüßen ihn bei seiner Rückkehr von der Arbeit in einer

Kleidung, die ganz anders ist als das, was Sie sonst tragen – einfach, um ihm zu zeigen, dass man Dinge anders machen kann? Ich versichere Ihnen, der Mann würde noch an der Tür die Kinnlade – und den Laptop – fallen lassen. Und Sie bräuchten sich nicht allzu sehr über den Rest des sexuellen Intermezzos den Kopf zerbrechen. Er wird schockiert sein und deshalb können Sie ihn überallhin führen.

Warum probieren Sie es nicht einmal aus? Es könnte Ihnen gefallen ... und Ihr Ehepartner könnte einfach begeistert sein.

> ***Frage:*** *Als wir das erste Mal Sex hatten, geschah es einfach so. Es war wunderschön. Danach ist mein Mann fast so etwas wie ein Sexroboter geworden, der einen Schritt nach dem anderen ausführt und die ganze Zeit das Gleiche macht. Ich kann es nicht ausstehen, aber ich möchte seine Gefühle nicht verletzen. Was mir an einem Tag gefällt, gefällt mir am nächsten Tag nicht unbedingt. Aber ich weiß, dass er das nicht kapiert.*

Sind Sie sicher, dass er das nicht kapiert? Haben Sie versucht, mit ihm zu sprechen? Wissen Sie, Männer können keine Gedanken lesen. Die meisten Männer brauchen klare, direkte Informationen in kurzen Sätzen, um zu verstehen, was eine Frau denkt und fühlt.

Sätze, wie diese: »Schatz, ich muss mit dir über etwas sprechen. Weißt du, am Samstag, als wir Sex hatten, war es wunderbar. Ich fühlte mich so toll und dir so nahe. Es war unglaublich. Als wir dann das nächste Mal Sex hatten, hast du versucht, das zu wiederholen, was am Samstag geschehen ist. Ich weiß nicht, ob es nur mir so geht oder ob jede Frau diesbezüglich gleich ist, aber was mir wirklich gefällt, ist, wenn es Abwechslung gibt und du es anders machst.«

Und dann führen Sie Ihren Mann durch das, was Ihnen gefällt. »Überrasche mich. Fang nicht immer hier an. Wie wäre es, wenn du da anfängst?« (Blinzeln Sie ihm zu.) »Und wenn wir schon dabei sind, möchtest du, dass *ich* etwas anderes für dich mache? Ich würde so gerne etwas tun, was dir gefällt.«

Wenn Sie sich so an Ihren Mann wenden, kritisieren Sie ihn nicht. Die meisten Männer werden nicht äußerlich verärgert, wenn sie kritisiert werden, sie werden nur still und verschlossen. Männer sind wie U-Boote. Wenn sie verletzt werden, gehen sie unter Wasser und tauchen nicht mehr auf. »Tödliche Tiefen«, wie es in dem alten Kriegsfilm heißt.

Gehen Sie behutsam mit den Gefühlen Ihres Mannes um. In seiner Brust schlägt das Herz eines kleinen Jungen. Ein Herz, das Sie so sehr liebt, auch wenn er es nicht mit Worten ausdrücken kann.

Gehen Sie behutsam mit den Gefühlen Ihres Mannes um. In seiner Brust schlägt das Herz eines kleinen Jungen. Ein Herz, das Sie so sehr liebt, auch wenn er es nicht mit Worten ausdrücken kann.

Ich gestehe es: Unser Sexleben ist so routinemäßig und langweilig, dass wir beim Sex fast einschlafen. Haben Sie einen Vorschlag, wie wir wieder Schwung hineinbringen können?

Wenn Sie so gelangweilt sind, frage ich Sie, was *Sie* getan haben, um Leben hineinzubringen? Es ist leicht, sich wie ein Sandsack hinzulegen und zu sagen, dass Ihr Sexleben langweilig ist. Schuldzuweisungen funktionieren nie. Sie müssen Ihren Teil beitragen. Zu einer Ehe gehören zwei, und Sie sind einer dieser zwei.

Warum versuchen Sie nicht etwas Lustiges? Schicken Sie Ihrem Mann zur Arbeit ein Foto von sich in aufreizender Wäsche. Gehen Sie zelten und bringen Sie ein paar zusätzliche Handtücher für wilden Sex in der Wildnis mit. Seien Sie kreativ. Ich weiß, dass Sie das können!

Das Wichtigste ist Ihre Einstellung zu Sex und dass er zu einer Priorität für Ihr Leben als Paar wird. Allzu leicht wird Sex hintangestellt. Die Kinder und die Arbeit werden zu wichtig und nehmen zu viel Raum ein. Tun Sie alles, damit es bei Ihnen nicht so weit kommt.

Es ist so anstrengend, kreative Ideen auszudenken, um meinen Mann glücklich zu machen. Manchmal muss ich mich fragen:

Lohnt es sich überhaupt? Würde es ihm fehlen, wenn ich den Sex einfach vergessen würde?

Ich sage es ganz offen. Wenn Sie sexuell nicht an Ihrem Mann interessiert sind, wird er das persönlich nehmen.

Sicher gibt es Zeiten, an denen Sie überhaupt nicht interessiert sind – zum Beispiel einen Tag vor dem Einsetzen Ihrer Periode, wenn Sie Bauchkrämpfe haben und sich aufgedunsen fühlen. Aber Ihr Mann hat trotzdem Bedürfnisse. Wären drei Minuten für den Mann, den Sie lieben, zu viel gefragt? Hier kommt ein Quickie ins Spiel – ein Handjob zur rechten Zeit. Sie können Ihrem Mann im Nu zu Gefallen sein, ohne die Mühe, das volle Programm durchzuziehen. Und wer weiß? Wenn Sie beobachten, wie er glücklich wird, bringt Sie das möglicherweise auch in Stimmung.

Manche Frauen werden das lesen und mich dann als Verkörperung des Bösen abschreiben, weil ich vorschlage, dass Sie als Frau Ihrem Mann zu Gefallen sein sollen, ohne selbst etwas davon zu haben. Aber wenn Sie als Team gut zusammenarbeiten wollen, müssen Sie erkennen, dass die unterschiedliche Physiologie von Mann und Frau diese Denkweise erforderlich macht.

Manche unter Ihnen haben die Einstellung, dass in einer Ehe alles 50/50 sein muss. Nun, das Ziel ist 100/100, aber in der Praxis gibt es Zeiten, in denen aus verschiedenen Gründen dem nicht so ist. In diesen Zeiten ist es Ihre Aufgabe, kreativ zu werden. In drei bis zehn Minuten können Sie einen glücklichen und zufriedenen Mann haben. Und ein glücklicher und zufriedener Mann wird auch auf anderen Gebieten etwas leisten. Einfach abwarten.

Ich habe wirklich auf sexuellem Gebiet Schwierigkeiten in meiner Ehe. Mein Mann ist so … berechenbar. Ich könnte einschlafen und immer noch ein Rollenspiel von dem, was geschehen ist, vorführen, denn es ist, als habe er sein Skript auswendig gelernt. Meine beste Freundin sagt: »Er wird sich nicht ändern. Erinnerst du dich, dass du mir einmal gesagt hast: ›Das hat dir doch immer gefallen. Was ist jetzt anders?‹

Hör, der Mann hat keine Ahnung ...« Gibt es Hoffnung für mich?

Wie würde es Ihnen gefallen, wenn Ihr Mann vor seinen Arbeitskollegen Ihr Gewicht, die Größe Ihrer Brüste und Oberschenkel und Ihre Kleidergröße ausposaunen würde?

Genau das tun Sie ihm an. Sie sprechen mit Ihrer *Freundin* über Ihr Sexleben? Das ist eine Verletzung Ihres Eheversprechens. Ihr Mann würde sagen: »He, Schatz, was zwischen dir und mir in dieser Ehe geschieht, das bleibt zwischen dir und mir.« Und da sollte es tatsächlich bleiben, außer Sie beide nehmen professionelle Beratung in Anspruch.

Es ist ein Unterschied zwischen dem gemeinsamen Gespräch mit einem vertrauenswürdigen Berater und dem Klatschen mit einer Freundin über Ihren Mann. Wenn Sie Ihren Mann fortjagen und gegen sich aufbringen wollen, dann ist das eine geeignete Methode. Aber wollen Sie das wirklich?

Ich schlage Ihnen einen Versuch vor. Zählen Sie die Zahl der Freundinnen, die Sie haben. Zählen Sie dann an einer Hand die engen Freunde, die Ihr Mann hat. Ich sagte, »an einer Hand« als Witz. Sie brauchen nicht einmal eine Hand. Ihr Zeigefinger genügt. Wenn er so wie die meisten Männer ist, hat er keine Freunde, mit denen er sich aussprechen kann. Sie als Frau sind ein Beziehungsmensch, aber er hält sich von Natur aus die Menschen vom Leibe. Das bedeutet, dass Sie der Partner für all seine emotionalen Beziehungen sind. Das sagt viel über Sie und das Vertrauen, das er zu Ihnen hat, nicht wahr?

Sie hatten das Glück, dass Sie zu Ihrem Mann eine enge Verbindung aufgebaut haben und zur wichtigsten Person seines Lebens geworden sind. Erweisen Sie ihm jetzt Achtung. Sprechen Sie freundlich, nicht fordernd mit ihm. Sagen Sie ihm, wie sehr Sie ihn lieben und wertschätzen. Sagen Sie ihm, dass Sie etwas Neues ausprobieren wollen ... und dass Sie jetzt in der richtigen Stimmung dazu sind. Fügen Sie dem einen vielsagenden Blick hinzu. Das müsste genügen, Ihren lebenslustigen Mann bereit zu machen, etwas auszuprobieren, das ein bisschen anders ist. Viel Spaß!

Wir sind schon länger verheiratet und haben keine neuen Ideen mehr, die Spaß machen. Hilfe!

Wenn Sie ein Mann sind: Wann haben Sie Ihre Frau das letzte Mal überrascht und alles organisiert, um sie zu einem ganz besonderen Ort zu bringen? Wann haben Sie ihr das letzte Mal eine Grußkarte mit einer zärtlichen Botschaft geschickt, von Ihrem Herzen zu ihrem Herzen? Wann haben Sie das letzte Mal ein Stück Seife genommen und ein großes Herz auf den Spiegel gemalt, vor dem sie sich morgens fertig macht, zusammen mit einem kleinen Zettel, auf dem steht, wie sehr Sie wertschätzen, was sie für die Familie tut?

Denken Sie so darüber: Im Leben bekommt man das, wofür man bezahlt. Das gilt auch für Sex und Ihre Frau. Sie bekommen, wofür Sie bezahlen (in Zeit, Geld und Kraft). Wenn es etwas gibt, das eine Priorität in Ihrem Leben sein sollte, dann ist es Sex. Warum tun Sie also nicht etwas Aufregendes? Behandeln Sie Ihre Braut wieder wie eine Braut. Wenn Sie das tun, wird Ihre Frau, die wie ein Römertopf reagiert (also nur langsam warm wird), vielleicht plötzlich zu einem Mikrowellenherd werden. Und passen Sie auf: Sie wird hinter Ihnen her sein.

Wenn Sie eine Frau sind: Wie wäre es mit kleinen Mitteilungen, die Sie in die Brieftasche oder Vesperbox Ihres Mannes legen, wie: »Tolle Nachricht! Die Kinder sind heute Nacht bei Oma und Opa. Ich habe ein paar hübsche Klamotten, die ich anziehen möchte. Bis nach der Arbeit.«

Wenn ein Mann diese Nachricht um 10 Uhr morgens bekommt, was hat er dann den ganzen Tag über im Kopf? Sein Motor läuft heiß, das kann ich garantieren. Seine Frau wird den ganzen Tag lang in seinen Gedanken sein, egal welche Fristen er einhalten muss. Es macht nichts, dass sein Chef ein Trottel ist oder dass er einen Beruf ohne Zukunft hat, den er hasst, oder dass er Migräne hat. All das wird plötzlich im goldenen Schein seiner Vorfreude verschwinden. Und er wird dieser Frau zu Gefallen sein wollen!

Wie mein Freund Moonhead meinte: »Wenn du nach dem Sex keine Dusche brauchst, dann war es kein toller Sex.«

Sie werden erstaunt sein, wie glücklich der Kleine Freund und das kleine Fräulein Reizvoll mit ein bisschen Nachdenken und ein bisschen Planung werden können – und wie lang die Erinnerung daran anhält.

5 Möglichkeiten, die Routine zu durchbrechen

1. Lieben Sie die Füße Ihres Ehepartners leidenschaftlich (jedem gefällt eine gute Massage).
2. Massieren Sie den Kopf Ihres Ehepartners.
3. Duschen Sie zusammen.
4. Legen Sie sich voll angezogen ins Bett; Ihr Ehepartner weiß schon, wie er diese Kleider von Ihrem Leib bringt.
5. Reiben Sie sich gegenseitig Ihre Körper mit Duftöl ein.

Seit dem ersten Jahr unserer Ehe ist unser Sexleben den Bach runtergegangen. Meine Frau ergreift beim Sex nie die Initiative und küsst mich kaum. Ich habe es satt, zurückgewiesen zu werden. Der Gedanke, dass die nächsten 50 Jahre so sein könnten, macht mich depressiv.

Dann ist es an der Zeit etwas zu tun, bei dem Sie sich unbehaglich fühlen. Sonst wiederholen Sie ständig dasselbe Beziehungsmuster. Es gibt viele Dinge, die Sie tun können, um Ihre Ehe anregender und Ihr Sexleben bedeutender zu machen. Aber wissen Sie, alles läuft auf Beziehungen hinaus und auf die Opfer, zu denen Sie füreinander bereit sind. Beginnen Sie mit einem Gebiet, bei dem Sie sich unbehaglich fühlen. Was haben Sie zu verlieren, wenn in Ihrem Leben sowieso nicht viel geschieht?

Ich möchte Ihnen ein Beispiel aus meiner persönlichen Erfahrung geben. Nehmen wir an, dass meine Frau gesittet ist, okay? Wenn wir in einem Hotelzimmer sind und sie aus der Dusche kommt, sehe ich sie dann? Nein, ich sehe ein Handtuch mit der Aufschrift »Holiday Inn«. So ist die Frau eben. Sie zieht sich in ihrem begehbaren Kleiderschrank an. Sie ist erzkonservativ.

Wir haben immer unseren Hochzeitstag gefeiert. (Ich glaube, eine Ehe ist ein Fest wert.) Einmal im Jahr, am 5. August, gebe ich mir ganz besondere Mühe, um sicherzustellen, dass Sande versteht, wie froh und glücklich ich bin, dass sie meine Braut ist.

Im Sommer leben wir im Westen von New York, also nicht sehr weit von Toronto in Kanada. Es lohnt sich wirklich, Toronto zu besichtigen. Und wie ich schon sagte, ist meine Frau von 5-Sterne-Restaurants begeistert. Ich mag diese Restaurants gar nicht. Aber wissen Sie was? Ich möchte ihr eine Freude machen. Wohin gehe ich also mit ihr? In ein 5-Sterne-Restaurant.

In einem Jahr bestellte ich Tickets für das *Phantom der Oper*. Am folgenden Abend reservierte ich für halb acht Uhr ein Essen in einem 5-Sterne-Restaurant. (Ich selber würde am liebsten um 17 Uhr zu Abend essen, und je weniger Besteck und Geschirr, umso besser. Verstehen Sie? Ich tat alles, um meine Braut glücklich zu machen.)

Ein Rückblick auf jenen Abend. Es ist halb acht und Sande ist immer noch im Badezimmer und macht sich fertig. Also rufe ich: »He Schatz, beeil dich! Sie werden den Tisch für uns nicht ewig reserviert halten.«

»Ich komme gleich, Liebling.«

Ja, gleich. Ich kenne Sande!

Zehn Minuten später gehe ich immer noch im Zimmer auf und ab, in Anzug und Krawatte. (Ansonsten sieht man mich nur bei Beerdigungen in Anzug und Krawatte.)

Schließlich kommt sie heraus ... in einem Negligé – einem durchsichtigen Negligé. Meine Frau! Die Baptistin!

Ich starre sie an und stammle: »Ich verstehe ... nichts.«

Plötzlich klopft jemand an die Tür. Sande eilt ins Badezimmer zurück und schlägt die Tür zu. Ich stehe da wie ein Reh vor den

Scheinwerfern eines Autos. Irgendwie habe ich es fertiggebracht, zur Tür zu gehen und sie aufzumachen.

Ein Mann stand draußen, ich weiß nicht, was er als Erstes sagte. Aus meinem Gesichtsausdruck hat er wohl geschlossen, dass ich krank bin oder etwas Ähnliches. Schließlich drangen seine Worte in mein verdattertes Gehirn.

»Mein Herr, ich habe Ihr Essen. Darf ich es hereinbringen?«

»Sicher.«

Also bringt er es herein. Immer noch verstört unterschreibe ich irgendetwas.

Als er wieder weg ist, kommt Sande wieder aus dem Badezimmer ... immer noch in dem durchsichtigen Nachthemd ... und sie hält zwei kleine Kerzen in der Hand.

Sie kommt auf mich zu. »Leemie, Leemie, es ist okay. Ich habe nur gedacht, wir gehen heute nicht zum Essen aus.«

Ich sagte: »Okay.«

Mehr Einzelheiten bekommen Sie nicht. (Ich habe Bedenken bei den Geschichten, die ich erzähle.) Aber ich sage Ihnen, es war großartig.

Wollen Sie einen 40-jährigen, einen 50-jährigen oder einen 60-jährigen Mann ein paar Tage lang zum Lächeln bringen? Dann treten Sie in einem durchsichtigen Nachthemd aus dem Badezimmer. Warum war dieser Abend für mich besonders überwältigend? Weil ich weiß, dass Sande nicht so ist. Sie hat das nur für mich, ihren Mann, getan, um mich zu überraschen. Und es war eine Überraschung, die ich nie vergessen werde.

Wollen Sie einen 40-jährigen, einen 50-jährigen oder einen 60-jährigen Mann ein paar Tage lang zum Lächeln bringen? Dann treten Sie in einem durchsichtigen Nachthemd aus dem Badezimmer.

Ich kann Ihnen noch etwas sagen. Ich tue auch alle möglichen Dinge für meine Frau. Darum geht es doch in der Ehe – wissen, was die Bedürfnisse Ihrer Frau sind, wissen, was die Bedürfnisse Ihres Mannes sind, und diesen immer wieder mit einem fröhlichen Gesicht nachkommen.

Und auch ein paar Überraschungen.

Auf den Punkt gebracht

Warum geben Sie sich mit Langweiligem und Routine zufrieden? Sie haben Besseres verdient.

Der kluge Mann überrascht seine Frau mit Blumen und einem neuen Nachthemd. Die kluge Frau schreibt Ihrem Mann eine E-Mail am Hochzeitstag (oder einem anderen Tag des Jahres) und sagt: »He, ich habe eine Idee. Ich habe 50 Euro. Wenn du auch 50 Euro hast, treffe ich dich im Hotel Traube. Glaube mir, ich muss dir etwas zeigen. Und rate mal, was? Wer als Erster dort ist, muss nicht bezahlen.«

Ich kann garantieren, dass dieser Mann seinen Computer ausschaltet und so schnell seine Füße ihn tragen können aus dem Büro stürmt. Wer wollte so etwas versäumen?

Also haben Sie Spaß. Entführen Sie Ihren Ehepartner. Handeln Sie so, wie Sie es taten, als Sie noch befreundet und nicht verheiratet waren. Erneuern Sie den Funken Ihrer Intimität. Dann kommen Sie in den Genuss einer angenehmeren, befriedigenderen Ehe, in der Sex mehr Spaß macht als Sie sich je träumen ließen.

15

Fettpölsterchen können sexy sein!

Warum sind Sie nicht etwas nachsichtiger mit sich selbst?

Ich vergesse nie eine gewisse Morgensendung in *Good Morning America,* bei der ich als Gast über Ehe- und Familienfragen sprach. Dazwischen kam ein Werbespot über Barbiepuppen. »Schaut, wie perfekt sie alle sind«, war mein Kommentar. Interessant, auf was sich die Werbeagenturen konzentrieren. Und auf welche unrealistischen Normen wir hereinfallen und sie für das Ideal halten, dem wir entsprechen wollen. Jemand spöttelte einmal, dass im wirklichen Leben eine Person mit einer Barbie-Puppen-Figur nicht aufrecht gehen könnte, mit solch winzigen Füßen, runden Hüften und dem »oberlastigen« Busen.

Gehen Sie doch einmal in eine Fußgängerzone, setzen Sie sich auf eine Bank und schauen sich in aller Ruhe ganz genau die vielen Leute an, die vorbeigehen. Wie viele richtig gut aussehende, mannequinähnliche, unter 55 Kilogramm wiegende Frauen sehen Sie? Wie viele attraktive, gut gebaute Männer mit Waschbrettbauch entdecken Sie? Wie viele Menschen sind wirklich todschick gekleidet, haben eine vollkommene Figur und lange Beine, die tatsächlich in Miniröcken gut aussehen? Wie viele Personen lassen Ihnen das Blut in den Adern erstarren und ausrufen: »Oh, schau dir *das* an!« Ist es eine von 500? Oder eine von 1 000? Oder von 2 000? Sagen Sie es mir.

In Wirklichkeit sind die meisten von uns doch im besten Falle durchschnittlich. Vielleicht gefällt es Ihnen jetzt nicht, sich das selbst einzugestehen. Kein Mensch will durchschnittlich genannt werden, doch die meisten von uns sind es eben nun einmal. Wir gehören einfach zu der wunderbaren riesigen Kategorie »mittelprächtig«.

Und doch vergleichen wir uns bei fast jeder Gelegenheit mit anderen: *Ich bin zu alt. Ich habe Speck auf den Hüften. Meine Brüste könnten größer sein* ... Die Liste lässt sich mühelos ins Unendliche fortsetzen.

Da Sex etwas sehr Intimes ist, kommt das Vergleichsspiel ganz besonders im Sexleben eines Menschen zum Vorschein. Warum wollte er mit mir Sex haben? Ich habe in den letzten Jahren fünfzehn Kilo zugenommen und meine Oberschenkel sehen aus wie Baumstämme.

Aber ich kann Ihnen versichern, meine Damen, wenn Ihr Mann Sie erst einmal im Bett hat, denkt er ganz bestimmt nicht an diese kleinen Fettpölsterchen. Er denkt vielmehr an Ihre Brüste, die jetzt voller sind, und an einen anderen kleinen Bereich, der für ihn noch faszinierender ist als Ihre Oberschenkel, die ihre eigene Schönheit und Verlockung haben. Wenn er in diesem Augenblick nur an Ihre Fettpölsterchen denken würde, dann müsste er dringend einmal zum Arzt gehen, weil mit ihm irgendetwas nicht stimmt.

Es ist eine Tatsache, dass wir mit dem Alter breiter werden. Oder verteilt sich das gleiche Gewicht nur etwas anders? Egal, Sie können das alles nicht so ernst nehmen. Seien Sie nicht so streng mit sich. Akzeptieren Sie Ihre Fettpölsterchen und gehen Sie zur Tagesordnung über.

> **Frage:** *Meine Frau hat einen wirklich schönen Körper und ich liebe jeden Zentimeter davon. (Übrigens trägt sie Größe 40.) Aber wenn wir zum Sex bereit sind, schaltet sie immer das Licht aus und deckt sich bis zum Kinn zu. Dabei will ich sie doch unbedingt sehen. Ich schaue sie gerne an. Das törnt mich an. Sie ist eine hinreißende Frau und Gott schenkte sie mir vor neun Jahren. Wie kann ich ihr verständlich machen, dass sie die Einzige ist, die ich liebe, und dass sie für mich jedes Jahr sexuell attraktiver wird?*

Warum Models so gut aussehen. Die Tricks der Branche

- Ihr Foto wurde zigmal aufgenommen und die beste Aufnahme wird ausgewählt.
- Sie haben eine Visagistin und einen Friseur.
- Ihre Kleider werden sorgfältig von einem Modeschöpfer ausgewählt, damit sie ihnen ausgezeichnet stehen, und die Kleider sind an den richtigen Stellen mit Nadeln festgesteckt, damit sie sich tadellos um ihren Körper schmiegen.
- Sie tragen zu allem hochhackige Schuhe, damit sie größer aussehen und damit sich das Gewicht auf mehr Länge verteilt.
- Jeder Makel wird wegretuschiert.

Schön für Sie! Sie haben die richtige Einstellung. Über 99 Prozent der Frauen applaudieren Ihnen und wollen *Sie* zum Ehemann. Sie haben Ihre Prioritäten richtig gesetzt.

Wie können Sie Ihrer Frau verständlich machen, wie schön sie ist? Liebkosen Sie sie. Wispern Sie ihr Liebesgeflüster ins Ohr. Nennen Sie sie hinreißend. Bringen Sie ihr Blumen mit. Umwerben Sie sie wie verrückt. Wenn sie sich an ihrem Gewicht stört, dann sagen Sie ihr, dass Sie sie so lieben wie sie ist. Bieten Sie ihr an, mit ihr einkaufen zu gehen, um ein heißes neues Kleid zu kaufen – etwas, das sie nur für Sie tragen kann. Allmählich wird Ihre Frau mit ihrem Körper unbefangener umgehen lernen (zumindest mit Ihnen). Und dann freuen Sie sich auf den Spaß, den Sie haben werden! Machen Sie so weiter wie bisher. Ich feuere Sie vom Spielfeldrand aus an.

Wenn mein Mann und ich Sex haben, dann kann ich nicht anders als mich mit seiner hinreißenden Exfrau zu vergleichen.

Ich weiß, dass ich mich unmöglich mit ihr messen kann (Blondine 90-65-90) und ich fühle mich wirklich hässlich. Ich sehe die Enttäuschung in den Augen meines Mannes, wenn ich mich bei unseren Sexspielen zurückhalte und scheu werde, aber ich kann nicht anders. Wie kann ich diese Minderwertigkeitskomplexe überwinden?

Hat Ihr Mann jemals zu Ihnen gesagt, wie schön seine Exfrau war? Oder wie gut sie im Bett war? Wenn ja, dann nehme ich ihn mir persönlich vor und gebe ihm eines auf die Mütze. Wahrscheinlich hat er so etwas aber nicht gesagt. Sie haben diese Frau nur irgendwann getroffen oder ein Bild von ihr gesehen und stellen deshalb Vermutungen über ihr Sexleben an. Wenn Fräulein Blondine 90-65-90 so hinreißend und perfekt war, warum ist dann Ihr Mann bei Ihnen? Es muss einen Makel an ihrem Charakter oder in ihrer Beziehung gegeben haben. Warum lassen Sie zu, dass diese Frau Ihr Sexleben beherrscht?

Konzentrieren Sie sich auf die Wirklichkeit, dass Ihr Mann Sie erwählt hat. Er hat mit seiner Exfrau abgeschlossen. Offensichtlich hat sie Ihnen nichts voraus, weil *Sie* den Preis gewonnen haben: Ihren Mann. Bemühen Sie sich um diesen Mann wie um den Preis, der er ist. Schaffen Sie einige neue sexuelle Erinnerungen mit ihm, damit seine Erinnerungen an die Blondine verblassen. Das ist doch eine interessante Aufgabe … für Sie beide.

Meine Frau hat zwei Kinder geboren, deshalb ist sie nicht mehr so hübsch drall wie früher. Da meine Mutter immer so schlampig herumgelaufen ist, als ich Kind war (sie ging sogar in der Trainingshose einkaufen, was meinen Vater auf die Palme brachte), ist es mir wichtig, eine Frau zu haben, die auf ihr gutes Aussehen Wert legt. Aber jedes Mal, wenn ich etwas über ihr Gewicht oder eine Diät sage, stellt sie mich zwei Wochen lang im Schlafzimmer kalt. Wie kann ich ihr zeigen, dass ich sie liebe wie sie ist, dass ich aber auch möchte, dass sie so gut wie möglich aussieht?

An wen denken Sie wirklich mit Ihrer Frage – an Ihre Frau oder an sich? Haben Sie das Wohl Ihrer Frau im Sinn oder wollen Sie einfach nicht mit einer Frau in Verlegenheit gebracht werden, die »schlampig« aussieht (wie damals Ihre Mutter)? Bevor wir zu Ihrer Frau kommen, müssen Sie sich etwas eingehender mit Ihrer eigener Vergangenheit befassen und wie Ihr Vater mit Ihrer Mutter umging. Hat Ihre Mutter möglicherweise zugenommen und Trainingshosen getragen, um Ihrem Vater das Interesse an Sex mit ihr zu nehmen? Wie war die Beziehung Ihrer Eltern? Und welchen Einfluss hat das auf Sie gehabt, sowohl als Kind als auch jetzt, wo Sie verheiratet sind?

Könnte es möglich sein, dass Ihre Frau zugenommen hat, weil Sie ihr gegenüber kritisch eingestellt sind? Und dass sie Sie im Schlafzimmer kaltstellt, um sich vor Ihrer Kritik zu verbergen?

Wenn Sie mit dem Finger auf Ihre Frau zeigen, sollten Sie nicht vergessen, dass drei Finger auf Sie selbst zurückzeigen. Befassen Sie sich deshalb zuerst mit Ihren eigenen Problemen. Wenn Sie Ihre Frau tatsächlich kritisiert haben, dann sollten Sie sie um Verzeihung bitten und Ihr Verhalten ändern (damit Ihre Kinder nicht einmal das gleiche Verhaltensmuster übernehmen).

Ich bin auch ziemlich fest davon überzeugt, dass einer der Gründe, weshalb Sie das Gewicht Ihrer Frau stört, darin liegt, dass es für sie nicht so sexy ist, stimmt's? Als Sie heirateten, war sie wahrscheinlich schlanker. Und für manche Männer – nicht alle – ist es anregender, wenn eine Frau schlanker und »sexy« ist. Wenn Sie möchten, dass Ihre Frau abnimmt, sollten Sie *sofort* aufhören, sie zu kritisieren. Geben Sie ihr nicht zu verstehen, dass sie anders essen sollte, nerven Sie sie nicht, wenn Sie sehen, dass sie Schokolade isst. Entschuldigen Sie sich für Ihr Verhalten ihr gegenüber – als sei sie nicht mehr wertvoll für Sie und als würden Sie sie nicht mehr lieben – nur weil sie ein paar Pfunde zugelegt hat. Das ist keine ewige Liebe, das ist Liebe unter bestimmten Voraussetzungen (wahrscheinlich etwas, was Sie in der Beziehung Ihrer Eltern gesehen haben – aber wollen Sie so sein wie Ihre Eltern?). Ihre Frau wird sich nie ändern wollen, wenn sie den

Eindruck hat, dass sie es sowieso nicht schafft, Sie zufriedenzustellen und dass sie sowieso für Sie nie mehr gut genug sein kann.

Die Gewichtszunahme Ihrer Frau hat nichts mit Ihrer sexuellen Befriedigung zu tun. Sie hat mit Ihrer Vergangenheit, mit Ihren Eltern zu tun und mit den Überzeugungen und Verhaltensregeln, die Sie seit Kindertagen mit sich herumtragen, wie auch mit der Beziehung, die Sie mit Ihrer Frau aufgebaut haben.

Warum wirkliche Frauen wie Sie sexuell anziehender sind

- Sie sind echt, keine Photoshop-Retuschierung.
- Sie haben sich jede Falte verdient; seien Sie stolz darauf.
- Ihr Körper hat die Kinder des Mannes, den Sie lieben, getragen.
- Ihr Mann liebt Sie, braucht Sie, begehrt Sie – so wie Sie sind.

Auf den Punkt gebracht

Wenn Sie in der Versuchung stehen zu klagen, dass Ihr Mann ein paar Kilo mehr zu lieben hat als früher, dann sagen Sie laut: »Okay, ich wiege mehr als früher. Und ich habe schwabbelige Fettpölsterchen.« Jetzt haben Sie es gesagt. War nicht so schlimm, oder? Jetzt können Sie zur Tagesordnung übergehen.

Doch was ist für Ihren Mann, der Sie liebt und mit Ihnen zusammen sein will, wichtiger? Er sehnt sich nach einer willigen Partnerin im Bett, denn darin liegt das Einswerden von zwei Menschen. Wenn Sie zugenommen haben, hat er aller Wahrscheinlichkeit nach auch zugenommen. Wollen Sie Ihre Zeit damit vergeuden, Geschichten über die Kilos zu erzählen, die Sie zugenommen haben? Konzentrieren Sie sich lieber darauf, gemeinsam gesund zu essen und Ihre Beziehung in jeder Hinsicht gesund zu halten, einschließlich auf dem Gebiet des Sex.

Das klingt für mich viel angenehmer. Und für Sie?

16

Hilfe! Ich bin mit Richterin Gnadenlos verheiratet

Vom Umgang mit dem größten Sexkiller: Kritik.

Es gibt nichts Tödlicheres für ein Sexleben als eine kritisierende Person. Deshalb widme ich der Kritik ein gesondertes Kapitel. Außerdem stellt man mir laufend Fragen über den Umgang mit Kritik. Zum Wesen von Sex in einer gesunden Ehe gehören Spontaneität, bedingungslose Liebe, Wärme und Nähe. Sobald Kritik in eine Ehe einzieht, ändert sich die gesamte Atmosphäre. Mann und Frau werden vorsichtig und defensiv und ihre Beziehung stinkt nach Liebe unter Voraussetzungen.

»Er ist ein großartiger Mann, bis man ihm in die Quere kommt«, sagt die Frau.

»Sie ist eine großartige Frau, solange sie ihren Willen durchsetzt«, sagt der Mann.

Menschen, die Kritik austeilen, sind egoistisch, nehmen nur sich selbst wichtig. Es fällt ihnen schwer, darüber nachzudenken, wie ein anderer ihre Kritik aufnimmt. Oft ist der kritische Ehepartner ein Erstgeborener, »der einfach weiß, wie es sein sollte« – was bedeutet, alle haben nach seiner oder ihrer Pfeife zu tanzen.

Was geschieht mit dem Ehepartner, der Ziel der Kritik ist? Er hat den Eindruck, dass sich unter seinen Füßen eine Falltür befindet, die jederzeit aufspringen kann. Deshalb ist er ständig auf der Hut.

Niemand hat Kritik gerne. Sie unterhöhlt das Fundament einer Ehe: Liebe und Achtung. Wenn eine Frau von ihrem Mann am Esstisch kritisiert wird, ist es sehr fraglich, dass sie nach den Zehnuhrnachrichten eine bereitwillige, liebevolle Sexpartnerin wird. So etwas geht nicht, weil die Kritik die Atmosphäre zerstört hat – die Stimmung, die sie braucht, um sich ganz und mit Freude auf Sex einzulassen. Sie kann keinen Gefallen an Sex finden, wenn sie ständig auf den nächsten Schlag wartet.

Auch wenn Männer äußerlich groß und stark erscheinen, sind sie im Inneren eigentlich kleine Jungen. Die gesamte männliche Spezies reagiert sehr empfindlich auf Kritik. Ihr Mann zeigt seinen Ärger wahrscheinlich nicht, aber innerlich wird er wütend sein. Er wird die Zähne zusammenbeißen und sich in sein Schneckenhaus zurückziehen ... und nicht mehr herauskommen. Sie können eine Frauenzeitschrift wie »Freundin« von vorne bis hinten durchlesen, sogar alle Exemplare eines Jahres, und es wird Ihnen nicht helfen, ihn aus seinem Schneckenhaus herauszubekommen. Das geschieht erst, wenn Sie die Worte aussprechen: »Tut mir leid. Es war ein Fehler von mir. Kannst du mir verzeihen?«

Es stimmt, dass man mit Honig mehr Fliegen anzieht als mit Essig. Vielleicht sind einige Ratschläge Ihrer Tante doch Gold wert.

> ***Frage:*** *Kaum macht mein Mann abends die Tür auf und schon findet er etwas zu kritisieren: Ich habe die Küche nicht gründlich genug geputzt. Sein Lieblingshemd ist in der Wäsche. Die Kinder sind zu laut. Wie kann ich ihm erklären, wie schrecklich ich mich dadurch fühle, wo ich doch den ganzen Tag hart gearbeitet habe? Ich habe jegliches Interesse an Sex mit ihm verloren und mache es nur, weil ich muss. Ich habe mir schon gewünscht, dass er erst nach Hause kommt, wenn die Kinder im Bett liegen und ich mich etwas ausgeruht habe ... oder mich zumindest schlafend stellen könnte.*

Sie fühlen sich zu Recht angegriffen. Es ist, als würde Ihr Mann jeden Abend hereinkommen und in Ihre Richtung eine Raketensalve abschießen, und Sie müssen sich ducken. Ihr Zuhause sollte ein Zufluchtsort sein, doch Sie werden darin angegriffen. Und die Raketen kommen von dem, der Sie am meisten unterstützen sollte.

Wissen Sie, worin die Wurzeln von Kritik wirklich liegen: in Unsicherheit, Angst, Wut oder Dominanz. Kritik richtet sich gegen eine *Person*, nicht gegen ein Verhalten. Ihr Mann schlägt auf Ihr Selbstwertgefühl ein.

Doch wie sollte Liebe sein? Bestätigend, mitfühlend, freundlich. Also nicht das, was Ihr Mann in Ihre Richtung abfeuert.

Eine Frau, die ich kenne, hatte eines Abends die Kritik Ihres Mannes wirklich satt und traf eine schnelle Entscheidung. Als er kritisierte, wie sie nach dem Abendessen die Küche aufräumte, lächelte sie und sagte: »Nun, da du so gut weißt, wie man es macht, überlasse ich es deinen fähigen Händen. Die Kinder und ich gehen schnell ein Eis essen. Wir müssten zurück sein, wenn du fertig bist.« Sie ließ die Kinder ins Auto steigen und fuhr weg! Als ich vor Kurzem mit ihr sprach, lag das Eisessen drei Monate zurück. Ihr Mann hat nie wieder kritisiert, wie sie die Küche aufräumte.

Männer *sind* lernfähig. Oft brauchen sie nur einen kleinen Schubs. Vielleicht braucht Ihr Mann den auch ... heute Abend.

5 Möglichkeiten, Liebe zu zerstören

- Feuern Sie eine Salve beißender Bemerkungen, Gehässigkeiten und Anspielungen ab.
- Benutzen Sie die Geschosse, um im Laufe der Zeit eine Mauer zu errichten.
- Sprechen Sie nie darüber.
- Gehen Sie verärgert ins Bett.
- Beschließen Sie, dass es sich nicht lohnt, und geben Sie auf.

Ich wuchs in einer Familie auf, in der meine Eltern äußerst kritisch eingestellt waren. Ich musste hohen Anforderungen genügen (höheren als die anderen Kinder, da ich die Älteste war). Manchmal ertappe ich mich dabei, dass ich meinen

Mann kritisiere – wie er die Windeln unseres Sohnes wechselt, wie der die Wäsche zusammenlegt, wie unaufgeräumt die Garage ist. Ich weiß, dass ich damit aufhören muss, denn ich merke, dass ihn das verletzt (er wird ganz still und setzt sich vor den Fernseher, anstatt mit mir zu schmusen, wenn das Baby endlich eingeschlafen ist), aber ich kann es einfach nicht abstellen. Können Sie mir helfen?

Wenn Sie mit starker Kritik aufgewachsen sind, ist es nicht erstaunlich, dass es Ihnen schwerfällt, eingefahrene Gleise zu verlassen.

Doch ich möchte Ihnen eine Aufgabe mit auf den Weg geben. Da Sie zum negativen Denken neigen und einen Fehler in 50 Metern Entfernung erkennen, halten Sie inne, bevor Sie etwas sagen und denken Sie nach: *Was sage ich normalerweise in dieser Situation? Was sagt mein neues Ich in dieser Situation?* Mit anderen Worten: Suchen Sie nach Möglichkeiten, die Informationen verständlich zu machen, indem Sie Ermutigendes und nicht Entmutigendes sagen.

Der Pastor und Redner Joel Osteen ist zurzeit außerordentlich beliebt. Wenn Sie hören, was er zu sagen hat, dann entdecken Sie, dass es in seiner Botschaft darum geht, andere zu ermutigen, einander mit Zuversicht und Freude zu erfüllen, positiv und nicht negativ zu handeln. So etwas wollen die Leute um jeden Preis hören!

Was will Ihr Mann um jeden Preis hören? Ich versichere Ihnen, wenn Sie ihn so schnell wie möglich im Bett zurückhaben wollen, dann sagen Sie die magischen Worte: »Schatz, es tut mir leid. Ich habe Fehler gemacht. Kannst du mir verzeihen?«

Sagen Sie Ihrem Mann jeden Tag mindestens zwei Dinge, die Sie an ihm lieben und wertschätzen. Wenn Sie den Mund aufmachen, um ihn zu kritisieren, weil er die Wäsche nicht richtig faltet, dann überdenken Sie Ihre Worte sorgfältig. Ist das richtige Zusammenlegen der Wäsche wirklich so wichtig, dass es sich lohnt, dafür bis aufs Blut zu kämpfen? Wenn es für Sie so wichtig ist, brauchen Sie mehr Hilfe als ich Ihnen bieten kann.

Jedes Mal, wenn ich meinen Mann bitte, etwas anders zu machen, wird er defensiv und sagt, dass ich ihn kritisiere. Wie kann ich das vermeiden? Es beeinträchtigt alles in unserer Beziehung – insbesondere unser Sexleben (oder soll ich lieber sagen: unser fehlendes Sexleben).

Ich vermute, dass Ihr Mann störrisch wird, weil Sie sein Leben und sein Tun zu sehr beherrschen wollen. (Oder er erinnert sich an seine Mutter, die sein Leben und sein Tun beherrschte, und er projiziert das auf Sie.) Jeder Mann will ein Mann sein. Bedeutet das, dass er Ihnen nicht zuhört? Nein, er hat Ohren. Und er wird ganz Ohr sein, wenn Sie respektvoll mit ihm sprechen. Ihr Mann will als Mann anerkannt und nicht wie ein kleines Kind behandelt werden, dem man alles sagen muss. Wenn Sie ihn abwerten, wird sich das in seiner Haltung Ihnen gegenüber und in jedem Bereich Ihrer Ehe zeigen.

Was können Sie tun? Sie müssen sicherstellen, dass die Tat oder das Verhalten von der Person getrennt wird. Wenn Ihr Mann in einer kritisch eingestellten Familie groß geworden ist, mit einer kritischen Mutter oder einem kritischen Vater (oder noch schlimmer, beiden), wird er in dieser Frage sogar noch empfindlicher sein.

Seien wir ehrlich. Unsere Gesellschaft ist auf Negativität aufgebaut. Ein Viertklässler macht einen Rechtschreibtest und macht zwei Fehler. Was steht dann auf dem Blatt? Minus zwei. Warum nicht »Plus 23«? Wir denken eben nur in negativen Begriffen.

Wenn Sie diesen Hang zur Negativität auf die Ehe übertragen, ist es kein Wunder, dass Verteidigungslinien und Mauern errichtet werden, die Sie beide trennen. Mit jeder Kritik fügen Sie der Mauer einen weiteren Stein hinzu. Sie »mauern« einander ein. Nach einer gewissen Zeit wird die Mauer so hoch, dass Sie nicht mehr darüber schauen können, und so dick, dass Sie nicht mehr durch sie hindurchgreifen können. Das ist das Ende der Beziehung.

Ehepaare sind nicht immer einer Meinung. Bei Meinungsverschiedenheiten ist es wichtig, die Person und das Verhalten auseinanderzuhalten. Was Ihr Ehepartner tut, gefällt Ihnen vielleicht nicht, doch Sie müssen ihm trotzdem zeigen, dass Sie ihn lieben. Ihre Beziehung ist wichtiger als das Problem, um das es geht.

Mein Mann und ich sind Ende 50. Vor vier Monaten ist Frank in den vorzeitigen Ruhestand gegangen, denn seine Arbeit im Management eines großen Unternehmens war sehr stressig. Doch jetzt, wo er zu Hause ist, »managt« er immer noch. Ständig macht er Vorschläge, wie man Dinge »verbessern« kann, wie Einkaufen, Wäschewaschen – all das, was ich über 30 Jahre lang in unserer Ehe getan habe – und er besteht sogar darauf, dass der Hund zu anderen Zeiten ausgeführt wird. (Warum ist ihm das wichtig, da ich es sowieso in all den Jahren gemacht habe?)

Vor einer Woche hat er einen Terminplan an die Schlafzimmertür geklebt, mit den Zeiten für Sex. Das hat das Fass zum Überlaufen gebracht. Seither schlafe ich in unserem Gästezimmer, und darin ist er nicht erwünscht, auch nicht an den terminierten Sexnächten. Ist das der Ruhestand, auf den wir uns gefreut haben? Ich wünsche mir nur, dass er zurück ins Büro geht. Ein Flug auf irgendeine Pazifikinsel … ich alleine … klingt für mich verlockend. Gibt es Hoffnung für uns?

Parken verboten

Ich wusste, dass ich Probleme habe, als ich ins Schlafzimmer trat und über dem Bett ein Schild sah: Glaube ja nicht, dass du hier parken darfst.

Die Frau eines Fußballtrainers sagte mir einmal: »Ich habe herausgefunden, warum mein Mann und ich so gut miteinander auskommen. Es liegt daran, dass er die ganze Zeit weg ist.«

Kommt Ihnen das bekannt vor? Manchmal fällt es einem Mann schwer, in den Ruhestand zu treten. Denken Sie daran, dass er im

Management war, ein Mann, der das Sagen hatte … und dass es zu seinen Aufgaben gehörte, Fehler ausfindig zu machen.

Nun, was Frauen überhaupt nicht gebrauchen können, ist jemanden, der sie auf Fehler aufmerksam macht. Schließlich sind Sie mit sich selbst streng genug. Und Sie haben den Haushalt jahrelang geführt – die meiste Zeit alleine – und es gut gemacht. Jetzt kommt Herr Manager nach Hause und beschließt, all das, was Sie viele Jahre lang – ohne besondere Terminpläne – kompetent besorgt haben, neu zu ordnen. Vielen Dank.

Sie müssen unbedingt mit diesem Mann sprechen, insbesondere über den Terminplan an der Schlafzimmertür. Das ist einfach übertrieben, sogar für eine Managerpersönlichkeit (außer natürlich, Sie beide haben eine Managerpersönlichkeit Typ A und haben den Terminplan gemeinsam ausgearbeitet).

Sie müssen eine gute Rollendefinition in Ihrer Familie erstellen. Er war ein viel beschäftigter, erfolgreicher Mann und ich nehme an, dass die Rollendefinition für ihn immer noch wichtig ist. Fleißige Hände schaffen viel – und verschließen den Mund. Deshalb würde ich ihm die Aufgabe übertragen, alle Rechnungen der Familie zu bezahlen, falls er es nicht schon tut. Lassen Sie ihm im Internet Dinge für die Familie heraussuchen. Schlagen Sie vor, dass er etwas mit seinen Kumpeln unternimmt.

Denken Sie wie folgt über das, was in Ihrer Familie momentan geschieht: Sie beide sind, jeder in seinem eigenen Boot, den Fluss des Lebens hinuntergepaddelt. Nun ist ein Boot den Fluss hinuntergetrieben und sie müssen beide im selben Boot Platz nehmen und herausfinden, wer wohin paddelt.

Was Sie erleben, kommt häufig vor. Ihr ganzes Leben lang waren Sie die meiste Zeit getrennt und jetzt sind Sie zusammen und treten einander auf die Füße. Wissen Sie, was gewöhnlich mit Rentnern passiert? Einer von ihnen oder beide suchen sich eine andere Arbeit, weil es ihnen schwerfällt, einander ständig auf der Pelle zu sitzen.

Wir sind Gewohnheitstiere, und wir mögen keine störenden Eingriffe. Sie sollten Klartext miteinander reden. Und Sie müssen eine Aufgabenteilung ausarbeiten. Erlauben Sie es Ihrem Mann, bei einigen Dingen zu helfen – jetzt, wo er die Zeit und die Möglichkeit hat, die er während seines Arbeitslebens nicht hatte – und Sie kümmern sich um den Rest. Dann hat jeder seinen Aufgabenbereich und dringt nicht auf das Gebiet des anderen ein.

Jetzt, wo Ihr Mann hilft, können Sie sich eine Pause gönnen. Finden Sie Dinge, die Sie mit Ihren Freundinnen *und* mit Ihrem Mann tun können. Machen Sie einen Fotokurs oder einen Spanischkurs in der Volkshochschule oder gehen Sie miteinander schwimmen.

Entdecken Sie etwas völlig Neues – gemeinsam. Jetzt, wo Sie mehr Zeit haben, können Sie sich auch Zeit beim Sex lassen. Lassen Sie das Telefon klingeln. Versuchen Sie neue Stellungen. Seien Sie kreativ. Lachen Sie.

Solche Erlebnisse werden die enge Verbindung zwischen Ihnen herstellen, die Sie in Ihrer jetzigen Lebensphase brauchen. Ich wünsche Ihnen viel Glück dabei.

> *Ich habe den Respekt vor meinem Mann verloren, weil er so kritisch ist. Ich kann nichts recht machen und er sagt, ich soll alles anders machen. Doch warum sollte ich das auch nur versuchen? Er wird meine Bemühungen nur noch mehr kritisieren. Das letzte Mal, als wir uns liebten (man kann sagen, das ist schon länger her), konnte ich nichts recht machen. Mein Nachthemd war nicht sexy genug. Ich habe mich nicht genügend bemüht, einen Höhepunkt zu bekommen, sonst hätte ich einen gehabt. Er sagt diese Dinge nicht immer geradeheraus, aber ich kann es aus seiner Körpersprache und seiner Ungeduld schließen. Er war immer der Typ, der wie ein Blitz von einem Ding zu anderen jagt. Das habe ich früher bewundert, doch jetzt fühle ich mich wie im Staub zurückgelassen.*

Es klingt, als hätten Sie einige stürmische Erlebnisse mit Ihrem Mann hinter sich. Aus Ihren Worten kann man schließen, dass

Sie den Eindruck haben, für ihn nicht mehr wichtig zu sein. Hier möchte ich Ihnen eine Frage stellen: Warum haben Sie diesen Mann geheiratet? Was waren seine guten Eigenschaften? Konzentrieren Sie sich jetzt nur noch auf seine schlechten Eigenschaften? Könnte es sein, dass er sich auf *Ihre* schlechten Eigenschaften konzentriert und nicht auf die Eigenschaften, aufgrund derer er sich in Sie verliebt hat?

Ich stelle Ihnen jetzt eine Aufgabe: Schreiben Sie in der nächsten Woche jeden Tag fünf gute Eigenschaften Ihres Mannes auf. Lassen Sie anschließend diese Liste ein wenig nachlässig auf dem Kühlschrank liegen. Wenn Ihr Mann Sie fragt, was Sie tun, antworten Sie einfach: »Die Dinge aufschreiben, die ich an dir mag.« Gehen Sie dann weg und lassen Sie die Liste offen liegen. Das sollte eigentlich ausreichen, um seine Aufmerksamkeit zu erregen. Wenn er sieht, wie die Liste jeden Tag länger wird, entdecken Sie, dass er sich irgendwann hinschleicht und einen Blick darauf wirft, wenn er denkt, Sie sind gerade nicht da. Möglicherweise beginnt er sogar einige Fragen zu stellen, die Sie beide auf das Gespräch vorbereiten, das unweigerlich stattfinden wird. Wenn er Sie fragt, warum Sie die Liste schreiben, antworten Sie einfach, dass Sie zurzeit Schwierigkeiten haben, weil alles, was Sie tun, nicht richtig oder nicht gut genug zu sein scheint. Sie haben den Eindruck, dass Sie ihn nie zufriedenstellen können. Deshalb geben Sie sich Mühe, sich an die guten Dinge zu erinnern.

Wenn Ihr Mann etwas Grips hat, geht ihm früher oder später ein Licht auf. Hoffentlich führen dieses Wissen (und sein wettbewerbsorientiertes Wesen) dazu, dass auch er nun eine Liste mit *Ihren* guten Eigenschaften erstellt und dass er in Zukunft seine kritische Zunge im Zaum hält.

Und wenn Sie die Liste mit den guten Eigenschaften Ihres Partners – eine Zeit lang jeden Tag – durchlesen, findet die Liste ihren Weg zurück in Ihr Herz. Wenn Sie auf Grundlage der Liebe handeln, die Sie ihm im Eheversprechen gelobt haben, dann können Sie von Gefühlen überrascht werden, die Sie für ewig verloren glaubten.

Eine Lebensweisheit für alle zwischen 4 und 104

Wenn du nicht etwas Nettes sagen kannst, dann sage überhaupt nichts.

Auf den Punkt gebracht

Ich fragte einmal den Basketballtrainer Lute Olson, wie man mit Kritik umgehen soll: Soll man daran glauben? Diesbezüglich etwas unternehmen? Oder sie achselzuckend abtun? Er dachte eine Minute lang nach. »Es kommt darauf an, von wem die Kritik kommt.«

Bingo! Vertrauen Sie der Person, die Sie kritisiert? Gibt es einen Grund, weshalb diese Person Sie kritisiert? Können Sie aus seinen oder ihren Worten etwas lernen – eine Verbesserung, die Sie vornehmen könnten? Oder ist die Kritik völlig daneben oder etwas, das Sie nicht ändern können?

Wenn Sie die kritisierende Person sind, überlegen Sie sich, ob die Kritik wirklich zur Sprache gebracht werden soll. Wird die Kritik etwas an Ihrer Beziehung verbessern – oder wird sie Schaden anrichten?

Kritik unterhöhlt das Fundament einer Ehe. Bei Kritik geht es um Dominanz, nicht um Liebe. Aber ist es möglich, mit etwas, das Ihr Ehepartner tut, nicht einverstanden zu sein? Natürlich. Und Sie können diese Meinungsverschiedenheit zur Sprache bringen. Doch eine Meinungsverschiedenheit richtet sich gegen die Tat oder das Ereignis, nicht gegen die Person. Kritik zielt auf die Person ab und unterhöhlt die Beziehung.

Kritik unterhöhlt das Fundament einer Ehe. Bei Kritik geht es um Dominanz, nicht um Liebe.

Doch so weit wollen Sie es nicht kommen lassen, oder? Es ist klug, den Strom der Kritik zu unterbrechen.

17

Zu müde für Sex?

Was tun, wenn Ihr Ehepartner Sie erwartungsvoll anschaut … und Sie schon am Rotieren sind.

Wenn ich um 10 Uhr morgens spreche und Frauen frage: »Meine Damen, was gibt es heute bei Ihnen zum Abendessen?«, dann können es mir die meisten Frauen sagen. Zumindest können sie drei oder vier Einzelheiten über das Abendessen nennen: »Bei uns gibt es Hähnchen, Brokkoli, Reis und … ach ja, zum Nachtisch Eis.« Interessant ist, dass es hier kaum einen Unterschied gibt zwischen Hausfrauen und Frauen, die berufstätig sind, und es spielt auch keine Rolle, ob sie halbtags oder ganztags arbeiten. Im Allgemeinen wissen es die Frauen. Auch wenn sie vorhaben, sich etwas zum Mitnehmen beim Chinesen zu holen, wissen sie was auf der Speisekarte steht. Frauen sind Planer. Sie haben eine Aufgabenliste.

Und die Männer? Wenn ich frage: »Meine Herren, was gibt es heute bei Ihnen zum Abendessen?«, dann zucken sie mit den Schultern – was bedeutet: »Keine Ahnung.«

Wissen Sie, worauf ich hinaus will?

Wenn ich zu meiner Frau sage: »Schatz, können wir So-und-So einladen?«, dann beginnt sie sofort zu denken: *Oh je. Wie stellt er sich das vor? Ich muss einkaufen gehen, das Haus sauber machen, etwas Tolles kochen …* Ich denke einfach: *Ich will nur, dass er zu uns kommt und dann mit mir angeln geht.* Doch sie beginnt automatisch in Gedanken eine Liste der Dinge zu erstellen, die zu tun sind. Mein Kumpel und ich? Es ist uns egal, was wir essen. Belegte Brote sind für uns in Ordnung. Und ich kann garantieren, mein Kumpel wird nicht nachsehen, ob ordentlich Staub gewischt wurde. Aber sehen Sie, für meine Frau ist das wichtig, und weil ich meine Frau liebe, muss ich auf das achten, was sie im Hinterkopf denkt.

Mit all diesen Aufgabenlisten, die die Gedanken einer Frau überfluten, und all den Aktivitäten, die sie irgendwie in einen Tag packen kann – genug, um ein Pferd umzuwerfen – ist es kein Wunder, dass sie manchmal am Ende des Tages sagt: »Ein Intermezzo im Schlafzimmer? Das kann nicht dein Ernst sein! Ich bin zu müde für Sex.«

Meine Herren, hier müssen wir klug handeln. Sie müssen in der Familie die Hosen anhaben ... aber vielleicht ganz anders als Sie denken.

> **Frage:** *Ich weiß, dass meine Frau wirklich müde ist ... in letzter Zeit immer. Sie macht aber alles so gut, dass ich nicht sicher bin, dass ich sie entlasten kann. Ich weiß, ich würde die Dinge nicht halb so gut machen wie sie. Ich wollte, sie müsste nicht halbtags arbeiten, aber da mein Gehalt dieses Jahr gekürzt wurde (was gewiss besser ist als eine Entlassung), wurde es notwendig. Ich will ihr ein guter Ehemann sein, und auch ein guter Vater, doch manchmal komme ich mir so unbeholfen vor.*

Junge, willkommen im Klub. Unsere Frauen übertreffen uns leistungsmäßig an jedem Tag der Woche, sogar an unseren guten Tagen. Doch lassen Sie sich durch Ihre Gefühle der Unbeholfenheit nicht von dem Versuch abhalten, ihr zu helfen. Ihre Frau wird von *jeder* Hilfe begeistert sein. Was Ihre Frau am meisten braucht, ist einen Mann, der zur Hilfe bereit ist, der sagt: »Womit kann ich dir helfen? Du musst es mir nur sagen und ich tue es!«

Das ist besonders wichtig für eine Frau, da ihr Tag sich um die Familie dreht, egal, ob sie bei den Kindern zu Hause bleibt oder halbtags oder ganztags berufstätig ist. (Ein typisches Beispiel: Wie viele berufstätige *Mütter* holen ihre Kinder von der Schule oder von der Kinderkrippe ab, verglichen mit der Zahl der *Väter*, die das tun? Womit alles gesagt ist.) Sogar eine Frau, die Geschäftsführerin ist, denkt: *Was essen wir heute Abend? Ich muss noch Timmy mit den Mathematikhausaufgaben helfen und mein Kleid aus der Reinigung abholen. …*

Frauen können mehrere Tätigkeiten gleichzeitig durchführen. Anders ausgedrückt: Sie sind brillante Multitasker. Aber Multitasking ist anstrengend. Betrachten sie also sorgfältig Ihren Terminkalender. Wenn es Dinge gibt, die Sie übernehmen können – wie Einkaufen oder Ihre Tochter dreimal pro Woche von der Kinderkrippe abholen, damit Ihre Frau ihre Arbeit im Büro zu Ende bringen kann und nicht abends noch einmal dorthin zurückkehren muss – dann tun Sie es. Besprechen Sie trotzdem Ihre Ideen zuerst mit Ihrer Frau. Manche Dinge sind ihr eine größere Hilfe als andere. Benutzen Sie Ihre freien Tage, um Dinge auf der Arbeitsliste Ihrer Frau in Angriff zu nehmen – und passen Sie auch auf die Kinder auf.

Machen Sie sich keine Sorgen, wenn Sie die Dinge nicht perfekt erledigen. Helfen Sie einfach. Ich wünschte, mehr Männer hätten Ihre Einstellung.

Und wissen Sie was? Wenn Sie sich einsetzen und Ihre Frau entlasten, dann werden Sie staunen, wie viel mehr sich Ihre Frau körperlich, emotional und auch sexuell zu Ihnen hingezogen fühlt.

8 Wege, Ihre Frau zu lieben – außerhalb des Schlafzimmers

1. Organisieren Sie für sie einen Einkaufsbummel – und geben Sie ihr genügend Geld mit.
2. Räumen Sie den Keller und die Garage auf.
3. Heben Sie die herumliegenden Sachen auf – Ihre, die Ihrer Frau und die der Kinder.
4. Spülen Sie das Geschirr. (Wissen Sie, wie sexy Sie mit einem Handtuch über der Schulter aussehen? Dieser Anblick erregt jede Frau!)

5. Pinkeln Sie nicht auf die Klobrille und klappen Sie diese auch wieder herunter, damit Ihre Frau nicht mitten in der Nacht in die Toilette fällt.
6. Fragen Sie stets nach ihrer Meinung.
7. Bringen Sie Ihre Kinder zu ihren Terminen beim Zahnarzt oder Arzt. Das heißt: Bringen Sie die Kinder einfach irgendwohin ...
8. Mieten Sie eine Limousine und holen Sie Ihre Frau zu ihrem Geburtstagsessen ab.

Ich bin seit sieben Jahren verheiratet und Sex ist mir einfach nicht so wichtig. Vor sechs Monaten habe ich eine neue Arbeitsstelle angetreten und wenn ich am Ende des Tages nach Hause komme, bin ich erschöpft. Manchmal merke ich, dass mein Mann in Stimmung ist, aber es ist zu viel Arbeit, die Energie aufzubringen. Ich ziehe lieber bequeme Kleidung an und setze mich vor den Fernseher.

Seit Kurzem scheint meinem Mann Sex auch nicht so wichtig zu sein. Er bittet mich nicht einmal mehr darum. Wir machen es uns am Abend lieber auf dem Sofa gemütlich und schauen einen guten Film an. Unkompliziert, problemlos und ohne Erschöpfung. Ich glaube, Sex wird überbewertet. Weil wir Sex dauernd in Filmen und im Fernsehen sehen, denken wir, wir müssen es tun, sonst sind wir Langweiler. Was ist schon Tolles an Sex? Es ist einfach nur Sex, oder?

Nun, entweder Ihr Mann leidet an einer Depression oder er hat Probleme mit seinem Testosteronspiegel oder er hat einfach aufgegeben, weil Sie nicht interessiert sind. Erlauben Sie mir eine Frage: Ist es dieser Mann wert, ihn in Ihrem Bett zu halten? Wenn ja, sollten Sie bereit sein, ihm etwas Action zu bieten, und zwar bald. Wenn man die sexuellen Annäherungsversuche eines Mannes zurückweist, dann ist das für den Mann so, als würde er seiner Manneswürde beraubt. Kein Wunder, dass Ihr Mann sich nur aufs

Sofa legen möchte. Der Kleine Freund weiß, dass es nicht geschehen wird. Deshalb denkt er nicht einmal daran, die Herausforderung zu riskieren. Doch keiner von Ihnen soll es nur tun, weil Sie denken, dass Sie es tun müssen. Sonst fühlen Sie sich erniedrigt und benutzt.

Worin liegt die Lösung? Eine Änderung der Einstellung. Sex ist nicht etwas, das man benutzt. Es ist nicht etwas, das man aus der Tasche zieht und anschaut, wenn man Lust darauf hat. Sex ist ein Geschenk Gottes, an dem Mann und Frau sich freuen sollen. Es ist der Knackpunkt des »Einswerdens«, des Versprechens, das Sie vor längerer Zeit gegeben haben.

Ist es leicht? Nein, aber die Anstrengung lohnt sich.

Eine gesunde sexuelle Beziehung erfüllt die tiefsten Sehnsüchte eines Mannes und einer Frau, so wie der Schöpfer es vorgesehen hat.

Es lohnt sich, vom Sofa aufzustehen. Oder, nach nochmaliger Überlegung, könnte dieses Sofa recht gelegen kommen …

Ich weiß, dass ich mich als junge Ehefrau zuerst meinem Mann hingeben soll und dass die Kinder an zweiter Stelle kommen. Doch das ist so unrealistisch. Schließlich können sich meine Kinder nicht selbst etwas zum Essen machen, nicht den Kühlschrank aufmachen, und sie müssen beaufsichtigt werden, damit sie sich nicht gegenseitig umbringen. Und ich soll Zeit und Kraft für Sex mit meinem Mann aufsparen? Wer würde überhaupt gerne Sex mit mir haben, wenn ich nach Babybrei, Spucke und Brausepulver rieche? Sind wir Mütter immer in der Pflicht und bekommen nie eine Pause?

Ich habe ein Wort für Sie: Auszeit. Sie müssen sich Zeit für sich selbst nehmen. Wir haben alle dieselbe Menge Zeit: 24 Stunden am Tag. Wie Sie diese Zeit verwalten, zählt. Ich weiß, Sie sind viel beschäftigt und es scheint keinen Ausweg zu geben. Um Ihrer selbst willen, um Ihres Mannes willen, um Ihrer Kinder willen müssen Sie sich eine Auszeit nehmen. Das könnte sein, dass Sie zur Gymnastik oder in ein Fitnessstudio gehen (wenn Sie das mögen) oder vielleicht einmal in der Woche einen Spaziergang mit einer Freundin machen. Vielleicht vereinbaren Sie eine Zeit, in der Ihr Mann die Kinder beaufsichtigt und Sie sich nach dem Einkaufen in ein Café setzen. Vielleicht ist es ein Tag zu Hause, wenn Ihre Nachbarin Ihre Kinder betreut, damit Sie in Ruhe die Wäsche bügeln und ein Buch lesen können; und dann revanchieren Sie sich.

Ich habe ein Wort für Sie: Auszeit. Sie müssen sich Zeit für sich selbst nehmen.

Tun Sie sich einen Gefallen. Suchen Sie sich eine Freundin oder zwei und bilden Sie eine Gemeinschaft zur Kinderbetreuung. Sie werden den Unterschied in Ihrer Einstellung erkennen, nicht nur in Ihrer Geduld mit Ihren Kindern, sondern auch gegenüber Ihrem Ehemann.

Gibt es irgendwo einen »Männercode« oder etwas, das besagt, dass Romanze gleich Sex ist? Jedes Mal, wenn mein Mann mir Blumen mitbringt oder anbietet, die Kinder für den Abend zu Freunden zu bringen, argwöhne ich, dass er nur ans Bett denkt. (Das entspricht seiner Leistungsaufzählung in den vergangenen vier Jahren …) Ich wünschte mir, dass er mir einmal Blumen schenkt, nur weil er mich liebt, oder die Kinder für den Abend zu Freunden fährt und dann zurückkommt, romantische Musik auflegt und mich alleine in einem entspannenden aromatischen Bad sitzen lässt. (Mir etwas zu trinken und Schokolade zu bringen wäre eine Zulage.) Sind Männer so völlig ahnungslos? Wir sind seit 15 Jahren verheiratet. Deshalb könnte man meinen, er müsste es begriffen haben.

Lesen Sie noch einmal, was Sie eben geschrieben haben. Ich warte gerne eine Minute. Hören Sie, was ich höre? Viel Wut und Bitterkeit gegen den Mann, den Sie einmal für Ihren edlen Ritter gehalten haben. Sie fühlen sich benutzt, vielleicht zu Recht. Ihre Bedürfnisse nach Intimität und Nähe werden nicht erfüllt (offensichtlich werden seine Bedürfnisse erfüllt – und wahrscheinlich tun Sie es nur widerwillig).

Doch hier ist die wichtige Frage: Wissen Sie ganz sicher, dass Ihr Mann das absichtlich macht, oder liegt es daran, dass er als Mann so handelt, weil er nicht weiter denkt? Haben Sie mit Ihm schon einmal darüber gesprochen (ohne sauer zu sein)? »Schatz, ich liebe dich sehr. Ich bin so froh, dass du mich als Frau ausgewählt hast. Manchmal jedoch habe ich den Eindruck, dass ich nicht sehr wichtig für dich bin oder nicht wertgeschätzt werde. Ich habe nicht den Eindruck, etwas Besonderes für dich zu sein. Mir fehlen die Tage, an denen du mir eine Blume unter den Scheibenwischer meines Autos geklemmt hast. Ich möchte wieder das Gefühl haben, etwas Besonderes für dich zu sein. Können wir darüber sprechen?«

Was möchten Sie? Eine Zeit der Nähe, die nichts mit Sex zu tun hat und Ihre Bedürfnisse erfüllt. Wenn Ihr Mann das nicht kapiert, ist er ein echter Dummkopf. Ein solches Gespräch müsste jedes Defensivverhalten seinerseits entschärfen und entschärft auch Ihren eigenen Ärger. Wichtig jedoch ist, dass Sie die richtige Einstellung haben, bevor Sie mit ihm sprechen. (Denken Sie daran, warum Sie diesen Mann geheiratet haben. Was hat Sie zu ihm hingezogen?) Gehen Sie mit einem Lächeln auf ihn zu, dann sprechen Sie direkt mit ihm – unverblümt, aber freundlich.

Ich liebe meine beiden Kinder und mein Mann liebt sie auch. Doch ich muss gestehen, dass sie mir wirklich die letzte Kraft rauben. Es fällt mir schwer, Zeit für ein intimes Zusammensein zu haben. Haben Sie Ratschläge für mich – für uns? (Mein Mann steht hinter mir, während ich das tippe, und nickt.)

Kinder sind unreife junge Menschen, die nur an sich denken. Was ist ihnen wichtig, wenn sie geboren sind? Sie wollen gefüttert, trocken gemacht, in den Armen gehalten werden, sowie Berührungen und Anregungen, die sie glücklich machen (oder ablenken). Mit mehreren kleinen Kindern ist es kein Wunder, dass Sie erschöpft sind. Sie sind zu müde für Sex.

Hier ein kleiner Hinweis: Früher oder später werden aus den kleinen Gören große Gören, die Ihr behagliches kleines Nest verlassen und sich auf ihre eigenen Beine stellen. Wer bleibt im Nest alleine zurück? Mama und Papa.

Mit diesem Wissen im Hinterkopf müssen Sie sich Zeit für sich selbst nehmen. Sie brauchen Zeit für sich als Paar. Wenn Sie das Glück haben, dass Oma und Opa oder eine Tante in der Nähe wohnen, dann ist das hervorragend. Wenn nicht, müssen Sie ein paar Euros für einen vertrauenswürdigen Babysitter locker machen.

Früher oder später werden aus den kleinen Gören große Gören, die Ihr behagliches kleines Nest verlassen und sich auf ihre eigenen Beine stellen. Wer bleibt im Nest alleine zurück? Mama und Papa.

Hier eine andere Idee: Finden Sie drei oder vier Familien mit Kindern, mit denen Sie gerne zusammen sind und die ähnliche Werte haben wie Sie. (Sogar *eine* Familie wäre eine Hilfe!) Bilden Sie eine Gemeinschaft zur Kinderbetreuung nach dem Motto: »Wenn unsere Kinder Dienstagnacht bei euch schlafen können, können eure Freitagnacht bei uns schlafen.« Die Kinder freuen sich über Spielkameraden und Sie bekommen etwas Zeit für sich als Paar.

Auf den Punkt gebracht

Sex beginnt nicht im Schlafzimmer. Er beginnt in der Küche und im Wohnzimmer (und auch an anderen Orten). Nehmen wir an, Sie haben mehrere Gäste. Wenn Sie als Frau gleichzeitig die Gäste unterhalten und das Essen oder einen Nachtisch alleine fertig machen müssen, wäre es aufreibend, nicht wahr? Wäre es nicht gut, Ihren Mann an Ihrer Seite zu haben, der sagt: »Wie kann ich dir helfen?«

Stellen Sie sich eine Frau vor, die nach einem langen Arbeitstag nach Hause fährt und an das schreckliche Durcheinander vom vorigen Abend denkt, das noch nicht aufgeräumt wurde, und der es davor graut, das alles nach ihrer Rückkehr erledigen zu müssen. Betrachten wir zwei Szenarien.

Szenario 1: Der Mann kommt gleichzeitig wie die Frau nach Hause und beklagt sich über das Chaos in der Küche. Während sie die Küche putzt, zieht er sich um, räkelt sich vor dem Fernseher und beklagt sich dann, dass das Essen nicht fertig ist. Nach dem Essen erwartet er, dass Sie für Sex bereit ist.

Szenario 2: Wenn die Frau nach Hause kommt, entdeckt sie, dass Ihr Mann es eine halbe Stunde früher als sie geschafft hat und dass die Küche bereits zum größten Teil aufgeräumt ist. Da er sah, dass etwas erledigt werden musste, krempelte er die Ärmel hoch und machte sich an die Arbeit. Er wartete nicht, bis seine Frau kam und die Arbeit erledigte, sondern übernahm die Führung und nahm die Aufgabe in Angriff.

Überlegen Sie mal: Welches Szenario würde diese Frau glücklicher machen und ihr mehr Lust auf Sex verschaffen? Keine Frage. Und dieser kluge Mann kannte seine Frau so gut, dass er wusste, was sie dachte. Deshalb hat er sich an die Arbeit gemacht und ohne Zögern geholfen.

Heutzutage ist es schön, eine Frau zu sein. Anders als in früheren Generationen kann eine Frau alles tun, was sie will. Welch herrliche Möglichkeiten hat sie! Sie kann Chirurgin werden oder Pilotin. Doch das Schwierige an all diesen Möglichkeiten ist, dass noch mehr an ihr hängen bleibt. Es wird sowieso schon viel von ihr verlangt und eine Berufstätigkeit mit kleinen Kindern zu vereinbaren, ist eine weitere Belastung.

Vergleichen Sie das mit dem Mann, dem nicht viele Menschen auf die Pelle rücken. Die meisten Männer verlassen die Arbeit, wenn sie die Tür schließen. Die andere Person oder Personen auf seinem Terminkalender sind seine Frau und Kinder (falls sie welche haben). Sein Leben ist viel einfacher. Deshalb müssen Männer all die Dinge verstehen, die an der Kraft der Frau zehren.

Vergessen Sie nicht, dass Ihr Gehirn wahrscheinlich das beste Sexualorgan ist, das Sie haben. Es befähigt Sie und Ihren Ehepartner, einander mitzuteilen, was Sie in Ihrem Herzen bewegt, und zu einer Einheit zusammenzuwachsen, was den Mittelpunkt Ihrer Beziehung ausmacht. Das bringt Sie als Paar zusammen. Diese Herzensnähe wird die Flamme Ihrer Leidenschaft entfachen – und zu einem lodernden Feuer werden lassen. Das bewirkt, dass ein Mann sich für seine Frau aufopfern würde und eine Frau zu ihren Freundinnen sagen würde: »Er ist der unglaublichste Mann, den ich mir je träumen ließ. Ich habe mir wirklich den Richtigen ausgesucht.«

18

Einen Stein umwerben

Die Flamme entfachen ohne zu verbrennen.

Frauen haben den Ruf, im Bett kalt oder »frigide« zu sein. Doch wussten Sie, dass das in 15 Prozent der Fälle auf den Mann zutrifft?

Es sind die Leute, die sagen, sie seien zu müde, zu gestresst oder sie haben einfach keine Lust. Es kann sich um Männer und Frauen handeln, die in der Geschäftswelt viel leisten und erfolgreich sind. Doch unter der Oberfläche des Erfolgs geht etwas tief im Inneren dieser Menschen vor. Offenbar gibt es zwei Gruppen von »Steinen«:

- Menschen, die sexuell missbraucht wurden und negative Assoziationen mit Sex in Verbindung bringen und die deshalb um jeden Preis sexuelle Intimität vermeiden wollen.
- Naive Menschen aus konservativen Elternhäusern, die dazu neigen, Sex für schmutzig und böse zu halten, sogar in der Ehe.

Steine sind Menschen, die durch ihre Haltung zum Ausdruck bringen: »Okay, ich weiß, dass wir es tun müssen, also bringen wir es hinter uns.«

Wenn die Frau kalt und teilnahmslos ist, muss man keine höhere Mathematik studiert haben, um sich auszurechnen, dass der Mann früher oder später davon träumt, in den Armen einer anderen zu liegen.

Wenn der Mann kalt und teilnahmslos ist, kommt es wahrscheinlich so weit, dass die Frau zumindest eine emotionale Affäre hat (bei der natürlich bald Sex ins Auge gefasst wird).

Bald entsteht eine große Kluft in der Ehe. Ohne das Bindemittel Sex – die große Freisetzung sexueller Spannung, die Intimität des immer wieder Einswerdens – kommt es bald zu der Aussage: »Mein Anwalt wird deinen Anwalt anrufen.« Wollen Sie es wirklich so weit kommen lassen?

Egal welches Geschlecht der kalte Stein hat, es verheißt nichts Gutes für Ihre Ehe. Es ist angebracht, einen qualifizierten Berater aufzusuchen.

> **Frage:** *Mein Mann gewinnt immer unsere Ehestreitigkeiten … hauptsächlich weil ich aufgebe. Es lohnt sich nicht. Ich weiß, dass ich sowieso verliere; weshalb sollte ich mich also anstrengen? Man kann Gift darauf nehmen, dass er, sobald der Streit vorbei ist (weil ich aufhöre), nach einer Stunde Sex will. Wenn ich seiner Bitte nachgebe, fühle ich mich noch einmal als Verlierer. Wenn ich nicht nachgebe (ich sage ihm, mir ist nicht gut oder ich bin müde), verliere ich auch. Egal was ich tue, ich gewinne nie. Was noch schlimmer ist, ich bin die Frau eines Pastors und habe deshalb niemanden, den ich um Rat fragen kann. Gibt es Hilfe für mich? Oder muss ich mein Leben lang in dieser Situation gefangen bleiben? (Mein Mann würde nie einer Scheidung zustimmen.)*

Vielleicht sind Sie überrascht, wenn ich Ihnen sage, dass viele Pastorenfrauen sich so fühlen wie Sie und es auch nicht wagen, darüber zu sprechen. Was Ihr Mann tut, hat nichts mit Liebe zu tun – bestimmt nicht mit der Liebe, von der in 1. Korinther 13 die Rede ist. Es hat eher mit Dominanz zu tun – er übt durch Sex die Herrschaft *über Sie* aus.

Ein Mann kann die Herrschaft offen ausüben oder versteckt, wie es Ihr Mann tut. Ein Mann, der über seine Frau die Herrschaft ausübt, hat eventuell ein besonders unersättliches Bedürfnis nach

Sex. Es ist möglich, dass er mehrmals am Tag danach verlangt. Er will vielleicht zwölf Mal in der Woche Sex haben, und zwar auf Verlangen. Er kommt einfach auf seine Frau zu und beginnt, ohne sie auch nur zu fragen, ob sie einwilligt. Wenn sie Nein sagt, wird er aller Wahrscheinlichkeit nicht darauf eingehen und einfach weitermachen (wenn er gut gelaunt ist, redet er ihr gut zu, damit sie sich fügt; ansonsten fordert er Sex als sein Recht als Ehemann).

Was tut ein solcher Mann? Er stellt seine Männlichkeit durch Dominanz unter Beweis – nicht durch eine liebevolle, fürsorgliche, gegenseitige Beziehung, wie es in einer Ehe sein sollte. Er sagt sich, dass er der Herr ist, solange er Sex haben kann, wann er will.

Ihr Mann befindet sich in einer sehr gefährlichen Lage. Sie können nicht zulassen, weiterhin benutzt oder dominiert zu werden. Wenn Ihr Mann nicht auf die Vernunft hört und seine Dominanz und Manipulation zurückschraubt, müssen Sie den nächsten Schritt tun. Sagen Sie ihm, dass Sie darauf bestehen, dass er wegen seiner Dominanzprobleme zu einem Berater geht. Sie könnten nach einem Berater in einer anderen Stadt suchen. Das macht es Ihrem Mann vielleicht leichter, die Beratung zu suchen, die er dringend braucht. Wenn er sich sträubt, sagen Sie ihm, dass Sie sich an den Vorsitzenden des Kirchenrats wenden und ihm mitteilen, dass Ihr Mann einige persönliche Probleme hat und dass Sie beide eine Auszeit brauchen, um diese zu bearbeiten. Wenn er seinen Drang nach Dominanz nicht unter Kontrolle bekommen kann, hat er nicht das Recht, einer Kirchengemeinde vorzustehen.

Eine solch direkte Rede müsste ihn aufhorchen lassen. Sie müssen Rückgrat zeigen. Lassen Sie nicht zu, weiterhin missbraucht zu werden, denn genau das geschieht.

Wir haben kaum Sex, weil meine Frau sagt, dass es »wehtut«. Vermeidet sie einfach Sex oder tut es wirklich weh? Ich dachte, Sex ist etwas Natürliches. Mache ich etwas falsch?

Viele Frauen haben aus den verschiedensten Gründen beim Geschlechtsverkehr Schmerzen – alles, von einer Trockenheit der

Scheide bis hin zu einer Infektion mit Hefepilzen oder etwas anderem können die Ursache sei. Ja, es könnte sich um das Vermeiden von Sex aus emotionalen Gründen handeln, aber es könnte auch sein, dass sie einen Frauenarzt aufsuchen muss. Schmerz ist das Zeichen dafür, dass unser Körper ein Problem hat und dass wir diesbezüglich etwas unternehmen müssen. Bitten Sie den Arzt, die möglichen Gründe für Vaginalschmerzen zu untersuchen und eine Behandlung vorzunehmen.

Gut, dass Sie den Mut hatten, diese Frage zu stellen. Benutzen Sie jetzt diesen Mut, Ihrer Frau zu helfen herauszufinden, worin die Ursache liegt – um Ihrer beider willen.

Wenn wir Sex haben, ist es okay, aber danach fühle ich mich innerlich leer. Ist das normal?

Ihre Gefühle stehen im Zusammenhang mit der Nähe und Stabilität Ihrer Beziehung. Sex soll Sie als Paar näher zusammenbringen, Sie nicht mit einem Gefühl der Leere zurücklassen. Wenn Sie sich in Ihrer sexuellen Beziehung leer fühlen, fehlt auch auf anderen Gebieten Ihrer Beziehung zu Ihrem Ehepartner etwas. Betrachten Sie Ihre Beziehung außerhalb des Schlafzimmers. Wie werden Sie von Ihrem Ehepartner behandelt? Wie behandeln Sie Ihren Ehepartner? Stehen ungelöste Probleme zwischen Ihnen, die Ihre Gefühle während und nach dem Sex beeinflussen?

Stellen Sie sich Sex als Thermometer Ihrer Beziehung vor. Wenn es außerhalb des Schlafzimmers zu viele Konflikte gibt, werden Sie die Flamme im Schlafzimmer nicht entfachen können.

Stellen Sie sich Sex als Thermometer Ihrer Beziehung vor. Wenn es außerhalb des Schlafzimmers zu viele Konflikte gibt, werden Sie die Flamme im Schlafzimmer nicht entfachen können. Sie werden zwei Steine sein, die versuchen, einander zu umwerben. Ihre Leere ist ein Weckruf für etwas in Ihrer Beziehung mit Ihrem Ehepartner, das aufgearbeitet werden muss.

Es könnte auch mit Ihrer früheren sexuellen Beziehung zusammenhängen (ob mit Ihrem Ehepartner oder mit anderen). Wenn

Sie vor der Ehe Sex hatten, haben Sie Ihrem Sexualpartner ein großes Stück Ihres Herzens und Körpers geschenkt – Stücke, die Sie nie mehr zurückbekommen. Erinnerungen an diese sexuellen Kontakte tauchen oft plötzlich im unpassendsten Moment auf.

Ganz gleich, worin der Grund für Ihre Leere liegt: Ich schlage vor, dass Sie dem Thema weiter nachgehen – heute.

Meine Frau macht beim Sex nie den Anfang und scheint Sex nur zu erdulden, wenn wir ihn haben. Sogar ihre Küsse sind nur flüchtig, ohne Gefühl dahinter. Vor unserer Hochzeit schien sie so warm zu sein, doch jetzt ist sie zurückhaltend. Woran liegt das?

Es gibt zwei Möglichkeiten.

Möglichkeit 1: Sie haben eine dominante Frau – eine Frau, die Sex vorenthält oder schenkt, um Sie zu manipulieren. Hat sie mehr Lust auf Sex, wenn sie etwas für sich oder das Haus kaufen möchte? Benutzt sie Sex als ein Mittel, um Sie aufzutauen, bevor sie ihre Bitte ausspricht? Verweigert sie Sex, wenn Sie kein »guter Junge« sind? Zeigt sie Ihnen ihren Ärger oder ihre Unzufriedenheit dadurch, dass sie ein Stein wird?

Wenn das der Fall ist, müssen Sie Ihrer Frau (freundlich) sagen, wie Sie sich fühlen, wenn sie Ihnen Sex vorenthält – wie ein kleiner Junge, der um seine Belohnung betteln muss, die er sonst immer bekommen hat. Sie verstehen nicht, warum sie jetzt so reagiert. Sollten Sie etwas ändern? Wenn ja, soll sie es sagen.

Möglichkeit 2: Sie hat Probleme mit etwas in ihrem Leben. Es könnte sich um eine frühere Beziehung handeln oder etwas, das ihr als Kind geschehen ist. Damit meine ich Folgendes: Eine Frau, nennen wir sie Elaine, wurde jahrelang von ihrem Stiefvater missbraucht, seit sie 9 Jahre alt war. Doch irgendwie konnte sie über all diesen Missbrauch hinwegkommen und einen wunderbaren Mann heiraten, der sie innig liebte, und sich ihm ungezwungen beim Sex hingeben.

Eines Tages änderte sich alles … am neunten Geburtstag ihrer Tochter. Sie zog sich von ihrem Mann zurück, wurde sehr kalt und argwöhnisch und erlaubte es nicht, dass ihre Tochter alleine mit ihm zusammen war. Was ging vor sich? Der Missbrauch, den sie für »abgehakt« hielt, hatte sich zurückgemeldet, und jetzt sah sie Ihren Mann, den sie liebte, als potenziellen Missbraucher *ihrer* 9-jährigen Tochter.

Die Ehe, die 13 Jahre lang so stabil war, wurde während der nächsten 2 Jahre äußerst wackelig, bis das Paar schließlich gemeinsam zur Beratung ging und so Stück für Stück herausfand, was hier in Wirklichkeit vor sich ging. Danach konnten sie miteinander über eine praktische Lösung sprechen und einige Sicherheitsvorkehrungen treffen, damit die Frau sich wohler fühlte und der Mann trotzdem genügend Zeit mit seiner Tochter verbringen konnte.

Zwei Jahre lang fragte sich dieses Paar, ob sie vor dem Scheidungsrichter enden würden. Heute ist die Ehe stärker als je zuvor. Warum? Weil sie beschlossen haben, die Probleme gemeinsam aufzuarbeiten. Es war viel Arbeit. Hat es sich gelohnt? Das Lächeln auf dem neuesten Familienbild spricht Bände. Sie sehen, es können Wunder geschehen.

Wunder können auch bei Ihnen geschehen. Wenn Ihre Frau Probleme mit einer früheren Beziehung oder mit Missbrauch während ihrer Kindheit zu kämpfen hat, braucht sie Ihre Hilfe, Ihr Verständnis und einen professionellen Berater, weil dieses Erlebnis Ihre Lebenseinstellung und Ihre Einstellung zu Ihnen, ihrem Ehemann, prägt.

Anscheinend meint jeder, die Frau ist es, die das Interesse an Sex verliert. Das ärgert mich. Mein Mann und ich sind seit 17 Jahren verheiratet. Und mein Mann ist derjenige, der das Interesse an Sex verloren zu haben scheint. Völlig. Ehrlich, ich habe es satt, abgewiesen und weggeschoben zu werden. Haben Sie einen Vorschlag? Abgesehen von Scheidung, was für mich nicht infrage kommt.

Ihr Mann muss zu seinem Arzt gehen und sich untersuchen lassen. Könnte er eine Depression haben? Ist er sehr stressbelastet (Verlust des Arbeitsplatzes, ein Todesfall in der Familie oder etwas anderes, das auf der Stress-Skala oben steht)? Hat er mit Schuldgefühlen wegen eines sexuellen Erlebnisses in der Vergangenheit zu kämpfen? Hat er das Interesse an Sex erst in letzter Zeit verloren – oder war es schon immer so in Ihrer Ehe? Wenn ja, dann betrachten Sie seine Beziehung zu seinen Eltern. Welches Temperament hat sein Vater? Seine Mutter? Hatte Ihr Mann das Gefühl, ihren Ansprüchen nie gerecht zu werden? Hat er Versagensängste? Oder braucht er nur etwas Hilfe bezüglich seiner männlichen Libido?

Hier eine andere Möglichkeit: Ihr Mann könnte Sie fast unmerklich beherrschen, in dem er Ihnen Sex vorenthält. Vielleicht fühlt er sich von Ihnen kritisiert oder seiner Manneswürde beraubt? Die einzige Möglichkeit, sich zu rächen, besteht darin, Ihnen etwas vorzuenthalten, das Sie wollen: Sex. Gibt es etwas in Ihrer Beziehung, das ihm das Gefühl verleiht, dass Ihnen an ihm als Mann nichts liegt?

Sprechen Sie mit Ihrem Mann. Berühren Sie ihn zuerst (das öffnet einem Mann die Ohren). Sagen Sie ihm, wie Sie den Mangel an sexueller Beziehung empfinden. Bitten Sie ihn, zu einem Arzt zu gehen. Wenn er nicht gehen will, sagen Sie, dass Sie einen Termin für ihn vereinbaren. Betonen Sie, dass dies für die Beständigkeit Ihrer Ehe wichtig ist. Sie müssen ebenfalls Ihr Verhalten ihm gegenüber unter die Lupe nehmen. Achten Sie ihn als Ihren Mann auf allen Lebensgebieten? Fühlt er sich gewollt? Gebraucht?

Es kann nicht so bleiben wie es ist. Es wird Zeit, dass sich etwas ändert – für Sie beide.

Soweit ich weiß, bin ich weder dick noch hässlich. Ich habe von meiner Frau noch nie etwas verlangt, was sich für ein Ehepaar »nicht gehört«. Doch für sie ist jede Bitte um Sex wie eine Aufgabe, die sie einfach ertragen muss. Sie hat überhaupt keine Vorstellung von etwas anderem als der elementaren Missionarsstellung. Sie zieht sich nur so lange aus, wie es für den

Sexualakt erforderlich ist, dann duscht sie und zieht einen langen Flanell-Schlafanzug an und geht schlafen. Stoße ich sie so sehr ab, dass sie nicht einmal schmusen will?

Wir sind seit 40 Jahren verheiratet und ich fühle mich auf dem Gebiet der Liebe und des Sex so unausgefüllt, dass ich nicht einmal weiß, wo ich anfangen soll. Oft schon vergingen acht Monate ohne Sex. Und wenn wir Sex haben, dann bin mit Sicherheit nur ich erregt. Ich war immer hilfsbereit, geduldig und unterstützend, der Arbeiter und Ernährer der Familie. Ich war die ganze Zeit über liebevoll und treu. Was mache ich falsch? Ich fühle mich so einsam und wie Luft behandelt.

Lassen Sie mich eine Vermutung anstellen. Ihre Frau war die Erstgeborene und wuchs in einer extrem konservativen Umgebung auf. Sie wurde mit vielen Erwartungen überhäuft über das, was richtig und das, was falsch ist. Über das, was eine Frau tut bzw. nicht tut. Über das, was Gläubige tun bzw. nicht tun. Jahrelang wurde ihr eingebläut, sich als Frau in einer bestimmten Weise zu verhalten, und diese frühen Prägungen haften ihr immer noch an. Höchstwahrscheinlich ist sie die Art Frau, die auch Schwierigkeiten hat, ihren Körper vor einem Arzt zu entblößen. Sie ist nicht der Typ »ich Jane, du Tarzan« und schaukelt nicht an einem Kronleuchter.

Um Ihrer Beziehung willen (ich bin erstaunt, dass Ihre Ehe 40 Jahre lang ohne das Bindemittel Sex gehalten hat) müssen Sie etwas Neues riskieren. Sprechen Sie mit Ihrer Frau. Versichern Sie ihr, dass Sie sie lieben. Erklären Sie ihr, wie einsam Sie sich fühlen. (Wenn Ihre Frau auf Ihre Gefühle der Einsamkeit nicht eingeht, haben Sie mehr Schwierigkeiten in Ihrer Ehe als nur Sex, und diese Probleme müssen auch von Grund auf ausgeräumt werden.) Sagen Sie ihr, dass es für Sie sehr wichtig ist, mit ihr eins zu sein, dass Sie sich vor all den Jahren für sie entschieden haben und dass Sie sich wieder für sie entscheiden würden. Doch Sie wollen den Rest Ihres Ehelebens nicht so weiterleben.

Bitten Sie Ihre Frau, es sich zu *überlegen*, ob sie nicht ein bisschen experimentierfreudiger werden möchte. Versichern Sie ihr, dass Sie sie nicht verurteilen werden, wenn Sie bei etwas »nicht gut« ist, dass Sie es aber einfach versuchen möchten. Wenn Sie freundlich, sanft und liebevoll mit ihr sprechen, könnte Ihre Frau tatsächlich ein Risiko eingehen. Doch wenn Sie ihre Versuche kritisieren, wird sie in den Flanell-Schlafanzug und unter die Decke zurückkriechen … und nicht mehr hervorkommen.

Es hat 40 Jahre gedauert, bis Ihre Ehe an diesem Punkt angekommen ist. Veränderungen werden nicht über Nacht eintreten. Aber Sie können diesen Stein freundlich umwerben.

Ich habe es mit Dessous, Teddys, Strapsgürteln, Höschen, verführerischen Nachthemden probiert … sehr zu meinem Entsetzen (das alles sieht an mir nicht gut aus). Ich habe meinem Mann Oralsex geboten; ich habe verschiedene Stellungen ausprobiert, in dem Versuch, ihm Vergnügen zu bereiten. Ich schaue ihn gerne in der »Bauchlage« an … oder in jeder anderen Lage. Ich habe es gerne langsam; er mag es schnell. Wenn es nach mir ginge, hätte ich jeden Tag Sex, aber meinem Mann reicht zweimal im Monat (wenn überhaupt). Stimmt etwas nicht mit ihm? Er ist erst Ende zwanzig, und wir sind seit viereinhalb Jahren verheiratet. Wenn wir Sex haben, ist es richtig gut. Aber die Libido eines Mannes nimmt mit dem Alter ab, stimmt's? Was soll ich tun, wenn ich in Stimmung bin und er nicht? Er meint, da er der Mann ist, hat er zu bestimmen, wann wir Sex haben.

Keine Frage, Ihr Sexualtrieb ist stärker als der Ihres Mannes. Das bedeutet nicht, dass mit einem von Ihnen etwas nicht stimmt. Sie sind einfach anders. Doch wenn Sie alle diese Dinge tun, um Ihren Mann glücklich zu machen und immer noch nicht viel Reaktion erhalten, dann liegt vielleicht etwas anderes vor.

Ist Ihr Mann depressiv oder unglücklich im Leben? Nimmt er Medikamente wegen einer Depression? Oder nimmt er Propecia, ein Mittel gegen Haarausfall? (Zu den Nebenwirkungen von Propecia gehört verringertes Sexualverlangen. Das geschieht nicht in allen Fällen, aber doch so häufig, dass es auf dem Beipackzettel vermerkt ist.) Ist Ihr Mann in irgendeiner Weise körperbehindert? (Doch auch körperbehinderte Männer, deren Penis nicht leistungsfähig ist, können auf andere Weise kreativ werden.) Wo ein Wille ist, da ist ein Weg, und wo kein Wille ist, da gibt es einen Grund. Und dieser Grund ist selten »Ich bin müde« oder »Ich habe keine Lust.«

Es gibt auch andere Möglichkeiten.

Ist Ihr Mann in einer puritanischen Umgebung aufgewachsen, wo er gelernt hat, dass Sex böse und schmutzig ist und er deshalb Vorurteile gegen Sex hat? Glaubt er, dass Sex nichts ist, an dem man Spaß haben kann und vermeidet ihn deshalb, sooft er kann?

Hat Ihr Mann in der Vergangenheit sexuellen Missbrauch erlebt? Durch einen Vater, Onkel, Bruder oder (seltener) eine Frau in seinem Leben, der er vertraute?

Oder haben Sie möglicherweise einen Mann geheiratet, der homosexuell ist?

Bevor Sie mir diesbezüglich einen bitterbösen Brief zurückschreiben, schalten Sie einen Gang zurück. Ich möchte nur, dass Sie sich das durch den Kopf gehen lassen. Ist es möglich, dass Ihr Mann homosexuell ist und sich unter dem Mantel der Achtbarkeit eines verheirateten Mannes versteckt? Glauben Sie mir, es gibt Tausende, die genau das tun, weil sie sich nicht mit der Frage ihrer sexuellen Orientierung auseinandersetzen wollen. Tausende anderer, die verheiratet sind, nehmen im Geheimen homosexuelle Handlungen vor (und deshalb sind sie so müde und haben keine Zeit für Sie). Ja, er könnte auch Kinder mit Ihnen gezeugt haben; er könnte ein großartiger Vater sein; und in vielfacher Hinsicht könnte er nett, freundlich und liebevoll sein. Aber wenn es um Aktivitäten im Schlafzimmer und um Intimitäten mit Ihnen geht, dann geht nichts.

Deshalb möchte ich Sie fragen: Haben Sie einen Grund anzunehmen, dass Ihr Mann eventuell homosexuell ist? Können Sie sich an Ereignisse in Ihrer Ehe erinnern, bei denen Sie sich wirklich fragten, ob er homosexuell ist? Anrufe oder E-Mails, die Ihnen verdächtig vorkamen? Haben Sie sich schon einmal hingesetzt und ihn gefragt, ob er bezüglich Sex ambivalente Gefühle hat? Wie er andere Männer anschaut und über sie denkt?

Es wird Zeit, den Entschuldigungen auf den Grund zu gehen.

Meine Frau beklagt sich, dass ich ihr außerhalb des Schlafzimmers nicht genügend »Interesse« entgegenbringe. Ich verstehe nicht wirklich, was sie damit meint, aber ich verstehe die Ergebnisse: Keinen Sex für diesen Mann, bis ich es herausgefunden habe. Können Sie mir helfen?

Sicher kann ich das! Ihre Frau sagt Ihnen (in nicht sehr guter Weise, indem sie Ihnen Sex vorenthält, bis Sie ihre Erwartungen erfüllen), dass sie umworben werden will. Also lassen Sie Ihren Charme außerhalb des Schlafzimmers spielen, Don Juan.

Meine ich damit, dass Sie in jedem Zimmer des Hauses den Liebesakt durchführen sollen? Nun, das könnte Spaß machen! Aber das meine ich nicht.

Eine Frau sehnt sich danach, für das, was sie ist und was sie *außerhalb* der sexuellen Beziehung tut, anerkannt zu werden. Man muss ihr sagen, wie schön sie ist (ja, auch wenn sie mehr Falten hat als vor 30 Jahren, als sie heirateten – ein kluger Mann erwähnt dieses Thema nicht). Sie will daran erinnert werden (nicht nur einmal – bei der Hochzeit – sondern oft), dass sie die eine und einzige Frau Ihres Lebens ist. Dass Sie sich danach sehnen, ihre Bedürfnisse zu befriedigen und dass sie für Sie noch attraktiv ist.

Eine Frau hat nichtsinnliche Berührungen gerne. Damit meine ich Berührungen, die nicht zu etwas anderem führen (zum vollen sexuellen Programm): Und hier werden wir Männer oft verwirrt. Wir können mit den besten Absichten beginnen, aber unser Motor springt an und bevor wir es richtig merken, sind wir beim sexuellen Vorspiel. Eine Frau sagte mir einmal: »Wenn ich wirklich entspannen will, gehe ich zu einer Masseurin. Mein Mann massiert mich gerne, aber es führt immer zu etwas anderem … Sie wissen, was ich meine.«

Ja, ich weiß, was Sie meinen.

Aber ein Mann, der versteht, dass seine Frau nach einem langen Tag nur den Rücken oder die Füße massiert haben will – und der sein eigenes Sexualverlangen zurücksteckt, weil kein Sex an diesem Tag das Beste für seine Frau ist – füllt ihren Liebestank auf.

Ihre Frau will jeden Tag wissen, dass sie die einzige Frau für Sie ist. Dass Sie nur für sie Augen und Ohren haben. Dass Sie nur für sie Hände haben. Und dass Sie ihr nahe sein wollen.

Wenn sie diese Dinge weiß, fühlt sie sich innerhalb und außerhalb des Schlafzimmers sicher. Und dann merken Sie, wie die Temperatur im Schlafzimmer emporschnellt!

Lange vor Ruth Westheimer …

König Salomo war ein großartiger Eheberater und Sextherapeut – Generationen vor Ruth Westheimer. Und er hatte die richtige Idee. Von Gazellen bis zu Bechern, der Mann wusste, wovon er sprach. Schauen Sie doch selbst einmal nach. Lesen Sie das ganze Hohelied Salomos. Ich versichere Ihnen, dass Sie nicht enttäuscht werden.

Ich gehöre meinem Geliebten; und ich bin es, nach der er sich sehnt. Komm, mein Geliebter, wir wollen aufs Feld hinausgehen und die Nacht zwischen wilden Blumen verbringen.

Hoheslied 7,11-12

Bei einem Vortrag vor unserer Frauengruppe sagten Sie, eine Frau muss in ihrem Sexleben draufgängerischer und selbstbewusster werden. Ich habe einige Ihrer Bücher gelesen und schätze, was Sie sagen. Ich wuchs jedoch in einer sehr konservativen Familie auf, in der »dieses Thema« und alles, was mit »dem da unten« zu tun hatte, nicht einmal erwähnt wurde (Sie wissen, was ich meine). Ich verstehe, was Sie mit selbstbewusst und draufgängerisch meinen, aber ich bin einfach nicht so. Warum sollte ich etwas sein, was ich nicht bin?

Mir ist aufgefallen, dass Sie nicht die Worte *Genitalbereich* sagen konnten. Sie benutzten dafür den Ausdruck »das da unten«. Ich verstehe, aus welcher Umgebung Sie kommen. Ich habe mit vielen Frauen gesprochen, die aus konservativen Familien stammen. In der Tat lebe ich mit einer solchen Frau zusammen. Aber Sie brauchen sich nicht auf mein Wort allein zu verlassen. Schauen wir, was der Apostel Paulus dazu zu sagen hat.

> Der Ehemann soll sich seiner Frau nicht entziehen; dasselbe gilt für die Ehefrau ihrem Mann gegenüber. Die Ehefrau gibt ihrem Mann das Recht über ihren Körper, und ebenso gibt der Ehemann seiner Frau das Recht über seinen Körper. Keiner soll sich dem anderen verweigern, es sei denn, beide Ehepartner beschließen übereinstimmend, sich für eine begrenzte Zeit sexuell zu enthalten, um sich noch intensiver dem Gebet widmen zu können. Danach kommt wieder zusammen, damit euch der Satan nicht in Versuchung führt, weil ihr euch nicht beherrschen könnt.
>
> *1. Korinther 7,3-5*

Lassen Sie mich diese Verse in meine eigene Sprache übersetzen: Paulus will, dass wir tun, was er hier schreibt. Und wenn Sie aufhören wollen, um zu beten, dann ist das in Ordnung. Aber was mir an diesem großen Apostel so gefällt ist, dass er sagt: »Ich will, dass ihr es nach dem Gebet wieder tut.« Das ist ein Heiliger, wie ich ihn mir wünsche. (Und schauen Sie einmal, wie viele Kirchen und Schulen in der Welt nach ihm benannt wurden!)

Warum habe ich gerade diese Bibelstelle ausgewählt? Um zu beweisen, dass Gottes Wort etwas über die Bedeutung von Sex zu sagen hat. Sex ist nicht etwas, das Satan geschaffen hat. Sex ist ein großartiges Geschenk für Männer und Frauen. Es sollte häufig – *ohne Verlegenheit* – benutzt und genossen werden.

Bedeutet das, dass Sie sich jeden Abend, sobald Ihr Mann nach Hause kommt, Ihre Kleider – und die Ihres Mannes – vom Leib reißen sollen? Dass Sie wilden, leidenschaftlichen Sex auf dem Küchenboden haben sollen, wie man es in Filmen sieht? Nein. (Obwohl es Spaß machen könnte, dies in Erwägung zu ziehen.) Es bedeutet, dass Sie Sex gegenüber eine offene und bereitwillige Haltung einnehmen und dass Sie Ihren Mann und seine Bedürfnisse für so wichtig erachten, dass Sie etwas Neues, Ungewohntes in Ihrer Beziehung riskieren.

Mir fiel auch auf, dass Sie schrieben: »Ich bin einfach nicht so. Warum sollte ich etwas sein, was ich nicht bin?« Ist Ihnen aufgefallen, wie oft Sie in diesen beiden Sätzen das Wort »ich« benutzt haben?

In einer Ehe kommen zwei Menschen zum gemeinsamen Wohl auf allen Gebieten der Beziehung zusammen. Wenn Sie wollen, dass Ihre Ehe auf lange Sicht dauerhaft ist, wird es Zeit, nicht mehr zu denken: »Was ist am besten für *mich*?« und anzufangen zu überlegen: »Was ist am besten für *uns*?«

Auf den Punkt gebracht

Ich habe es schon einmal gesagt, aber es lohnt sich, diese beiden Sätze zu wiederholen: Wo ein Wille ist, da ist ein Weg, und wo kein Wille ist, da gibt es einen Grund. Und dieser Grund ist selten »Ich bin müde« oder »Ich habe keine Lust.« Ihre Aufgabe als Ehepaar besteht darin herauszufinden, warum einer (oder beide) von Ihnen sich wie ein Stein verhält. Vielleicht müssen Sie hier auf die Hilfe eines Außenstehenden zurückgreifen. Aber glauben Sie mir, die Zeit und das Geld, die Sie dafür aufwenden, lohnen sich.

19

Gestern, als ich jung war …

Ihre Erlebnisse in der Vergangenheit haben Auswirkungen auf Ihre Freude an Sex.

Kendra war sieben Jahre alt, als sie entdeckte, was Sex ist (besser gesagt: sexueller Missbrauch) – durch ihren Vater, der selbst als Kind von einem Onkel sexuell missbraucht wurde. Der Missbrauch dauerte an, bis sie 13 Jahre alt war, als sie und ihre kleine, damals 9 Jahre alte Schwester, von zu Hause wegliefen. Der Anlass war, dass sie entdeckte, dass der Vater auch ihre kleine Schwester missbrauchte. Sie hatte gedacht, wenn sie »still ist«, würde sie ihre kleine Schwester schützen.

Walter, gutaussehend und sportlich gebaut, fragte sich immer, ob er schwul ist. Wie sonst hätte sein Onkel ihn als Sexspielzeug »interessant« finden können, als Walter 9 Jahre alt war? Er dachte: *An mir muss etwas sein, das nicht normal ist, und das hat meinen Onkel zu mir hingezogen. …*

Lana stand kurz vor dem Abschluss ihres Studiums, als sie eines Abends mit einem jungen Mann ausging, den sie kaum kannte. Es ging ihr nur darum, sich etwas zu entspannen. Nachdem sie eine Cola getrunken hatte, wurde sie bewusstlos. Stunden später wachte sie halbnackt alleine in einem Wald auf. Sie war vergewaltigt worden und man hatte sie kilometerweit außerhalb der Stadt alleine zurückgelassen.

Jahrelang beobachtete Kerstin als Kind, wie ihr betrunkener Stiefvater ihre Mutter für Sex benutzte. Er verlangte sogar einmal von Kerstin und ihren Brüdern im Teenageralter, dass sie zuschauten, damit sie wissen »wie Liebe geht«.

Verständlicherweise haben alle diese Personen heute Probleme mit dem Begriff Sex in der Ehe, und vielen anderen geht es genauso. Laut Fachleuten wurden 40 Prozent der Frauen missbraucht. Der Prozentsatz der Männer, die Missbrauch berichten, ist niedriger (doch für Männer ist es auch schwieriger zuzugeben, dass sie sexuell missbraucht wurden, weil das mit ihrer Manneswürde nicht in Einklang zu bringen ist).

Kinder werden mit einem natürlichen Vertrauen zu ihren Eltern geboren. Sie springen von einer drei Meter hohen Mauer in die Arme ihrer Eltern, weil sie darauf vertrauen, dass ihre Eltern sie auffangen.

Viele Kinder haben auch Onkeln, Vätern und sogar Müttern und Tanten vertraut, und diese vergingen sich an ihnen. Diese Kinder kennen Liebe nicht, weil sie nie die Möglichkeit hatten, zu erleben, was damit gemeint ist. Sie erfuhren nur Herrschaftsausübung, Dominanz und Missbrauch im Namen der »Liebe«.

Also, meine Damen, hier kommt ein gesunder Mensch daher, der weder sexsüchtig noch pervers ist. Die einzige »Sünde« dieses Menschen besteht darin, dass er sich in Sie verliebt. Er will Sie heiraten, mit Ihnen schlafen und hat einen natürlichen Sexualtrieb. Was wird geschehen? Sie als Frau werden mit diesem Mann aneinandergeraten. Warum? Weil Sie sich nicht für liebenswert halten. Was tun Sie folglich? Wegen Ihrer negativen Erfahrungen mit Sex in der Vergangenheit vermeiden Sie Sex. Und Ihr Mann hat keine Ahnung, warum Sie sich so verhalten.

Wenn Sie ein Mann sind, der Missbrauch erlebt hat, können Sie der beste Ehemann und Vater der Welt sein. Sie haben immer ein Lächeln auf den Lippen und ziehen eine Schau ab. Sie umarmen die Menschen, sind warmherzig und gastfreundlich. Doch unter der Oberfläche haben Sie gelernt, dass Sie verletzt werden, wenn Sie andere zu nahe an sich herankommen lassen. Deshalb malen Sie ein glückliches Gesicht auf Ihre Maske und stehen unter dem Stress, in zwei Welten zu leben.

Es ist sehr schwer, mit dieser Art Missbrauch fertigzuwerden, weil er zu verschiedenen Zeiten in Ihrem Leben plötzlich wieder auftaucht. Sie können denen, die Sie missbraucht haben, vergeben, damit Sie normal weiterleben können. Sie können sich mit den Problemen und Beziehungsmustern auseinandersetzen. Doch Menschen, die Missbrauch erlebt haben, sagen, dass ein Rest dieses Erlebnisses immer zurückbleibt.

Wenn Sie solche Erfahrungen gemacht haben, müssen Sie sich auf einen steinigen Weg gefasst machen. Höchstwahrscheinlich brauchen Sie dabei professionelle Hilfe. Werden Narben zurückbleiben? Sicher. Müssen Sie dafür einen Preis bezahlen? Ja. Ich würde lügen, wenn ich Ihnen etwas anderes erzählen würde.

Doch das bedeutet nicht, dass Sie nicht lernen können, Freude an Sex mit dem Menschen, den Sie lieben, zu finden – wie es Gott ursprünglich geplant hat.

Frage: *Ich freute mich so auf Sex in unseren Flitterwochen und darauf, mich zum ersten Mal in meinem Leben für den Mann, den ich liebe, provozierend anzuziehen. Ich war fassungslos, als ich in dem durchsichtigen Nachthemd, nach dem ich tagelang gesucht hatte, herauskam und Andreas mich keines zweiten Blickes würdigte. Er streichelte nur meine Wange, sagte, dass es hübsch sei, nahm meine Hand und schaute auf das Meer hinaus. Wir hatten erst in der fünften Nacht unserer Flitterwochen Sex (wenn man es Sex nennen kann, wenn man sich nackt streichelt, denn er ist nie in mich eingedrungen). Ich glaube, ich hätte nicht überrascht sein müssen, als Andreas mir vier Jahre später gestand, dass er seit dem Beginn des Teenageralters Probleme mit Homosexualität hat. In der siebten Klasse nannten ihn seine Kameraden »schwul«, weil er nur seine Musikgruppe im Kopf hatte, sich körperlich nicht viel entwickelte und gerne Bücher las.*

Beim Studium bekam Andreas Zugang zu Schwulenbars und Schwulenclubs, doch er versicherte mir, dass er nie homosexuellen Gefühlen nachgegeben hat. Er sagte mir, dass er mich von ganzem Herzen liebt, doch keine Leidenschaft für mich aufbringen kann, obwohl er es versucht hat. Er hatte gedacht, dass er sich durch die Heirat mit mir »heilen« kann, aber es hat nicht geklappt. Keiner von uns ist bereit, unsere Ehe aufzugeben (wir haben inzwischen eine Tochter), aber wir sind beide verletzt und verwirrt, besonders auf dem Gebiet unseres Sexlebens. Können Sie helfen?

Danke für Ihre Ehrlichkeit. Sie und Ihr Mann befinden sich in einer äußerst schwierigen Situation. Tausende von Paaren sind in einer ähnlichen Lage, weil viele Männer (und Frauen) das versucht haben, was Andreas versuchte – sich selbst mit Hilfe einer Heirat als Allheilmittel zu »heilen«.

Jede Art sexueller Abweichung hat eine tiefgreifende Wirkung auf die Persönlichkeit des Betroffenen. Lassen Sie es mich folgendermaßen erklären: Nehmen Sie ein Stück Holz. Man kann die Maserung des Holzes nicht ändern. Man kann das Stück Holz zersägen, zerhacken, lackieren, anmalen und auf dem Wasser treiben lassen, doch die Maserung wird sich nicht ändern. Die Erfahrungen Ihres Mannes im Kindesalter beeinflussen sein Verhalten als Erwachsener. Wenn Ihr Mann in Verhältnissen aufwuchs, in denen der Begriff Sex zerstörerisch, negativ, ungesund oder missbrauchend vorgelebt wurde, können Sie nicht erwarten, dass er mit einem Fingerschnips seine Ansicht ändert, hin zu einer gegenseitigen Befriedigung von zwei Menschen, die sich für den Rest ihres Lebens lieben. Ihr Mann braucht in dieser Lebenslage professionelle Hilfe.

Wenn das auf Ihren Mann zutrifft, tut es mir leid, dass ihm seine Unschuld geraubt wurde. Aber das ist etwas, das nicht geändert werden kann. Es gibt kein *Zurück in die Zukunft,* wo man ein Ereignis ändern und sein Leben neu gestalten kann, sodass es sich anders entwickelt.

Das bedeutet, dass Sie beide sich mit dieser Angelegenheit befassen müssen, und dazu brauchen Sie viel Zeit, Geduld, Verständnis und professionelle Hilfe.

Wegen eines schrecklichen Missbrauchs, den ich als Kind erlitten hatte, habe ich mich über 20 Jahre lang meinem Mann vorenthalten. Ich schaffte es einfach nicht, mich in eine Lage zu bringen, in der ich wieder sexuell verletzt werden konnte. Ich wollte nicht über Sex sprechen und ich wollte keinen Sex (außer wenn ich musste, um unseren Sohn und unsere Tochter zu bekommen). Doch als ich das Buch »Licht an, Socken aus« las, erkannte ich, wie falsch es war, mich nicht ganz meinem Mann hinzugeben, der mich all diese Jahre trotz meines Wesens und meiner Vergangenheit geliebt hat. Doch wie fange ich jetzt an? Und wie kann ich meinem Mann, der so liebevoll zu mir ist, erklären, weshalb ich mich ihm so lange vorenthalten habe?

Ich applaudiere Ihrem Mut zu der Entscheidung, *jetzt* Veränderungen in Ihrem Leben vorzunehmen. Nach den grässlichen Dingen, die Sie in der Vergangenheit durchgemacht haben, sind Sie eine tapfere Frau, weil Sie bereit sind, sich dem Schrecklichen erneut zu stellen. Ich verstehe, warum Ihr Mann Sie liebt und bewundert.

Wie fangen Sie an, es Ihrem Mann zu erklären? Bitten Sie ihn zunächst, sich etwas Zeit zu nehmen – machen Sie einen Spaziergang miteinander, gehen Sie an einen ruhigen Ort, vielleicht sogar für ein Wochenende. Sagen Sie ihm, bevor Sie weggehen (damit er nicht nervös ist und sich entspannen und zuhören kann, was Sie ihm sagen), dass Sie ihn so sehr lieben und dass Sie den Eindruck haben, ihn jahrelang sehr ungerecht behandelt zu haben, und dass Sie einige Änderungen vornehmen wollen. Schauen Sie ihn dann an, berühren Sie seine Hand und sagen: »Und Schatz, ich brauche *deine* Hilfe.«

Erzählen Sie ihm danach alles von Anfang an. Sagen Sie ihm, dass die Geschichte etwas lang werden könnte, dass es aber wichtig ist, alles auf einmal zu erzählen, damit er Sie versteht. Beenden Sie Ihre Geschichte mit den Worten: »Deshalb habe ich dich in all den Jahren so behandelt – weil ich Angst hatte. Ich hatte Angst, wieder verletzt zu werden. Ich hatte Angst, dir zu vertrauen. Ich habe dir unrecht getan. Kannst du mir verzeihen?«

Die gemeinsame Zeit, diese Offenheit und Ehrlichkeit, wird diesen Mann für Sie einnehmen. Welcher Mann, der etwas auf sich hält, will seiner Frau nicht helfen? Besonders, wenn sie ihm sagt, dass sie ihm unrecht getan hat und um Verzeihung bittet?

So beginnen Sie. Und dann gehen Sie einen Tag nach dem anderen voran. Bitten Sie Ihren Mann um Hilfe. Ich bin sicher, dass er die Gelegenheit beim Schopf ergreifen wird.

Ich wuchs in einer Problemfamilie auf. Körperliche Misshandlungen, Beleidigungen und sexueller Missbrauch waren an der Tagesordnung. Es war kein schöner Ort zum Leben. Als ich 10 Jahre alt war, heiratete meine Mutter wieder und mein 19-jähriger Stiefbruder zog bei uns ein. Ich war daran gewöhnt, angeschrien und geschlagen zu werden, doch jetzt wurde ich auch noch ins Schlafzimmer meines Stiefbruders gelockt, der mir versprach, mit mir ins Kino zu gehen (was er allerdings nie tat). Bis dahin, dachte ich, es ist nicht so wichtig. Ist überhaupt etwas wichtig?

Anfang zwanzig machte ich Schluss mit meinem alten Leben. Ich brach den Kontakt zu meiner gesamten Familie ab. Ich werde jetzt bald 30 und bin seit einem Jahr mit einem wunderbaren Mann verheiratet. Ich liebe meinen Mann und will ihm Liebe schenken. Doch so sehr ich es versuche, es fällt mir wirklich schwer, Sex zu haben. Ich kann die Bilder der Dinge, die mir als Kind geschehen sind, nicht aus meinen Gedanken aussperren. Mir wird dann richtig übel und ich muss mich übergeben. (Wirklich sexy, nicht? Ich habe keine Ahnung, wie mein Mann mich ertragen kann.) Hilfe!

Sie haben viel durchgemacht, und es ist kein Wunder, dass Ihre Vergangenheit Sie nicht in Ruhe lässt. Nur weil Ihr Leben jetzt in einer anderen Richtung verläuft, bedeutet das nicht, dass Sie sich nicht an das erinnern, was geschehen ist. In Wirklichkeit wurden Sie als Kind so dominiert, dass Sie es gelernt haben, alles andere als draufgängerisch und selbstbewusst zu sein (das zeigt Ihr Satz: »Ich habe keine Ahnung, wie mein Mann mich ertragen kann«). Es wird einige Anstrengungen kosten, diese Einstellung zu ändern und ein gesundes Selbstwertgefühl zu bekommen. Es wird ein zeitaufwendiger und emotionsgeladener Prozess sein.

Ich bewundere Ihren Mut, diese Frage anzuschneiden. Was mit Ihnen geschehen ist, war nicht Ihre Schuld. Sie haben es nicht verursacht. Es geschah, weil es böse und kranke Menschen auf der Welt gibt, die Kinder missbrauchen. Obwohl bei Ihnen der Missbrauch vor allem sexuell war, hatte er nichts mit Sex zu tun (zumindest nicht mit Sex wie Gott ihn geplant hat). Der Missbrauch war eher verbunden mit Macht und Dominanz. Ich bin froh, dass Sie einen Mann geheiratet haben, den Sie lieben und den Sie so sehr lieben, dass Sie die Probleme Ihrer Vergangenheit zur Sprache bringen, um zu einer gesunden, befriedigenden sexuellen Beziehung zwischen Ihnen beiden zu gelangen.

Jetzt ist es an der Zeit, Ihre Sexualität zurückzugewinnen. Sprechen Sie mit Ihrem Mann. Sagen Sie ihm, wie sehr Sie ihn lieben und warum es Ihnen so schwerfällt, Sex zu haben. Bitten Sie ihn um Hilfe und Geduld, während Sie von Ihren Erlebnissen genesen. Arbeiten Sie mit einem Therapeuten, der Ihnen hilft, Ihre Einstellung zu Sex umzugestalten. In manchen Fällen kann das bedeuten, eine Zeit lang, etwa für ein Jahr, keine sexuellen Beziehungen zu haben, damit Sie Zeit haben, zu heilen und eine sinnliche Berührung zu genießen, die nicht fordernd oder schmerzhaft ist – damit Sie den Prozess beginnen, der das Ziel hat, dass Sie Sex mit Ihrem Mann genießen können.

Jetzt ist es an der Zeit, Ihre Sexualität zurückzugewinnen.

Wichtig ist, dass Sie und Ihr Mann das Ziel *gemeinsam* anstreben. Es kann zeitaufwändig und emotionsgeladen sein, sich durch alte Erinnerungen hindurchzuarbeiten. In dieser Zeit müssen Sie beide freundlich und geduldig miteinander sein, bis Sie über Ihre sexuelle Geschichte hinwegkommen und ein Verständnis von Sex gewinnen, wie es der Schöpfer geplant hat.

Werden Sie den Missbrauch je vergessen? Nein. Solche traumatischen Erlebnisse sind tief in das Gehirn eines Menschen eingeprägt. Doch Sie können genesen und Ihre Sexualität wiedergewinnen.

Den Missbrauch überwinden

1. Erkennen Sie, dass Ihr Ehepartner keinen Missbrauch begangen hat, egal was früher in Ihrem Leben geschehen ist. Oft zahlen Menschen für die Sünden ihrer Väter und Schwiegerväter. Insbesondere Frauen. Deshalb eine kleine Erinnerung für die Frauen unter Ihnen, die Missbrauch erlebt haben: Denken Sie daran, dass dies nicht Ihr Vater oder Stiefvater ist, der Sie sexuell und verbal missbraucht hat. Dies ist Ihr Ehemann, der Mann, der Sie liebt.
2. Was Sie zu sich selbst sagen ist sehr wichtig für Ihr Selbstbild. Menschen, die missbraucht wurden, neigen dazu, diesen Missbrauch zu verinnerlichen und sich dadurch selbst zu missbrauchen. Sie versagen sich Beziehungen oder Dinge, an denen sie Freude finden würden, nur weil sie glauben, dass sie es nicht wert sind, Liebe oder Vergnügen zu erleben. Sagen Sie sich also jeden Tag: *Ich bin geliebt. Gott, der Vater, liebt mich. Mein Mann liebt mich. Meine Kinder lieben mich. Ich bin es wert, geliebt zu werden. Mein Mann schätzt mich um meiner selbst willen. Er achtet mich als Person. Herr, hilf mir, mich selbst zu lieben wie du mich liebst.* Sie können sogar vor einem Spiegel mit weit geöffneten Augen beten, um ein neues Bild von sich selbst zu gewinnen.
3. Erkennen Sie, dass Sie sich auf einer Reise befinden. Dinge, die Ihnen geschehen sind und die nicht hätten geschehen dürfen und die nicht Ihre Schuld sind, werden zu verschiedenen Zeiten wieder in Ihr Leben und in Ihre Gedanken eindringen. Als Ergebnis der Geschehnisse in Ihrer Kindheit ist etwas Angsteinflößendes in Ihrem Leben geblieben. Ihre Einstellungen und Emotionen, die auftauchen, wenn gewisse Ereignisse heute geschehen, sind eine Erinnerung an das, was in all den Jahren vorher

geschah. Bedeutet das, dass das Leben nicht mehr weitergeht? Nein, überhaupt nicht. Sie müssen sich nur bewusst machen, dass in Ihrem Leben wahrscheinlich ein emotionaler Rest zurückgeblieben ist.

4. Beschließen Sie, Nein zu einer negativen Einstellung zu sagen. Ich beriet einmal eine Frau, die ständig Tagebuch führte. Das war ihr wichtig. Das Problem war, dass sie nur die negativen Erlebnisse in ihrem Leben aufschrieb. Erst, als sie das alte Tagebuch wegwarf und ein neues kaufte, um positive Schritte aufzuschreiben, begann ihre Reise der Heilung. Wenn negative Gedanken auftauchen, ersetzen Sie sie durch Positives. Erstellen Sie eine Liste von allem, was Sie geleistet haben und legen Sie die Liste an einen Ort, wo Sie sie jeden Tag sehen. Was Sie sehen und was in Ihren Kopf eindringt, kommt wieder heraus.

Auf den Punkt gebracht

Für einen Menschen, der in der Vergangenheit Missbrauch erlitten hat, ist ein Ehepartner, der Unterstützung bietet, von größter Bedeutung; insbesondere, weil Menschen, die missbraucht wurden, ihre gesamte Einstellung zum anderen Geschlecht neu ausrichten müssen. Dazu ist ein äußerst verständnisvoller Partner erforderlich, der die Probleme mit Ihnen durcharbeitet. Weiterhin ist es erforderlich, dass Sie sich als Ehepaar verpflichten, dem Heilungsprozess und der Kommunikation die höchste Priorität einzuräumen.

Ich möchte dieses Kapitel mit der Geschichte von Libby und Mark beenden, die sich wirklich so zugetragen hat. Sie sind jetzt beide Ende dreißig und haben zwei »Wunderkinder« im Alter von 12 und 14 Jahren. (Gleich werden sie verstehen, warum diese Kinder ein Wunder sind.)

Libby war fünf Jahre alt, als ihr Stiefonkel sie zum ersten Mal sexuell missbrauchte. Als sie sieben Jahre alt war, zog dieser Onkel zu ihnen; zusammen mit ihrem Stiefvater missbrauchte er Libby jede Woche. Als sie elf Jahre alt war, erzählte sie einer Lehrerin, der sie vertraute, was geschah. Am selben Tag noch schaltete sich das Jugendamt ein, und auch ihre Geschwister wurden aus der Familie herausgenommen. In ihren Teenagerjahren wurde Libby von einer Pflegefamilie zur anderen geschoben, bis sie eine »ständige« Bleibe bei einem Ehepaar fand, das sie liebte und ihr half, die Probleme des Missbrauchs zu verarbeiten.

Beim Studium lernte sie Mark kennen und verliebte sich in ihn. Doch sie hatte Angst, ihm von ihren früheren sexuellen Erlebnissen zu erzählen, weil sie sich Sorgen darüber machte, eine »beschädigte Ware« zu sein, nicht gut genug für ihn zu sein, da er noch nie zuvor mit einer Frau geschlafen hatte. Als sie ihm schließlich davon erzählte, wissen Sie, was dieser Mann zu ihr sagte?

»Libby, es tut mir so leid, dass das passiert ist. Es war nicht deine Schuld. Überhaupt nicht deine Schuld. Ich liebe dich so sehr. Du bist schön und du bist rein für mich.« Und am Abend darauf fiel er vor ihr auf die Knie, sang »Du bist so schön« und machte ihr einen Heiratsantrag. Sie weinte … Hätten Sie nicht geweint?

Libby war außer sich vor Freude, dass ihre Ehrlichkeit bezüglich ihrer Vergangenheit Marks Liebe zu ihr nicht änderte. In diesem Augenblick wusste sie, dass ihr künftiger Ehemann sie *bedingungslos* liebte. Während der Verlobungszeit suchte er nach Informationen über sexuell missbrauchte Frauen. Zusammen gingen sie zu einer umfassenden Eheberatung. Sie gingen auch gemeinsam zu einem Frauenarzt und weinten zusammen, als sie hörten, dass Libby nie Kinder gebären könnte, da ihr Körper aufgrund des sexuellen Missbrauchs innen völlig vernarbt war.

Machen wir einen Zeitsprung von fünf Jahren. Libby war schwanger, und sie tanzten vor Freude unter den Sternen. Ihre Tochter kam zur Welt. Drei Jahre danach war sie wieder schwanger und gebar einen Sohn.

Doch die Reise ist noch lange nicht zu Ende. Zwei Jahre nach der Geburt ihres Sohnes wurde Libby außergewöhnlich ängstlich. Durch ein Gespräch mit einer engen Freundin wurde ihr klar, dass sie Angst hatte, Ihr Mann würde sich verändern – dass er irgendwie ihre Tochter missbrauchen würde. Warum tauchte diese Angst plötzlich in einer »stabilen« Ehe auf? Weil ihre Tochter fünf Jahre alt wurde – das Alter, in dem Libby sexuell missbraucht wurde. Dies war ein weiteres Problem, durch das das Ehepaar sich durcharbeiten musste.

Es gab und gibt Zeiten in ihrer Ehe, in denen sie Aktivitäten einschränken müssen, weil Libby von Gefühlen überwältigt wird und sich fragt, ob Mark sie noch liebt. Ist ihre Ehe leicht? Nein. Aber gemeinsam, Schritt für Schritt, beschließen sie, jeden Tag zu leben und jeden Tag zu lieben.

Ja, auch Sie können es schaffen. Doch Sie müssen fest entschlossen sein, eisern zusammenzustehen.

Weiterführende Literatur

Dan B. Allender: Das verwundete Herz. Hilfe für erwachsene Opfer sexueller Gewalt im Kindesalter (Brunnen-Verlag, Gießen).
Dieses sehr hilfreiche Buch behandelt die Themen Scham, Sünde, Machtlosigkeit, Treuebruch, Ambivalenz, Probleme falscher Erinnerungen und andere.

20

Warum Ihnen Jan oder Julia nicht aus dem Sinn gehen

Sie können Ihre vergangenen Beziehungen nicht ändern. Aber Sie können beschließen, über sie hinwegzukommen.

Erinnern Sie sich an den Film Susi und Strolch, in dem sich die beiden Hunde ineinander verlieben, liebevolle Blicke austauschen, eine Nacht in der Stadt verbringen und einen Teller Spaghetti und einen letzten Fleischkloß miteinander teilen; und dann lange aufbleiben und den Mond anschauen und turteln? Haben Sie sich verliebt – oder Schmetterlinge im Bauch bekommen (eine unreife Liebe aufgrund körperlicher Anziehung), als Sie jung (oder nicht mehr so jung) waren?

Als Teenager verliebte ich mich mehrmals im Monat. Ich muss zugeben, dass eine Beziehung in einer Katastrophe endete. Meine »wahre Liebe« in der siebten Klasse steckte den Freundschaftsring, den ich ihr gegeben hatte, in die Tasche ihrer Jeans, und ihre Mutter wusch an diesem Abend die Wäsche. Der Ring kam übel zugerichtet heraus … so etwa wie unsere Beziehung eine Woche später.

Die Teenagerjahre und die Jahre bis Anfang zwanzig werden mit gutem Grund die »kritischen Jahre« genannt. Es sind die Jahre, in denen die Fehler, die man begeht, das ganze weitere Leben beeinflussen können. Ein Fehler am Steuer und Sie können bei einem Verkehrsunfall ums Leben kommen; ein Experiment mit Drogen, weil Sie neugierig sind, und Sie können an einer Überdosis sterben; einmal mit einem Jungen im Bett landen, und Sie können schwanger sein … Machen wir einen Zeitsprung von mehreren

Jahren. Der Mann, der Sie geheiratet hat, weil er musste (oder Ihr Vater hätte ihn mit dem Gewehr verfolgt), geht nachts mit anderen Mädchen aus und lässt Sie mit dem 18 Monate alten Kleinen zu Hause. Das geschah vielleicht einigen von meinen Leserinnen – und inzwischen sind Sie zum zweiten Mal verheiratet.

Da in diesen Jahren die Hormone verrücktspielen, treffen Menschen oft Entscheidungen, die sie später bereuen – wie enge Freundschaften, Heiraten oder Sex mit zahlreichen Partnern, bevor sie ihre »wahre Liebe« finden.

Möglicherweise fragen Sie sich: *Warum sollte meine Vergangenheit eine Rolle spielen, wenn ich jetzt glücklich verheiratet bin?* Weil Sie 23 Jahre verheiratet sein können und plötzlich das Gesicht Ihres ersten Freundes vor Ihrem inneren Auge auftaucht, wenn Sie gerade mit Ihrem Ehemann Sex haben. Oder Sie denken daran, wie Julia, Ihre Exfrau, in jenem Negligé aussah und flüstern, kurz bevor Sie einen Samenerguss haben, den Namen »Julia« anstatt den Namen Ihrer Frau. Bedeutet das, dass Sie Ihren Ehepartner nicht lieben? Keinesfalls. Es bedeutet nur, dass jedes sexuelle Erlebnis tief in Ihr Gehirn eingebrannt ist. Deshalb geht es bei sexuellen Erlebnissen an sich um Intimität, Verbindung, jemanden so persönlich zu kennen wie sonst niemanden. Diese Erlebnisse betreffen nicht nur Ihren Körper, sondern auch Ihre Gedanken, Ihre Seele, Ihre Persönlichkeit.

Ob es Ihnen bewusst ist oder nicht, die Verletzungen und Wunden früherer Beziehungen (einschließlich verbalen, sexuellen und körperlichen Missbrauchs) haben Sie bereits beeinflusst – und auch den Menschen, den Sie geheiratet haben. Der Grund liegt darin, dass das Gehirn ein riesiger Erinnerungsspeicher ist.

Sie haben einen großartigen Ehepartner und führen eine stabile Ehe. Sie haben zwei wunderbare Kinder. Sie schauen in eine rosige Zukunft. Sie haben leidenschaftlichen Sex mit Ihrem Ehepartner. Doch ganz plötzlich werden Sie von einem Gedanken an eine vergangene Beziehung heimgesucht …

***Frage:** Bevor ich heiratete, hatte ich mit neun anderen Männern Sex. Woher weiß ich die genaue Zahl? Weil ich mich an* *jeden Einzelnen erinnere … doch ich wünschte mir, ich könnte sie jetzt vergessen. Jedes Mal, wenn mein Mann und ich auch nur das sexuelle Vorspiel beginnen, fühle ich mich schrecklich und unrein. Ich war die Erste für ihn. Ich wünschte, er wäre der erste Mann für mich gewesen. Wie dumm war ich doch. Gibt es Hoffnung für mich? Oder werde ich mich für den Rest meines Lebens so fühlen?*

Sie fühlen sich schuldig – mit gutem Grund. Sie haben beschlossen, mit Sex nicht zu warten und jetzt ernten Sie die Folgen. Es gibt keinen magischen Radiergummi, der Ihre früheren sexuellen Erfahrungen löscht. Forschungsarbeiten des Guttmacher-Instituts über Teenagersex haben Folgendes ergeben: Wenn Sie neun sexuelle Erfahrungen hatten und der Mann, mit dem Sie zum neunten Mal Sex hatten, auch neun sexuelle Erfahrungen hatte, dann waren Sie, ob Sie sich dessen bewusst sind oder nicht, mit 511 Sexualpartnern in Kontakt.[3] Das Bett ist also voller als Sie annehmen.

Doch jetzt stehen Sie vor der Entscheidung, ob Sie Ihr Schicksal beklagen und sich weiterhin dumm nennen wollen oder ob Sie Ihr Gedankenleben in die Hand nehmen. Wenn Sie sich für Letzteres entscheiden, möchte ich Ihnen einen Rat geben. Jedes Mal, wenn Ihnen einer Ihrer ehemaligen Freunde in den Sinn kommt, sprechen Sie den Namen Ihres Ehemannes leidenschaftlich aus. Beginnen Sie, von ihm zu träumen. Erlauben Sie es Ihren Gedanken nicht, sich lange mit Ihren Verflossenen zu beschäftigen. Bemühen Sie sich, Ihrem Mann Freude zu bereiten und konzentrieren Sie sich nicht auf sich selbst. Eine Frau, die sich selbst Vorwürfe macht, ist nicht attraktiv. Ihr Mann hat eine leidenschaftliche Liebhaberin verdient, die dem Mann, der sie *wirklich* liebt, alles gibt, was sie hat. Bestrafen Sie ihn nicht für Ihre Vergangenheit.

Es ist mir sehr peinlich, es zu gestehen, aber ich habe wirklich einen Schnitzer gemacht. Bevor ich Marissa kennenlernte und bevor wir heirateten, lebte ich etwa drei Jahre lang mit meiner Freundin zusammen. Ich dachte, ich hätte sie völlig vergessen.

Aber gestern, als Marissa und ich uns ungestüm liebten, vermasselte ich alles und flüsterte den Namen meiner ehemaligen Freundin anstatt den meiner Frau. Der Liebesakt kam zu einem abrupten Ende. Marissa stand auf, verließ das Schlafzimmer und hat seither kein Wort mehr mit mir gewechselt. Habe ich alles kaputt gemacht?

Ich sage immer, Männer sind dumm wie Bohnenstroh, und Sie haben eben bewiesen, dass ich recht habe. Ihre Frau ist zu Recht wütend. Durch das Aussprechen des Namens Ihrer ehemaligen Freundin haben Sie gegen Ihr Eheversprechen verstoßen. Sie sind dabei, Ihre Frau leidenschaftlich zu lieben und vergessen, wer sie ist? Kein Wunder, dass sie nicht mit Ihnen spricht.

Bevor Sie sich bei Ihrer Frau entschuldigen (was Sie möglichst bald tun sollten), müssen Sie sich überlegen, warum so etwas aus Ihrem Mund kam. Haben Sie ehrlich vergessen, wer bei Ihnen ist? Ist Ihnen ihre ehemalige Freundin noch wichtig und spielt sie noch eine Rolle in Ihrem Leben? War es ein ehrlicher Ausrutscher aus Gewohnheit? Sie müssen Ihre Worte sorgsam überdenken, denn Worte können in einer Beziehung sehr großen Schaden anrichten. Für eine Frau ist es schwer genug, im Sexualakt alles von sich zu offenbaren – viel schwieriger als für einen Mann, weil eine Frau den Körper ganz anders wahrnimmt – und dann mit dem Namen einer anderen Frau benannt zu werden …

Entschuldigen Sie sich also schnell, geben Sie zu, dass Sie wirklich dumm waren, sagen Sie ihr, dass Sie sie lieben, erklären Sie, wie der Name der anderen Frau aus Ihrem Mund rutschte und versuchen Sie, die Dinge in Ordnung zu bringen. (Eine riesige Schachtel Pralinen wird den Vorfall nicht ungeschehen machen; nur die Zeit, Ihre Treue und Liebe können etwas ausrichten.) Versichern Sie ihr, dass sie – und sie alleine die einzige Frau für Sie ist und dass es Ihnen leid tut, sie durch Gedankenlosigkeit verletzt zu haben. Denken Sie im Laufe des Tages ständig an Ihre Frau, stecken Sie ihr kleine Liebesgrüße in ihr Auto. Wachen Sie über Ihre Gedanken. Wenn Bilder einer früheren Geliebten plötzlich in

Ihren Gedanken auftauchen, denken Sie an das Gesicht und den Körper Ihrer Frau.

Entwickeln Sie im Ehebett Ihre eigenen Sexualrhythmen, die für Sie als Paar einzigartig sind. Diese kleinen Schritte helfen Ihnen, Ihre Gedanken auf Reinheit und die Frau, die Sie fürs Leben gewählt haben, auszurichten.

Und noch etwas: Seien Sie nicht erstaunt oder beleidigt, wenn Ihre Frau Ihre E-Mails oder Anrufe eine Zeit lang kontrolliert. Oder wenn Sie bei der Arbeit anruft, um zu sehen, ob Sie wirklich dort sind. Sie hat jedes Recht, das zu tun. Sie schützt nur ihr Territorium.

Ich habe meine Jungfräulichkeit kurz nach meinem fünfzehnten Geburtstag an einen Jungen aus der Schule verloren, nur um dann zu hören, wie er überall mit seiner »Eroberung« prahlte. Mir war das so peinlich, ich schämte mich so sehr, dass ich meine Gefühle unterdrückte und so tat, als wäre es mir egal. Danach schlief ich mit Jungen, um sie zu meinen Eroberungen zu machen und nicht wieder Opfer zu sein.

Schließlich fand ich einen Mann, der mich um meiner selbst willen zu lieben scheint (ich weiß nicht warum). Doch ich kann nicht anders – ich frage mich immer, wann der Traum zu Ende sein wird, wann mein Mann zu jenem Schuljungen wird, der hinter meinem Rücken über mich spricht. Es fällt mir wirklich schwer, ihm zu vertrauen. Ich kann einfach nicht den emotionalen Schutzpanzer durchbrechen, den ich um mich selbst herumgebaut habe.

Erlebnisse aus der Vergangenheit scheinen Ihre Wahrnehmung der Wirklichkeit im Hier und Jetzt zu verzerren. Im Hier und Jetzt haben Sie einen liebevollen, netten, rücksichtsvollen Mann, doch wegen Ihrer Erlebnisse in der Vergangenheit sitzen Sie da und warten, dass Sie enttäuscht werden. *So war es immer*, sagen Sie sich.

Doch haben Sie aufgrund des Verhaltens Ihres Mannes einen Anlass zu solchen Gefühlen in Ihrer derzeitigen Beziehung? Deutet in seinem Verhalten oder seiner Handlungsweise etwas darauf hin, dass er anders ist als Sie annehmen? Wenn nicht, dann seien Sie nicht so streng mit ihm! Seien Sie dankbar für das, was Sie jetzt haben und zeigen Sie ihm ihre Dankbarkeit.

Sabotieren Sie nicht Ihre Beziehung wegen eines Dummkopfs, der in Ihr Leben trat, als sie 15 Jahre alt und etwas naiv waren. Dieser Dummkopf hat es nicht verdient, dass Sie noch einen Gedanken an ihn verschwenden. Sie haben ihm schon zu viel Zeit eingeräumt.

Und Ihr Mann? Er ist es wert, dass Sie ihm Vertrauen schenken.

Bevor wir heirateten, hatte mein Mann Sex mit anderen Frauen. Von einigen habe ich Bilder gesehen und ich kann mich bei Weitem nicht mit ihnen messen. Wenn wir Sex haben, fühle ich mich deswegen gehemmt und unzureichend. Wie kann ich ihm sagen, wie ich mich fühle, ohne wie eine Zicke dazustehen, die sich gegen jegliche Konkurrenz wehrt? Es klingt irgendwie so… kindisch.

Sie beide müssen darüber sprechen. Kommt dieses Gefühl der Unzulänglichkeit von Ihnen alleine oder hat Ihr Mann irgendetwas gesagt – oder indirekt durch seine Haltung zu verstehen gegeben – das diese Gefühle in Ihnen hervorruft? Falls er das getan hat, ist er dumm und taktlos und dem muss Einhalt geboten werden. (Bringen Sie ihn zu mir, damit ich ihm den Kopf wasche.)

Wie man Jan oder Julia los wird

1. Konzentrieren Sie sich auf das, was Sie haben. Seien Sie jeden Tag dankbar.
2. Sagen Sie Ihrem Ehepartner, wie sehr Sie ihn/sie schätzen und lieben. Und dass Sie es nicht für selbstverständlich halten, einen Mann bzw. eine Frau zu haben, der/die Sie so liebt wie Sie sind.

3. Bauen Sie Ihre Beziehung auf gegenseitige Achtung auf.
4. Setzen Sie sich mit Problemen auseinander, sobald sie auftauchen.
5. Gestehen Sie die Vergangenheit ein, bleiben Sie aber nicht in ihr stecken.

Fragen Sie ihn ganz direkt: »Stelle ich dich zufrieden, wenn wir Sex haben?« Wenn er verdutzt schaut und stammelt: »Na sicher. Warum fragst du?«, dann erklären Sie ihm, dass Sie das Gefühl haben, unzulänglich zu sein. Wenn Sie selbst die Vergleiche anstellen (wegen Ihrer eigenen Erlebnisse in der Vergangenheit, bei denen Sie sich minderwertig fühlten), dann finden Sie zumindest das heraus. Es ist Ihnen vielleicht etwas peinlich und Sie kommen sich albern vor, aber Sie entdecken die Wahrheit.

Wenn ihn etwas umtreibt und er Sie mit einer anderen Frau vergleicht, dann finden Sie das heraus. Wenn Sie großes Vertrauen zueinander haben, wenn Sie voreinander sehr verletzlich sein können und äußerst reif sind, können Sie eventuell darüber sprechen. Doch hier handelt es sich um ein echtes Pulverfass. Es gibt Dinge, die man klären sollte – und andere lässt man besser begraben. Eine Ehefrau muss nicht alles über eine verflossene Geliebte wissen, wie ein Ehemann nicht alles über einen ehemaligen Geliebten seiner Frau wissen muss. Es ist unheimlich schwierig, solche Einzelheiten aus dem Gedächtnis zu löschen.

Im Sexleben eines Paares gibt es nur Raum für zwei. Vergleiche mit anderen sind verboten, denn das stellt eine Entweihung des Ehebettes dar. Wenn Sie sich unzulänglich fühlen, weil Ihr Mann in der Vergangenheit sexuelle Erfahrungen machte und Sie nicht, überlegen Sie sich, wie lange Sie verheiratet sind. Nach drei Ehejahren dürften sexuelle Erfahrungen kein Problem mehr sein.

Im Sexleben eines Paares gibt es nur Raum für zwei. Vergleiche mit anderen sind verboten.

Insbesondere Frauen neigen dazu, sich mit anderen zu vergleichen – Körper, Haare, sogar Schuhe. Doch eine Frau will bestimmt nicht, dass ihr Mann sie mit anderen Frauen vergleicht. Jede Frau sehnt sich danach und braucht es, im Mittelpunkt der Aufmerksamkeit ihres Mannes zu stehen.

Das betrifft auch Sie. Bleiben Sie am Ball. Das Thema ist so wichtig, dass man es nicht übergehen darf, denn davon hängt die Sicherheit und Stabilität Ihrer Ehe ab.

Bevor ich heiratete, hatte ich zwei Freunde, und mit beiden hatte ich Sex. Dann lernte ich vor neun Jahren Michael kennen, der wirklich ganz anders war als die Männer, die ich vorher kannte. Er schien sich wirklich für mich als Person zu interessieren. Doch seit unserer Hochzeit vor sieben Jahren fühle ich mich wegen meiner früheren Beziehungen schuldig, vor allem, weil Michael vorher keine sexuellen Erfahrungen hatte. (Ich wünschte, ich könnte das von mir sagen.) Michael ist solch ein wunderbarer Mann, doch jedes Mal, wenn wir miteinander schlafen, sehe ich Bilder meiner ehemaligen Freunde. Was ist mit mir los? Ich weiß, dass meine Vergangenheit vergangen ist. Warum verfolgt sie mich in der Gegenwart?

Ich wollte, es gäbe eine Pille, die alles aus Ihrem Gedächtnis auslöschen kann, an was Sie sich nicht erinnern wollen. Doch das Gedächtnis ist der am höchsten entwickelte Computer, den es je gab. Das Gedächtnis zeichnet nicht nur die Bilder, sondern auch die Gefühle in Zusammenhang mit vergangenen Erlebnissen auf, und deshalb fällt es Ihnen so schwer, Ihre Ehe mit Ihrem Mann in der Gegenwart zu genießen.

Sie können versuchen, nicht daran zu denken, doch das funktioniert nicht wirklich. Habe ich recht? Wenn Sie an die Macht des Gebetes und der Vergebung glauben, dann rate ich Ihnen, diesen Weg einzuschlagen. Sie müssen verstehen, dass Gott Ihnen jede Verfehlung verzeiht, wenn Sie ihn darum bitten (und wirklich Ihr Leben ändern wollen). Er wird sogar die Schiefertafel im Himmel sauber wischen – als wären Ihre Sünden nie geschehen. So großartig ist die Vergebung Gottes.

Die Probleme liegen bei uns Sterblichen. Wir sind nicht Gott. Wir können unsere Sünden nicht so gut begraben. Wir erinnern uns immer wieder an sie, und diese Erinnerungen sind quälend.

Doch derselbe liebende Gott, der Ihnen Ihre Sünden vergibt, kann Ihnen auch in Ihrem täglichen Kampf helfen, damit Sie unbehindert die Liebe genießen können, die Sie mit Ihrem Partner gefunden haben.

Wenn Sie nicht an Gott glauben, dann ist Vergebung vermutlich nichts, was Sie in Erwägung ziehen. Doch wenn Sie christlich erzogen wurden und gelernt haben, Recht und Unrecht zu unterscheiden, können Schuldgefühle sehr intensiv sein. Diese Schuldgefühle treiben Sie zu den miserablen Entscheidungen an, die Sie in der Vergangenheit getroffen haben und jetzt oder in Zukunft treffen werden.

Geben Sie Ihre Fehler zu, bitten Sie um Vergebung und gehen Sie dann zur Tagesordnung über.

Lassen Sie nicht zu, dass Ihr Leben von Schuldgefühlen beherrscht wird. Geben Sie Ihre Fehler zu, bitten Sie um Vergebung und gehen Sie dann zur Tagesordnung über.

Auf den Punkt gebracht

Was können Sie tun, damit Ihnen Jan oder Julia aus dem Sinn gehen? Sie müssen sich klarmachen, dass die Vergangenheit vergangen ist, dass sie aber Auswirkungen auf die Gegenwart hat. Es liegt jedoch in Ihrer Hand zu entscheiden, ob die Vergangenheit auch Ihre Zukunft beeinflusst. Und diese Entscheidung beginnt jetzt. Entweder Sie verweilen in der Vergangenheit und versäumen die Freuden der Gegenwart oder Sie treffen bewusst die Entscheidung, die Bilder der Vergangenheit, eines nach dem anderen, mit anderen Bildern zu ersetzen: mit Bildern von Ihnen und Ihrem Ehepartner und von Ihren prickelndsten intimen Momenten.

Der Mensch, der sagte: »Man wird was man denkt«, war wirklich weise.

21

Verrückt nach Sex!

Wie können Sie wissen, ob Ihr Ehepartner sexsüchtig ist oder nur einen starken Geschlechtstrieb hat?

Wir drücken den Leuten gerne ein Etikett auf. Das ist einfach, und auf diese Weise ist ein Mensch in eine bestimmte Schublade eingeordnet. Sexualstörung. Orgasmusstörung. Schmerzstörung. Erregungsstörung. Das haben wir den Psychiatern zu verdanken. Doch bringt ein Etikett das Problem in Ordnung oder zeigt es zumindest eine Lösung auf? Und besagt dieses Etikett, dass eine Person richtig oder falsch liegt oder nur einfach anders ist?

Nehmen wir an, ein Drittklässler ist eine Leseratte. Ein anderer Drittklässler befasst sich lieber mit Menschen als mit Büchern. Bedeutet das, dass einer richtig liegt und der andere falsch, oder bedeutet es nur, dass sie anders sind?

»Natürlich sind sie anders«, meinen Sie. »Und beide sind völlig in Ordnung.«

Warum drücken wir dann Menschen ein Etikett auf, die lediglich einen stärkeren Sexualtrieb als ihr Ehepartner haben? Nur weil sie anders sind muss bei ihnen doch nicht gleich etwas verkehrt sein. Sind sie deshalb sexsüchtig? Und übrigens, was bedeutet sexsüchtig überhaupt?

Nehmen wir an, Sie haben zweimal pro Woche das Bedürfnis nach Sex und Ihr Ehepartner viermal pro Woche. Ist Ihr Ehepartner deshalb sexsüchtig? Oder bedeutet es, dass Sie beide gemeinsam eine Lösung finden müssen? Vielleicht haben Sie in diesem Fall zweimal pro Woche Geschlechtsverkehr und Ihr Partner mit dem stärkeren Sexualtrieb bekommt zusätzlich zweimal pro Woche einen sogenannten Handjob. Darum geht es in einer Ehe – Verhandlungen zum beiderseitigen Nutzen als Paar.

Ich möchte jedoch die Gefahren der Sexsucht nicht herunterspielen. Es gibt sie, die Sexsüchtigen. Menschen, die das großartige Geschenk Sex missbrauchen und Gottes Absicht der lebenslangen Gemeinschaft eines Mannes und einer Frau verdrehen. Menschen, die Sex als Mittel für Herrschaftsausübung in ihrer Beziehung gebrauchen. Menschen, die sich mit Pornografie befassen und Prostituierte besuchen, um ihren Sexualtrieb zu befriedigen.

Viele Frauen sind schockiert, wenn sie entdecken, dass ihr Mann Pornografie anschaut. Pornografie ist psychisch genauso suchterzeugend wie Crack. Einem Mann, der Pornografie angeschaut hat, fällt es schwer, die sexuellen Bilder in seinen Gedanken wieder loszuwerden. Für viele Jungen beginnt das Betrachten von Pornografie im frühen Alter (durch Zeitschriften oder im Internet) und im Laufe der Zeit steigert sich die Abhängigkeit.

Warum wirkt Pornografie in einer Ehe so zerstörerisch? Weil der Mensch, der sich mit Pornografie befasst, so weit kommt, dass sein Genuss durch erotische Bilder befriedigt wird (die immer intensiver und entwürdigender werden müssen, um seinen sexuellen Appetit zu sättigen), nicht im Ehebett mit seiner Frau. Der Benutzer von Pornografie braucht Hilfe, und zwar sofort.

Pornografie kann auch zu einer Begierde nach Prostituierten führen. Sogar einflussreiche Persönlichkeiten in Politik und Gesellschaft sind schon darüber gestrauchelt und gestürzt. Dies wirkt sich nicht nur direkt und körperlich auf den Mann aus, der mit Prostituierten in Verbindung steht, sondern auch auf seine Frau, die als Drittpartei mit den emotionalen und körperlichen Folgen umgehen muss.

Wenn Ihr Mann (oder Ihre Frau – Frauen sind gegen die Verlockungen von Pornografie oder Prostitution nicht immun, obwohl sie weit weniger betroffen sind als Männer) sich mit Pornografie befasst oder Prostituierte besucht, dann stehen Sie vor ernsthaften Problemen, weil beides Ihre Ehe zerrüttet. Jede Frau würde sich verletzt fühlen – und zwar zu Recht. *Ich bin also nicht gut genug für ihn?* Als Frau würden Sie sich innerlich fertigmachen und dies sehr zu Herzen nehmen. Doch Sie müssen sich über etwas Wichtiges im Klaren sein: *Sie* haben nicht die Entscheidung getroffen, in Pornoshops oder zu Prostituierten zu gehen. Es war *seine* Entscheidung. Deshalb muss *er* dafür zur Rechenschaft gezogen werden.

Sind Sie oder Ihr Ehepartner verrückt nach Sex? Hat einer von Ihnen einen stärkeren Sexualtrieb? Wenn ja, wie gehen Sie damit um? In gewisser Weise wird Sie das als Paar zusammenbringen und Ihre Verbundenheit und Kommunikation verbessern, oder es wirkt trennend und lässt Schande und Schuld in Ihre Beziehung eindringen.

> ***Frage:** Hier ist mein Geheimnis: Ich bin wirklich von Sex begeistert. Und ich bin eine Frau. (Wenn die anderen Kindergottesdienstleiterinnen das wüssten, wäre ich ein Jahr lang das Gesprächsthema in der Kirche.) Ich bin ein sogenanntes leidenschaftliches Mädchen und ich bin seit sieben Jahren mit einem sogenannten passiven Mann verheiratet. Er hat nicht genug »Mumm in den Knochen«, wie mein Opa so etwas nannte. Wie kann ich ihn ins Bett locken? Vor Kurzem entdeckte ich mich dabei, andere Männer anzuschauen – nur anzuschauen, bitte. Ich liebe meinen Mann, doch ich kann kaum mehr glauben, dass ich jemals eine leidenschaftliche Beziehung mit ihm habe.*

Vielen Dank für Ihre Ehrlichkeit. Wenn Ehrlichkeit die beste Strategie ist, dann gewinnen Sie. Wie ich bereits gesagt habe, sind Frauen großartige Lehrmeister. Sie müssen diesen Mann – sanft – an die Hand nehmen und ihm zeigen, was es bedeutet, abenteuerlich zu sein, ohne ihm das Gefühl zu geben, überwältigt zu werden. Zeigen Sie ihm auf Ihre reiche, in jeder Hinsicht verführerische Art, wie wunderbar ein abwechslungsreiches Sexleben sein kann.

Hier ist mein Geheimnis: Ich bin wirklich von Sex begeistert. Und ich bin eine Frau. (Wenn die anderen Kindergottesdienstleiterinnen das wüssten, wäre ich ein Jahr lang das Gesprächsthema in der Kirche.)

Ich möchte noch auf etwas anderes hinweisen. Er ist möglicherweise berechenbarer, pedantischer und passiver als Ihnen lieb ist, doch genau diese Unterschiede machen Sie als Paar einzigartig. Er ist die sanfte Brise, Sie sind der Wirbelsturm. Ob Sie es glauben oder nicht, beide können gut miteinander leben. Ehrlich gesagt, wenn in einer Ehe zwei Wirbelstürme aufeinandertreffen, dann würde ich mir mehr Sorgen machen.

Ist Ihre Situation praktikabel? Ja. Ist Ihr Mann lernfähig? Ja. Und ich habe den Eindruck, Sie sind eine gute Lehrerin: eine Kindergottesdienstleiterin, die gerne Sex hat. Sie sind mein Frauentyp.

Ich wünsche Ihnen alles Gute für die Aufgabe, die vor Ihnen liegt. Viel Spaß, und passen Sie auf, dass Sie den Jungen nicht schon in der ersten Unterrichtsstunde fertigmachen.

In den ersten beiden Monaten nach unserer Hochzeit waren wir wie zwei Häschen auf der Wiese. Doch dann ging unser Sexleben den Bach hinunter. Was ist geschehen?

Als Sie befreundet waren, haben Sie beide Ihr Bestes gegeben. Alles war neu und aufregend. Ihr Freund hat das getan, was Männer von Natur aus tun: Er hat sich auf ein Ziel konzentriert, das darin bestand, Ihre Liebe zu gewinnen. Dann heirateten sie und begannen, Ihren Lebensunterhalt selbst zu verdienen, anstatt sich auf Papa und Mama zu verlassen. Nach einigen Jahren haben Sie vielleicht ein oder mehrere lust- und genussorientierte kleine Wesen bekommen – ganz zu schweigen von den endlosen Projekten und Aktivitäten – die Ihre Zeit und Energie aufzehrten. Als Sie befreundet waren und zu Beginn Ihrer Ehe konnten Sie Abendessen bei Kerzenschein, lange Spaziergänge und sternklare Nächte genießen, in denen sie sich in den Armen lagen und sich ungestört einander hingeben konnten. Doch diese Tage sind nur noch blasse Erinnerungen im Alltag, in dem Sie Geld verdienen und Windeln wechseln müssen.

In den ersten beiden Monaten nach unserer Hochzeit waren wir wie zwei Häschen auf der Wiese. Doch dann ging unser Sexleben den Bach hinunter.

Da ein Mann sich nur auf ein Ziel konzentriert und er so veranlagt ist, dass er seine Familie versorgen will, denkt er: Ich habe das Ziel Liebe erreicht und habe die Hochzeit hinter mich gebracht. Jetzt kommen wir zum nächsten Punkt auf der Liste … finanziell für die Familie sorgen und im Keller Trockenbauwände aufstellen.

Doch eine Frau fragt jeden Tag: »Liebst du mich wirklich? Bin ich dir wirklich wichtig?« Wenn Ihr Mann nur die leiseste Ahnung hätte, dass Sie diese Frage stellen, würde er wahrscheinlich sagen: »Sicher liebe ich dich. Ich habe dir doch gesagt, dass ich dich liebe, als ich dich geheiratet habe. Stimmt's?«

Erkennen Sie den Unterschied im Denken? Sie beide müssen miteinander sprechen. Sie müssen mit Ihrem Mann nachsichtig sein, und er muss seine Prioritäten neu ordnen. Liebe ist nicht ein einmaliges Gefühl, sondern ein fortwährendes Handeln. Wenn er allzu beschäftigt ist, schauen Sie, ob Sie ihm etwas abnehmen können (Sie haben ihm wahrscheinlich diese Aufgabe überhaupt erst gegeben). Schicken Sie die Kinder für eine Nacht zur Großmutter und kochen Sie ihm sein Lieblingsessen am Abend. Ziehen Sie ein Nachthemd an, dem er nicht widerstehen kann und warten Sie auf das Feuerwerk. …

Mein neuer Ehemann macht mich mit seinem ständigen Bedürfnis nach Sex bald fertig. Wie viel Sex braucht ein Mann eigentlich? Wir sind seit einem Jahr verheiratet und ich bekomme überhaupt nichts geschafft außer im Schlafzimmer. Könnte er sexsüchtig sein?

Eins nach dem anderen. Etwas in Ihrer Frage lässt mich vermuten, dass Ihr Mann Sex als Mittel zu Ihrer Beherrschung benützt. Wenn er mit Hilfe von Sex die ständige Versicherung braucht, dass er geliebt, geachtet und gewollt ist, könnte das darauf hinweisen, dass er herrsch- und kontrollsüchtig ist – was wenig mit Ihrem Sexleben, aber mehr mit Ihrer Beziehung an sich zu tun hat.

Alle Paare haben einen unterschiedlichen sexuellen Appetit, doch die meisten verständigen sich auf mehrmals Sex in der Woche. Wenn Ihr Mann jeden Tag Sex fordert (und das Schlüsselwort hier ist *fordert*), dann besteht eine Sexsucht.

Es gibt einen klar umrissenen Unterschied zwischen Sexsucht und einem starken Sexualtrieb. Ein Mensch kann ein überdurchschnittlich großes Interesse an Sex, an Geschlechtsverkehr und an einer sexuellen Beziehung haben. Doch dieses Interesse muss immer *beherrscht* werden. Das bedeutet, dass dieser Mensch einfühlsam auf den Partner eingeht und vernünftig mit dem Partner umgeht – dass er den Partner mit Würde, Rücksichtnahme, Zuneigung und Zuwendung behandelt. Wenn das der Fall ist, dann ist ein starker Sexualtrieb in Ordnung.

Doch eine Sexsucht schädigt immer die Beziehung und auch die Persönlichkeit des Betroffenen. Sexsucht erniedrigt den Partner.

Welche Eigenschaften erkennen Sie bei Ihrem Mann? Wie wirken sie sich auf die Beziehung mit ihm aus? Geht er auf Sie und Ihre Bedürfnisse ein? Bringt er Ihnen Achtung entgegen? Wenn er fordernd ist (hier ist dieses Wort wieder), ist er möglicherweise sexsüchtig. In diesem Fall braucht er mehr Hilfe als ich hier geben kann. Ermutigen Sie ihn, einen vertrauenswürdigen Berater aufzusuchen. Wenn er davon überzeugt ist, kein Problem zu haben und sich weigert, Hilfe in Anspruch zu nehmen, gehen Sie selbst zu einem Berater, damit Sie Ratschläge erhalten, wie Sie mit dieser Situation umgehen können.

Ein Mensch kann ein überdurchschnittlich großes Interesse an Sex, an Geschlechtsverkehr und an einer sexuellen Beziehung haben. Doch dieses Interesse muss immer beherrscht werden.

Seit zwei Wochen kommt mein Mann jeden Abend spät von der Arbeit nach Hause. Dieses Verhalten ist ungewöhnlich für ihn. Gestern wusch ich Wäsche und dabei fiel ein Zettel aus seiner Hosentasche. Ich kannte die Telefonnummer nicht und dachte: Das ist komisch. Deshalb rief ich an. Es war eine Prostituierten-Vermittlung! Ich fuhr sofort zur Arbeitsstelle meines Mannes, ging ins Büro, schloss die Tür und konfrontierte ihn mit dieser Situation. Er zuckte mit den Schultern, gab alles zu – als wäre es nichts Besonderes! – und meinte, ich sei mit den Kindern so sehr beschäftigt, dass ich keine Zeit für ihn habe und dass er etwas Sex braucht. Das kann doch nicht wahr sein! Das ist nicht der Mann, den ich geheiratet habe! Wie kann es mit uns weitergehen?

Es tut mir leid, dass Sie das entdecken mussten, denn dies ist ein Vertrauensbruch, der körperliche und seelische Folgen für Sie und Ihren Mann haben wird. Die Kaltschnäuzigkeit Ihres Mannes – die Überzeugung, dass es sich um nichts Besonderes handelt – ist beunruhigend, denn sie zeigt, dass er Ihnen keine Achtung entgegenbringt. (Möglich ist auch, dass er durch diese Dickfelligkeit seine Schuldgefühle beschwichtigt.) Es handelt sich hier um etwas Schwerwiegendes, weil er gegen das Eheversprechen verstoßen hat. Dass er mit dem Finger auf Sie zeigt, weil Sie beschäftigt waren, bedeutet, dass er Ihnen den Schwarzen Peter zuschiebt. Er mag zwar mehr Aufmerksamkeit benötigt haben als Sie ihm gegeben haben (an dieser Frage müssen Sie arbeiten, falls Ihre Ehe weiter besteht), doch das ist keine Entschuldigung für sein Verhalten.

Sie müssen Ihren Mann sofort fragen, wie lange diese Sache schon andauert. Wegen des hohen Risikos sexuell übertragbarer Krankheiten bei Prostituierten ist es äußerst wichtig, das zu wissen.

Jeder Genitalkontakt zwischen Ihnen beiden hat sofort zu unterbleiben (als ob Sie zurzeit darauf Lust hätten – aber Sie wären erstaunt über die Geschichten, die ich von Frauen gehört habe, die sich verzweifelt bemühen, ihren Mann nicht zu verlieren). Sie müssen darauf bestehen, dass er sich von einem Arzt auf sexuell übertragbare Krankheiten untersuchen lässt und dass Sie ihn zu diesem Termin begleiten. (Es ist ihm vielleicht peinlich, dem Arzt zu sagen, warum er *wirklich* hier ist, doch es steht für Sie zu viel auf dem Spiel, um ihm nicht die Wahrheit zu sagen.) Wenn Sie während der Zeit, in der er mit Prostituierten zusammen war, Sex mit ihm hatten, sollten Sie sich auch untersuchen lassen. Mit sexuell übertragbaren Krankheiten (einschließlich HIV) ist nicht zu spaßen. Je nachdem wie das Ergebnis ausfällt, kann der Arzt Ihnen sagen, wie Sie weiter vorzugehen haben.

Weiterhin müssen Sie darauf bestehen, dass Ihr Mann Beratung in Anspruch nimmt, in deren Verlauf es eventuell ratsam ist, auch einen Ehepaartermin zu vereinbaren. Doch vergessen Sie nicht: Nicht *Sie* lagen in den Armen einer Prostituierten. *Er* muss dafür zur Verantwortung gezogen werden.

Es dauert lange, bis Vertrauen, das gebrochen wurde, wieder aufgebaut wird. Sie müssen eine Menge vergeben und Wege finden, wie Sie mit Ihrer Wut umgehen können. Ihr Mann muss echte Reue zeigen, die auch in Taten sichtbar wird. Ehrlich gesagt glaube ich, dass Ihre Chancen schlechter als fünfzig zu fünfzig stehen. Ich wäre nicht erstaunt, wenn Sie Ihren Mann verlassen. Sie haben gewiss einen Grund dafür. Allerdings wird die Tatsache, dass Sie Kinder haben, eine grundlegende Rolle spielen bei Ihrer Entscheidung, ob Sie sich um den Fortbestand Ihrer Ehe bemühen oder sich schnell trennen.

> *Mein Mann will einen Pornofilm ausleihen, damit wir »in Stimmung« kommen. Doch mir ist bei dem Gedanken, andere beim Sex zu beobachten oder auch Pornografie in unser Zuhause zu bringen, nicht wohl. Mein Mann meint, meine Gedanken stammen von meinen überfürsorglichen Eltern. Ich habe keine Ahnung, was ich tun soll. Ich will meinen Mann glücklich machen und seine Wünsche erfüllen, aber es widert mich an, einen Pornofilm anzuschauen. Was soll ich tun?*

Oft denken Männer, Pornografie sei nur ein Bild auf einem Bildschirm oder auf einem Stück Papier. Genau hier liegt das Problem. Nehmen wir an, ein Mann entspannt sich im Büro und ein hübsches junges Ding kommt zur Tür herein. Das Erste, was dieser Mann bemerkt, ist, wie attraktiv dieses reizende junge Ding ist – Männer sind einfach so veranlagt. Doch ein gesunder Mann, der vor Frauen die gebührende Achtung hat, muss nach dem *Olala* in Gedanken einen Schritt weitergehen. *Diese gut aussehende Frau ist kein Sexualobjekt. Sie ist eine vom allmächtigen Gott selbst geschaffene Person, jemand, mit dem man sprechen, in den man sich hineinversetzen und mit dem man mitfühlen kann.*

Die Frau auf dem Papier oder auf dem Bildschirm ist die Darstellung eines menschlichen Wesens. Sie ist eine Person, die Eltern hat. Eine Person mit Hoffnungen, Wünschen, Problemen und Schwierigkeiten. Worin liegt wahrscheinlich der Grund, weshalb sie in einem Pornofilm mitspielt? Weil sie sich verzweifelt nach finanzieller Stabilität und einem besseren Leben sehnt.

Pornografie ist für menschliche Wesen, die Gott geschaffen hat, erniedrigend und herabwürdigend. Pornografie sollte in Ihrem Leben, im Leben Ihres Mannes und in Ihrem Zuhause nichts zu suchen haben. Darauf müssen Sie bestehen. Die Antwort ist ein klares Nein.

Ich habe die ganze Zeit sexuelle Fantasien. Ist das normal oder brauche ich die Hilfe eines Psychiaters?

Zunächst sei gesagt, dass die Hilfe eines Psychiaters das Letzte ist, das Sie brauchen. Ich selbst habe über 40 Jahre als Psychiater gearbeitet und meine grundsätzliche Empfehlung lautet, Leute wie mich um jeden Preis zu meiden. Gehen Sie nur dann zu einem Psychiater, wenn es unbedingt erforderlich ist. Fürs Erste halten Sie sich also von Seelenklempnern fern.

Sexuelle Fantasien sind bei Männern und Frauen nichts Ungewöhnliches. Obwohl Männer dies leichter einräumen, sagt mir mein Gefühl, dass Frauen nicht weit zurückliegen. Bedenken Sie: Diese Fantasien sind privat, sicher, niemand wird schwanger und die Gestalten in sexuellen Fantasien tun genau das, was Sie wollen. (Im wirklichen Leben mit wirklichen Menschen ist es etwas anders.)

Sind diese Fantasien ein Problem? Hier wird es knifflig.

Erstens, wie viel fantasieren Sie? Fantasien können immer mehr von der Zeit beanspruchen, die Sie normalerweise zum Denken, für zwischenmenschliche Beziehungen und für Ihre Arbeit verwenden.

Mit anderen Worten, Sie sind mit Ihrem Partner zu Hause, sitzen auf der Couch im Wohnzimmer und fantasieren über Sex (anstatt ihn aktiv mit Ihrem Ehepartner zu praktizieren).

Zweitens, über wen fantasieren Sie? Wenn Sie über einen anderen Menschen fantasieren, haben Sie ein Problem. Ihre sexuellen Bedürfnisse werden in Ihrer sexuellen Beziehung mit Ihrem Ehepartner zweifellos nicht erfüllt, und Änderungen sind erforderlich – um Ihrer beider willen. Wenn sich Ihre Fantasien um Ihren Ehepartner und eine neue Position oder Technik drehen, die Sie ausprobieren wollen, dann ist das großartig! Warum probieren Sie es nicht aus, solange Ihr Ehepartner damit einverstanden ist?

Wenn Sie jedoch Fantasien als Ersatz für Ihre Kommunikation und das Arbeiten an Ihrer sexuellen Beziehung mit Ihrem Ehepartner benutzen, dann ist es ungesund. Die Kluft zwischen Ihrem Sexleben mit Ihrer Frau und Ihren Fantasiebildern wird immer größer.

Einfach ausgedrückt sind Fantasien das Ergebnis unbefriedigter Bedürfnisse in der Ehe. Warum sprechen Sie nicht mit Ihrem Ehepartner über Ihre Fantasien? Ihre Fantasien mit Ihrem Ehepartner Wirklichkeit werden lassen – das wäre doch ein interessanter Gedanke. Das wäre sogar ausgesprochen faszinierend.

Worte, die man nicht vergessen sollte

Konzentriert euch auf das, was wahr und anständig und gerecht ist. Denkt über das nach, was rein und liebenswert und bewunderungswürdig ist, über Dinge, die Auszeichnung und Lob verdienen.

Philipper 4,8

Ich bin fassungslos. Ich habe eben einen Stapel pornografischer Zeitschriften im Kofferraum des Autos meines Mannes gefunden. Zunächst dachte ich, das muss ein Irrtum sein. Warum würde mein Mann so etwas besitzen? Dann wurde ich misstrauisch. Ich überprüfte den Verlauf auf dem Computer und war schockiert über direkte Links zu Pornoseiten. Ich wusste, dass es mein Mann gewesen sein musste, denn unsere Kinder sind noch so klein, dass sie den Computer nicht bedienen können, und ich habe mich gewiss nicht auf diese Seiten eingeloggt. Ich fühle mich so betrogen … und bin zutiefst erschüttert. Wie konnte er nur? Ich weiß nicht, ob ich mich übergeben oder wütend sein soll oder beides. Wie kann ich auf so etwas reagieren?

Es tut mir so leid, dass Sie Pornomaterial im Auto Ihres Mannes und auf Ihrem Computer gefunden haben, und zwar aus mehreren Gründen. Diese pornografischen Bilder werden für immer unauslöschlich in seinem – und Ihrem – Gehirn eingebrannt sein und können jederzeit abgerufen werden. Jetzt müssen Sie stark sein und für Ihre Ehe kämpfen. Konfrontieren Sie ihn mit dem Sachverhalt unter vier Augen, aber liebevoll. Wenn Sie es nicht in einem persönlichen Gespräch tun können, schreiben Sie ihm ein Briefchen mit dem Vermerk »persönlich« und geben Sie es ihm oder legen Sie es auf das Armaturenbrett seines Autos (oder unter das Titelblatt eines seiner Pornohefte – das würde ihm sofort manches verständlich machen) oder an einen anderen Ort, wo es ihm auffällt.

Nehmen Sie kein Blatt vor den Mund. Sagen Sie ihm, wie verletzt Sie sind, dass Sie sich gekränkt und betrogen fühlen, dass Ihre Beziehung herabgewürdigt wurde. Ihr Mann hört vielleicht, was Sie sagen, aber er erkennt nicht unbedingt, welche Auswirkungen das auf Ihre Beziehung von jetzt an hat …

Sie kennen jenes Gefühl, das Sie im Bett bekommen, wenn Ihr Mann Sie plötzlich berührt und Sie seine sexuelle Energie spüren? Wie diese Berührung auch sein mag, sie ist seine Art, zu sagen: »He, hier bin ich und ich bin interessiert.« Wenn dieses Signal kommt, wenden Sie sich ihm zu, schauen Sie ihm in die Augen und sagen: »Schatz, ich habe im Augenblick nicht im Entferntesten Lust auf Sex mit dir. Ich habe den Eindruck, dass unsere Ehe vorbei ist.

Ich kann mit diesen heißen Körpern auf dem Bildschirm nicht mithalten. Ich will, dass du Hilfe in Anspruch nimmst.«

Reden Sie Tacheles. Wenn Sie das nicht tun, wird er Ihre Ehe – oder ganz sicher Ihr Sexleben – ruinieren. Er wird Sie und sich selbst weiterhin schädigen, indem er sich auch künftig mit Pornografie beschäftigt. Nicht ohne Grund ist Pornografie ein riesiges Milliardengeschäft: Sie macht süchtig.

Es gibt erkennbare Symptome, die darauf hinweisen, dass ein Mann sexsüchtig ist. Wenn Ihr Mann zwanghaft mit sexuell eindeutigen Bildern beschäftigt ist, konzentriert er sich immer mehr auf sich selbst und interessiert sich weniger für »normalen Sex« mit Ihnen, da dieser Sex seinen sexuellen Appetit nicht mehr befriedigt. Da Pornografie die Persönlichkeit des Menschen verändert, fällt es ihm immer schwerer, die Beziehung mit Ihnen zu pflegen und er wird anderen gegenüber weniger einfühlsam. Allmählich vernachlässigt er Beschäftigungen, an denen er sonst Freude empfunden hatte, und die »Heimlichkeiten« nehmen immer mehr zu (wie spätnachts im Internet surfen, Türen abschließen oder unerklärte Besorgungen). Allmählich findet er mehr Freude an der Fantasiewelt, die er sich geschaffen hat, als am wirklichen Leben.

Es gibt erkennbare Symptome, die darauf hinweisen, dass ein Mann sexsüchtig ist.

Deshalb müssen Sie *jetzt* für Ihre Ehe und für Ihre Familie kämpfen. Bestehen Sie darauf, dass Ihr Mann die Hilfe eines professionellen Beraters in Anspruch nimmt. Sie sollten nicht mit ihm ins Sprechzimmer gehen. Er muss seine Suppe selbst auslöffeln. Sie sind nicht seine Retterin in der Not.

Bedenken Sie die großen Unterschiede zwischen Männern und Frauen. Für Frauen ist Pornografie ein persönlicher Betrug und ein Betrug an der Beziehung. Für Männer ist Pornografie nur eine visuelle Versuchung. *Sie ist nur ein Bild.* Ihr Mann denkt: *Was ist schon dabei? Ich kenne diese Frau doch gar nicht. Ich schaue sie nur einfach gerne an.* Aber das Bild kann verheerenden Schaden in Ihrer Ehe, in Ihrem gegenseitigen Vertrauen und in den Gedanken Ihres Mannes anrichten. Es führt dazu, dass der Mann sich noch mehr auf das

Aussehen von Frauen konzentriert, anstatt zu bewundern, dass sie Intelligenz, Charakterstärke und Verstand haben. Mit anderen Worten, das Betrachten von Pornografie kann die Einstellung eines Mannes zu Frauen und wie sie zu behandeln sind völlig verdrehen. Und das betrifft *Sie* unmittelbar.

Sie können Ihrem Mann Mitgefühl entgegenbringen, doch in dieser Frage müssen Sie sich auf die Hinterbeine stellen. Sprechen Sie jetzt mit ihm und *bestehen* Sie darauf, dass er Hilfe in Anspruch nimmt.

Als ich Sie über die Gefahren von Pornografie sprechen hörte, hat mich das persönlich getroffen. Mein Vater hat mich im Alter von elf Jahren mit Pornografie bekannt gemacht. Er dachte, es wäre gut für die »Entwicklung einer Bindung zwischen Männern«. Zunächst war ich schockiert, dann gefesselt. Ich wachte oft nachts auf und wollte mehr sehen. Jetzt gehöre ich einer christlichen Gemeinde an und bin verheiratet. Ich liebe meine Frau, aber ich kann die Bilder nicht aus meinem Kopf verbannen. Hinzu kommt, dass ich viel am Computer arbeite. Wie kann ich mich selbst von der Versuchung fernhalten?

Gut, dass Sie sich der Versuchung bewusst sind, bevor Sie in den Abgrund fallen. Es wäre klug, wenn Sie eine Sicherung an Ihrem Computer anbringen würden, die jede Art Pornografie sperrt. Wenn Sie zu Hause einen Computer haben, stellen Sie ihn in einen Raum Ihrer Wohnung, in dem ständig jemand vorbeikommen kann (wie in der Küche oder im Familienzimmer, anstatt in Ihrem Büro). Richten Sie bei der Arbeit Ihren Bildschirm so aus, dass Ihre Mitarbeiter ihn sehen können. Das klingt nach kleinen Schritten, doch sie helfen Ihnen, der Versuchung zu widerstehen. Wenn Sie Ihr Leben neu ordnen, ordnen Sie auch Ihr Herz neu.

Sie müssen ebenfalls sicherstellen, dass Ihre Frau über Ihre Kindheitserlebnisse und Ihren Kampf Bescheid weiß. Geben Sie ihr die Erlaubnis, jederzeit in Ihre Privatsphäre einzudringen und Rechenschaft über Ihr Tun und die besuchten Webseiten zu fordern. Wenn es Ihnen schwerfällt, der Pornografie im Internet zu widerstehen, können Sie auch Ihren Internetzugang kündigen und einmal pro Woche in der örtlichen Bibliothek Ihre E-Mails abrufen. (Wenn Sie an einem öffentlichen Ort am Computer sitzen, wird die Versuchung, Pornografie anzuschauen, ungemein schwächer – glauben Sie mir!)

Sie müssen auch über die Probleme sprechen, die Sie zu Pornografie hinziehen. Bei Männern ist es gewöhnlich Langeweile und die Begierde nach Erregung. Wenn Sie Langeweile verspüren, dann setzen Sie sich nicht an den Computer, sondern suchen Sie sich eine andere Beschäftigung.

Bei Frauen ist es im Allgemeinen Einsamkeit. Eine gute Lösung? Rufen Sie eine Freundin an oder treffen Sie sich mit einer Freundin. Und wenn alle Stricke reißen, schauen Sie sich eine Arztserie im Fernsehen an.

Ich bin ganz versessen auf Sex. Und ich bin eine Frau. (Sind Sie schon schockiert?) Ich bin 26 Jahre alt, Hausfrau und habe ein zweijähriges Kind. Mein Sexleben spielt sich hauptsächlich in meinem Kopf ab. Ich träume davon, dass mein Mann mich eines Abends (oder eines Morgens oder beim Mittagsschlaf oder irgendwann sonst!) leidenschaftlich nimmt, aber es scheint, dass er, seit wir das Baby haben, kein Interesse mehr an mir hat, wie er es vor dem Baby hatte. Nie zuvor hat er so oft Magenschmerzen oder Kopfschmerzen, die ihn vom Sex abhalten. Bin ich dick oder sonst was? Bin ich unattraktiv für ihn? Seit dem Baby habe ich nur ein paar Pfund zugelegt (und ich muss sagen, dass er mehr zugenommen hat als ich).

Wenn wir schließlich einmal Sex haben, frage ich mich, ob ich irgendein warmer Körper neben ihm im Bett bin, denn es läuft immer auf die gleiche Weise ab. Ich habe Freundinnen, die froh wären, wenn ihr Mann nur einmal in der Woche Sex wollte. Ich würde alles dafür geben, dass irgendein Mann mich attraktiv findet. Ich brauche einen echten Liebhaber, nicht nur einen Mann, der denselben Familiennamen hat wie ich.

Wissen Sie, was für Sie die Lösung wäre? Ein leidenschaftlicher Nachmittag im Bett, wenn das Kind Mittagsschlaf hält.

Doch zuerst brauchen Sie ein Gespräch, wenn das Kind im Bett ist (oder noch besser, wenn Sie abends miteinander ausgehen). »Schatz, ich habe den Eindruck, dass du nicht mehr an Sex interessiert bist. Kann ich etwas anders machen, damit ich dich interessiere?« Oder: »Belastet dich etwas in deinem Leben?« Das ist viel besser als: »He, wie lange lässt du mich noch warten? Könnte dein Kleiner Freund endlich aufwachen und mich beachten?«

Führen Sie Ihren Mann sanft durch Fragen, um herauszufinden, was ihn belastet. Arbeiten Sie sich durch seine Entschuldigungen hindurch (Kopfschmerzen, Magenschmerzen), um herauszufinden, woran es wirklich liegt. Und dann tun Sie, was Sie können, um seine Ängste zu beschwichtigen. Da Sie viel über Sex nachdenken, nutzen Sie diese Zeit, um sich kreativ zu überlegen, wie Sie diesen Mann ins Bett locken können. Die Wahl des richtigen Zeitpunkts ist alles, und Ihr Mann ist in dieser Hinsicht vielleicht feinfühliger als Sie denken.

Auf den Punkt gebracht

»Herr Doktor Leman, mein Mann will die ganze Zeit Sex«, sagte mir eine Frau. »Und wenn ich sage, *die ganze Zeit,* dann ist das genau, was ich meine«, flüsterte sie. »Etwa zwei bis vier Mal am Tag, jeden Tag, sogar sonntags. Ich kann bald nicht mehr. Was soll ich tun?«

Ich hatte diesen Mann bereits durchschaut. »Sie tun Folgendes«, riet ich ihr. »Ich will, dass Sie ihn verfolgen. Wecken Sie ihn mitten in der Nacht auf, und zwar jede Nacht, einen Monat lang, und sagen Sie ihm, dass *Sie* Sex wollen.«

Sie schaute mich an, als sei ich verrückt, dann war sie damit einverstanden (sie schlief sowieso nicht). Nach einem Monat war der Mann impotent. Als sie den Spieß umdrehte und ihn verfolgte, wusste er nicht, wie er sich verhalten sollte. Denn für ihn war Sex die Herrschaftsausübung über seine Frau und Dominanz. Nach nur 30 Tagen konnte der Kleine Freund nicht mehr zu einem Happy End aufstehen. Und diese Frau? Sie lächelte. Er benutzte sie nie mehr auf erniedrigende Weise. Auch sie hatte ihn durchschaut.

Wie können Sie herausfinden, ob Ihr Ehepartner nur einen höheren Sexualtrieb hat oder ob er sexsüchtig ist? Wenn Ihr Mann drei bis vier Mal in der Woche Sex möchte, ist er nicht sexsüchtig. Wenn er drei Mal am Tag Sex will? Da würde ich sagen, das übersteigt die Grenzen, und etwas anderes geht vor sich (wie etwa, dass er Sex benützt, um Sie zu beherrschen und um Ihren Tagesablauf unter Kontrolle zu haben).

Die Antwort liegt in Ihrer Beziehung zueinander. Wenn Ihr Mann seine Männlichkeit durch Sex beweisen muss – häufig und meistens zu seinen Bedingungen –, dann haben Sie ein Problem. Wenn nicht, braucht der Kleine Freund einfach mehr Action als Sie gewöhnt sind, und Sie können gemeinsam nach Lösungen suchen, die Spaß machen und Ihren Mann zufriedenstellen.

Der Schlüssel ist: Wenn Sie sich beide nach dem Sex nicht wertgeachtet und geliebt fühlen, dann ist es kein guter, gesunder Sex.

22

Die Kirschen in Nachbars Garten … müssen auch vorher gepflückt werden

Wenn das Leben nicht ganz den Erwartungen entspricht.

Warum hört man häufig, dass Menschen in der Mitte ihres Lebens eine Krise erleben? Liegt es daran, dass es während dieser Zeit in der Familie zu zahlreichen einschneidenden Veränderungen kommt? Obwohl einige Familien heutzutage Kinder in einem späteren Lebensalter bekommen oder auch adoptieren, sieht es in den meisten Familien so aus, dass Eltern in der Lebensmitte Kinder im Gymnasium oder beim Studium haben, dass die Kinder heiraten oder in eine eigene Wohnung ziehen. Das führt zu beträchtlichen Änderungen in der Familiendynamik.

Für viele Frauen, in deren Lebensmittelpunkt bisher vor allem die Kinder standen, ist dies eine Zeit, in der sie sich fragen, wie es nun weitergeht. Sie grübeln: *Jahrelang habe ich nicht daran gedacht, was ich gerne tun würde. Ich weiß nicht einmal, wo ich anfangen soll.* Dies kann zu Unsicherheit führen, aber auch zu Freude, weil sie nach vorne schauen und sich nun endlich wieder ihren Hobbys oder Ähnlichem widmen können.

Auch ein Mann hat jetzt mehr Zeit zur Verfügung, da er sich weniger um die Kinder kümmern muss (auch wenn dies nur bedeutete, dass er aufkreuzte, wo und wann seine Frau es ihm sagte). Er hat genügend Zeit, innezuhalten und zu überlegen: *Diese Arbeitsstelle gefällt mir eigentlich gar nicht. Sie ist eine Sackgasse für mich.* Dann senkt er seinen Blick und sieht den Speck, der sich wie ein Rettungsring um seine Taille legt. Er ist nicht mehr so attraktiv wie früher …

Dann schauen Mann und Frau sich gegenseitig an und denken: Mein Ehepartner ist auch nicht mehr so wie ich es erwartet habe. Das Leben ist wirklich nicht ganz so, wie ich es mir vorgestellt habe. Solche Gedanken können zu Depressionen (ich kann nichts Richtiges sein oder tun), zu Affären (ich muss mein altes Frauenmodell gegen eine neues austauschen, solange ich noch etwas bieten kann) und zum Wechsel der Arbeitsstelle führen (in einer anderen Firma muss es besser sein).

Wenn eine Frau sich völlig von ihren Kindern vereinnahmen lässt und sich nur aus Pflichtgefühl in Sex schickt, verspürt der Mann das tief und interpretiert ihr Fehlen an Genuss als eigenen Misserfolg. Er steht dann in Versuchung, sich woanders hinzuwenden. Die Frau, die beim Sexualakt keine menschliche Nähe erfährt, fühlt sich ausgenutzt und beginnt manchmal, ohne es zu merken, woanders nach emotionaler Erfüllung zu suchen.

Kurz gesagt, die Kirschen in Nachbars Garten können plötzlich viel süßer scheinen. Deshalb erlebt man es, dass ein Mann seine Frau fallen lässt und eine Person heiratet, die zwanzig Jahre jünger ist als er.

Eine junge Mutter träumt, dass sie und ihr Mann im zehnten Ehejahr zur Elite der Gesellschaft gehören und mit 32 Jahren drei Kinder haben. Doch der Traum wird nicht ganz so wahr wie sie ihn sich ausmalte. Ihr Mann arbeitet nach einer einzigen Beförderung immer noch an derselben Arbeitsstelle und sie hat inzwischen wieder eine Vollzeitstelle, um ihren Beitrag zum Lebensunterhalt zu leisten. Da sie jetzt dauernd im Stress ist, haben sie und ihr Mann kaum noch Zeit und Kraft füreinander.

Eines Tages macht ein Kollege die Bemerkung: »Oh, du hast einen hübschen Pulli an.« Es ist das erste Kompliment über ihr Aussehen seit so langer Zeit, dass sie stehen bleibt und ihn schockiert anschaut. Eine Woche später trinken beide in der Cafeteria einen Kaffee miteinander. Sie verstehen sich wirklich gut. Nach drei Monaten nehmen sie sich einen Tag Urlaub und gehen in ein Motel.

Wie kann so etwas geschehen? Es gibt Schürzenjäger auf der Welt, die die Ehe nicht wertschätzen und sagen: »Ja, das ist meine Frau, aber ich habe auch noch vier Freundinnen.« Dann gibt es Adrenalinjunkies, die nicht verstehen, worin Ehe und Verbindlichkeit besteht. Und es gibt jene, die sich einfach »verlieben«, vielleicht weil ihnen etwas fehlt?

Während dieser Jahre der Anpassung, wenn der Körper schlaffer und breiter wird, wenn die Lebensperspektiven sich ändern, ist es für ein Ehepaar äußerst wichtig, auf ein befriedigendes Sexleben für *beide* Partner hinzuarbeiten. Sex und Intimität müssen ein Bestandteil Ihres Lebens als Paar sein. Sex und Intimität müssen Sie ständig zueinander hinziehen ... anstatt Sie in die Arme einer anderen Person zu treiben.

Frage: *Meine Frau und ich sind seit sieben Jahren verheiratet. Ich liebe sie, aber der Lack ist ab. Ich fühle mich zu einer Arbeitskollegin hingezogen. Wir waren miteinander Kaffee trinken und haben uns einmal im Fitnessstudio getroffen. Weiter ging es nicht. Ist es falsch, sich eine Freundschaft mit einer Person des anderen Geschlechts zu wünschen?*

6 Möglichkeiten, Ihre Beziehung aufzufrischen

1. Machen Sie zusammen einen Kurs in der Volkshochschule.
2. Tun Sie etwas, was Sie zuvor noch nie gemacht haben (zum Beispiel Zelten).
3. Fahren Sie mit dem Bus in eine andere Stadt.
4. Stellen Sie keine Fragen mehr.
5. Erneuern Sie Ihr Eheversprechen. Schreiben Sie das Eheversprechen auf. Machen Sie eine kleine Feier daraus, wenn Sie wollen.
6. Machen Sie Kurzurlaub ohne die Kinder.

Sie erwähnten das Wort *Freundschaft*, doch gleichzeitig sagen Sie, dass Sie sich zu der Frau hingezogen fühlen. Das ist nicht das Gleiche. Sie schreiben, dass Sie nicht »weiter« gegangen sind. Ich verstehe das so, dass Sie körperlich keine Beziehung aufgenommen haben – zumindest noch nicht. Doch Sie sind emotional »weiter« gegangen, weil Sie sich mehrmals getroffen haben. Das bedeutet, dass Sie Gefahr laufen, dass es noch weiter geht und Ihre Beziehung auch körperlich wird.

Ist Ihnen klar, dass Sie Ihre Frau bereits »betrügen«, obwohl Sie mit Ihrer Kollegin noch keine körperliche Beziehung aufgenommen haben? Sie lassen sich von jemandem außerhalb Ihrer Ehe emotional aufrichten und betrügen Ihre Frau wegen dieser intimen Aspekte. Wissen Sie, was sich Ihre Frau am meisten von Ihnen wünscht? Eine enge emotionale Verbindung. Doch Sie haben jetzt diese emotionale Verbindung mit einer anderen Frau aufgenommen.

Sex und Intimität müssen ein Bestandteil Ihres Lebens als Paar sein. Sex und Intimität müssen Sie ständig zueinander hinziehen … anstatt Sie in die Arme einer anderen Person zu treiben.

Wir alle mögen es, wenn uns durch die Aufmerksamkeit einer anderen Person geschmeichelt wird. Doch Schmeicheleien können Sie weiter führen als Sie wollen und können dazu führen, dass Sie länger dort bleiben als Ihnen lieb ist. Wussten Sie, dass jede körperliche Affäre mit einer emotionalen Verbindung beginnt?

Sie müssen klug mit einer Person umgehen, die Ihre eheliche Beziehung gefährden könnte. Ich kenne einen Mann, der immer seine Frau erwähnt, wenn er mit Kundinnen essen gehen muss, um sofort Grenzen zu setzen. Er hat auch ein Bild seiner Familie auf seinem Schreibtisch stehen, damit jeder, der sein Büro betritt, erkennt, wie wichtig ihm seine Ehe und Familie sind.

Jetzt müssen Sie Ihrem Eheversprechen gerecht werden und alle anderen aufgeben und sich nur zu Ihrer Frau halten. Anstatt durch die Aufmerksamkeit einer anderen Frau geschmeichelt zu sein, müssen Sie die Flamme zwischen Ihnen und Ihrer Frau entfachen. Sie müssen dieser anderen Frau sofort erklären, dass Sie nicht mehr mit ihr Kaffee trinken oder ins Fitnessstudio gehen können. Sie müssen betonen, dass Sie verheiratet sind – und dass es Ihnen leid tut und dass Sie sie um Vergebung bitten, falls Sie ihr ein anderes Signal gegeben haben sollten. Dann müssen Sie nach Hause gehen und diese Angelegenheit Ihrer Frau berichten.

Natürlich wird Ihre Frau wütend sein. Welche Frau wäre das nicht? Doch da Sie selber Farbe bekannt und es ihr erzählt haben, ist der Vertrauensbruch bei Weitem nicht so schwer, als wenn sie es von jemandem gehört hätte, der Sie beide zufällig im Fitnessstudio gesehen hat. Bitten Sie Ihre Frau, Ihnen zu helfen, einige Vorgaben für Ihre Beziehungen zum anderen Geschlecht festzusetzen. (Glauben Sie mir, Frauen wissen, wie andere Frauen versuchen, ihre Männer zu »fangen«.)

Es wäre schrecklich, all die Jahre mit Ihrer Frau zu verschleudern. Lassen Sie nicht zu, dass eine Aufmerksamkeit oder eine Vernarrtheit ruiniert, was Sie in all den Jahren aufgebaut haben: eine Herzensnähe.

Sie müssen mit Ihrer Frau zu allen Zeiten aufmerksam, bewusst und ehrlich umgehen. Teilen Sie ihr jede Versuchung mit – *sobald sie auftaucht*. Sie werden zunächst einen schlechten Tag erleben (wie Sie ihn erleben werden, wenn Sie Ihrer Frau von der Kaffeestunde und dem Fitnessstudio erzählen). Doch eine erhitzte Diskussion jetzt ist viel besser als eine Scheidung in einem oder mehreren Jahren. Glauben Sie nicht auch?

In den vergangenen zwei Jahren hat mich mein Mann oft verletzt, indem er mit anderen Frauen geflirtet hat. Ich habe ihm jedes Mal vergeben. Doch jetzt ist er zu weit gegangen. Ich habe gestern Abend herausgefunden, dass er mit seiner Exfrau essen gegangen ist. Er hatte mir gesagt, dass er abends länger im Büro arbeiten muss, aber eine Kollegin von mir hat sie zufällig im Restaurant gesehen und hat mich angerufen.

Ich wartete auf ihn (er kam um Mitternacht nach Hause – langes Abendessen, oder?) und ich konfrontierte ihn mit der Angelegenheit. Doch er schnauzte mich nur an, ich würde ihn verhören und brachte als Entschuldigung vor, dass es um seine Scheidungsvereinbarung ging. Doch zufällig weiß ich, dass seine Scheidungsvereinbarung schon vor drei Jahren, bevor wir heirateten, erledigt war. Und da sie keine Kinder hatten, gibt es doch keine Gesprächsthemen? Er sagte, er würde es nicht mehr tun, aber ich vertraue ihm nicht. Ich weiß nicht, ob ich ihm weiterhin vergeben kann. Warum muss ich immer diejenige sein, die Zugeständnisse macht? Ich kann nicht mehr.

Ich kann Ihre Entmutigung aus dem Brief heraushören. Und ich wette, wenn Sie Ihren Mann damit konfrontieren, sagt er: »Ich tue es nie wieder«, und dann geschieht es doch von Neuem. Kein Wunder, dass Sie erschöpft und ausgelaugt sind. Es ist nicht leicht, mit solchen Männern (und Frauen) zu leben. Sie können einen emotional aufreiben. Vertrauen ist ein Kernpunkt in einer Ehe, und es liegt auf der Hand, dass Sie Ihrem Mann nicht vertrauen ... und Sie haben Grund, sich Fragen zu stellen.

Sie müssen jetzt mit ihm sprechen – wenn Sie nicht mehr rotsehen. Es bringt nichts, wenn Sie sich an ihn wenden, solange Sie wütend sind. Gehen Sie ganz ruhig auf ihn zu und sagen Sie ihm: »Ich glaube nicht, dass ich anders bin als andere Frauen. Jede Frau möchte ihrem Mann vertrauen können. Sie will sich keine Sorgen darüber machen, wo er ist oder was er tut ... oder ob er das Richtige tut. Aber wenn ich herausfinde, dass du mit deiner Exfrau essen gegangen bist, dann kann ich dir nicht vertrauen. Was können wir diesbezüglich in Zukunft tun?« Wenn Sie sich so an ihn wenden, ohne Wut, dann ist die Wahrscheinlichkeit groß, dass Sie eine liebevolle Antwort bekommen. Wenn wirklich in seinem Leben etwas vor sich geht oder wenn eine Affäre begonnen hat, dann wird das auch klar, und Sie können mit weiteren Fragen nachhaken.

Was die Vergebung angeht, so möchte ich Sie andersherum fragen. Wussten Sie, dass Sie keine andere Wahl haben als ihm vergeben, wenn Sie gläubig sind? Auch wenn er Sie dreimal am Tag verletzt! (So schrecklich das klingt.) Vergebt 70 Mal siebenmal, hat Jesus gesagt. Das bedeutet 490 Mal. In der Sprache, in der die Bibel geschrieben wurde, bedeutet diese Zahl »Ewigkeit«. Für immer.

Warum ist Vergebung so wichtig? Weil mangelnde Vergebungsbereitschaft *Sie selbst* verletzt. Unversöhnlichkeit wirkt wie ein Gift. Wenn Sie nicht vergeben, ist es, als würden Sie Gift trinken und hoffen, Ihr Mann wird krank. Aber *Sie* sind es, die krank werden. Unterdrückte Wut stirbt nicht, sondern lebt unter der Oberfläche weiter. Und je länger sie unterdrückt bleibt, umso schlimmer wird es für Sie, Ihren Ehepartner und Ihre Beziehung.

Wenn also wütend bleiben keine Lösung ist und uns geboten wurde, zu vergeben – um unserer selbst und um der anderen willen – was können Sie dann tun? Jemandem vergeben bedeutet nicht, nichts zu tun und einfach nicht zur Kenntnis zu nehmen, dass ein Problem existiert. Warum untersuchen Sie nicht stattdessen, warum Ihr Mann sich so verhält? Warum ist er daran interessiert, mit seiner Exfrau essen zu gehen? Fehlt in Ihrer Ehe etwas? In Ihrer Kommunikation? In Ihrem Liebesleben? Ist er aus irgendeinem Grund auf Sie wütend? Denkt er, dass Sie auf ihn wütend sind? Machen Sie ihn vor Ihren Freundinnen schlecht? Macht ihm sein Chef das Leben schwer und er denkt, dass Sie das nicht verstehen oder meint er, dass Sie sich um seine Arbeitsstelle Sorgen machen und braucht deshalb eine andere Person, mit der er darüber sprechen kann?

Wenn Sie der Ursache für sein Verhalten nicht auf den Grund gehen, wird er sich weiterhin so verhalten, weil schon ein Verhaltensmuster entstanden ist. Deshalb müssen Sie jetzt mit ihm darüber sprechen. Und Sie müssen auch entscheiden, wie Sie damit umgehen, wenn so etwas das nächste Mal geschieht.

Nein, Sie haben seine Unsicherheit, sein Flirten und seine Wut nicht verursacht – jeder ist für seine eigenen Entscheidungen verantwortlich. Aber Sie müssen eine Entscheidung treffen. Räumen Sie der Unversöhnlichkeit keinen Platz in Ihrem Leben ein. Sie kann sich in körperlichen und seelischen Symptomen zeigen, wie in Stress, Depression und Mutlosigkeit. Wenn Sie nicht in Wut handeln, sondern ruhig darlegen, wie Sie sich fühlen, dann können sich bei Ihnen die Dinge auf erstaunliche Weise ändern.

Reden wir von Mann zu Mann, ich muss ehrlich sein. Meine Frau törnt mich nicht mehr so an wie früher. Ich habe es versucht, aber ich kann einfach nicht die alten Gefühle wecken. Ist das einfach so, wenn die Leute in einer Ehe älter werden oder kann ich diesbezüglich etwas tun?

Natürlich können Sie etwas tun. Betrachten Sie die Welt realistisch. Die meisten Männer treten mit folgenden Gedanken in die Ehe: *Toll! Ich habe gerade das große Los gezogen. Ich bekomme jetzt die ganze Zeit Sex. Jederzeit, wann ich will. So wie ich will. So viel ich will. Für den Rest meines Lebens.* … Und Sie beginnen, im Genuss zu baden.

Bemerken Sie all die »Ichs« in diesen Aussagen? Sie sind recht egoistisch, nicht wahr? Wo ist der Platz für Ihre Frau in Ihrer »Ich-Welt«? Und wie steht es um die Bedürfnisse Ihrer Frau? Die wichtigste Bestimmung Ihrer Frau ist nicht die Erfüllung all Ihrer sexuellen Genüsse. Ihre Bestimmung ist, Ihnen in jeder Hinsicht eine Gehilfin und Seelenpartnerin zu sein.

Das gilt auch für Sie: Auch Sie müssen der Gehilfe Ihrer Frau sein, und das bedeutet, an sie zu denken, nicht nur an sich. Was will eine Frau? Sie will zärtlich im Arm gehalten und wertgeschätzt werden, sie will, dass ihr Mann ihr zuhört. Sie will, dass er nicht nur an ihrem Geburtstag oder an Weihnachten an sie denkt. Sie möchte Ihnen ihre Gefühle mitteilen. Wenn Sie diese Dinge tun und auf die Bedürfnisse Ihrer Frau achten, dann verstehen Sie allmählich, wer sie ist. Dann sehen Sie ihr wunderbares Herz und dann wird sie für Sie noch attraktiver.

Ich gebe Ihnen die Aufgabe, noch in dieser Woche eine Liste mit all den Dingen zu erstellen, die Sie an Ihrer Frau schätzen. Wenn Sie den Wert Ihrer Frau erkennen, werden sich auch Ihre Gefühle verändern. Sie haben vielleicht nicht mehr »dieselben alten Gefühle«, sondern etwas viel Besseres – eine reife Liebe, die

Ihr Leben lang anhält. Und dann passen Sie auf, was mit Ihrem Sexleben geschieht!

Ich frage mich, ob mein Mann eine Affäre hat. Wie kann ich das wissen (ohne ihn auf frischer Tat zu ertappen)?

Hier einige verräterische Anzeichen. (Übrigens gelten die meisten für Männer *und* Frauen.) Haben sich seine Lebensgewohnheiten oder sein vorhersehbares Verhalten drastisch verändert (zum Beispiel benützt er jetzt Aftershave)? Kommt er normalerweise um halb sechs nach Hause, sagt aber jetzt, dass er abends länger arbeiten muss und kommt erst um 10 Uhr oder um 12 Uhr zurück? Hat er vor Kurzem seinen Kleidungsstil geändert? Ist die Häufigkeit von Sex stark zurückgegangen? Hat er neue Unterwäsche? Sehen Sie Spuren von Lippenstift auf seiner Kleidung, E-Mails in codierter Sprache von Leuten, die Sie nicht kennen, Zettel oder Rechnungen von Restaurants? Trifft er sich mit Leuten, die »nur irgendwelche Kollegen von der Arbeit« sind?

Was will eine Frau? Sie will zärtlich im Arm gehalten und wertgeschätzt werden, sie will, dass ihr Mann ihr zuhört. Sie will, dass er nicht nur an ihrem Geburtstag oder an Weihnachten an sie denkt.

Nehmen Sie manchmal das Telefon ab und niemand ist in der Leitung? Überprüfen Sie die Anrufe auf seinem Mobiltelefon. Lesen Sie seine E-Mails auf dem Computer. Sage ich Ihnen, Sie sollen herumschnüffeln? Jetzt ja. Sie müssen jetzt gewieft sein, denn Sie kämpfen für etwas Wichtiges: Ihre Ehe. Wenn Sie diese Frage stellen (und Frauen sind ohnehin so verflixt intuitiv), dann vermuten Sie wahrscheinlich zu Recht, dass eine Affäre im Gange ist.

Sie müssen mit Ihrem Mann über Ihre Vermutungen sprechen, fall Sie diese (oder ähnliche) Zeichen bemerken. Doch fragen Sie ihn nicht: »Hast du eine Affäre?« Das ist, als frage man ein Kind, von dem man weiß, dass es gestohlen hat: »Hast du das genommen?« Das gibt dem Kind Zeit, sich herauszuwinden und zu antworten: »Natürlich nicht.« Stattdessen konfrontieren Sie das Kind mit Fakten: »Ich weiß, dass du das Geld deiner Schwester genommen hast. Erkläre das bitte.«

Die folgende Aussage ist da schon viel klarer: »Ich glaube, du hast eine Affäre.«

Ich rate Ihnen auch Folgendes: Vermeiden Sie Kurzschlussreaktionen. Der Kauf eines Sturmgewehrs ist jetzt nicht angebracht … auch wenn das für Sie befriedigend sein könnte. Auch das Auftragen von Epoxidharz auf den Kleinen Freund wäre keine gute Idee. Jetzt ist nicht der Augenblick für überstürztes Handeln, wie Kofferpacken und das Haus verlassen. Wenn jemand zu Trennungszwecken das Haus verlassen muss, dann sollte es der Täter sein und nicht das Opfer.

Es ist naheliegend, dass Sie mit diesem Mann keinen Sex mehr haben. Ich sage »naheliegend«, denn Sie wären überrascht, wie viele Frauen, die wissen, dass ihr Mann eine Affäre hat, weiterhin mit ihm Sex haben, um zu versuchen, ihn zurückzugewinnen. Sie beginnen eine Art Konkurrenzkampf – ein Kopf-an-Kopf-Rennen mit der anderen Frau. Statt einer gesunden Portion Selbstachtung und dem Mut, ihn rauszuwerfen, könnte die Frau beschließen, Gymnastik zu machen und abzunehmen, um ihm zu gefallen. Sie benimmt sich wie eine 15-jährige, die versucht, die Liebe ihres Lebens zurückzugewinnen. Doch ich frage Sie: Wer sollte jetzt an der Beziehung arbeiten? Der Ehepartner, der eine Affäre hat!

Viel Arbeit ist erforderlich – sowohl für die einzelnen Ehepartner als auch für das Paar gemeinsam –, um eine Affäre zu überwinden. Wenn Ihr Mann das Haus verlässt, ist es klug, die Schlösser an den Türen auszutauschen und eine Telefonnummer zu beantragen, die nicht im Telefonbuch steht, um körperlich und seelisch eine Distanz zwischen Ihnen und ihm zu schaffen. Wenn er beschließt, außerhalb der Ehe Erfüllung zu finden, müssen Sie sicherstellen, dass er keinen leichten Zugang zu der Wohnung hat, in der Sie alleine oder mit Ihren Kindern leben. Glauben Sie mir, wenn ich sage, dass Sie in seinen Augen nicht attraktiv sind, wenn Sie es ihm zu leicht machen. Jetzt ist es Zeit, mit harten Bandagen zu kämpfen und sich selbst und Ihre Kinder körperlich und seelisch zu schützen.

Sie werden auch nicht mitten im Schuljahr mit den Kindern in eine 800 Kilometer entfernte Stadt ziehen und keinen Immobilienmakler mit dem Verkauf des Hauses beauftragen. In dieser schwierigen Lage werden Sie das Leben so normal wie möglich für die Kinder und für sich weiterführen.

Manche Paare schaffen es. Aber das ist nur mit harter Arbeit auf beiden Seiten und mit der Hilfe des allmächtigen Gottes möglich.

Zweifellos ist es unangenehm, das zu hören. Doch es ist realistisch und Sie dürfen die Augen vor der Realität nicht verschließen.

Seit Kurzem schenkt mir ein Arbeitskollege viel Aufmerksamkeit – nachdem ich etwa 15 Kilo abgenommen habe. Er scheint alles an mir zu bemerken … anders als mein Mann. Ich schwöre, mein Mann würde es einen oder zwei Monate nicht merken, wenn ich mir die Haare abschneiden und rot färben würde. Mein Mann ist immer noch der Mann meiner Träume, doch wie kann ich ihn dazu bringen, dass er Notiz von mir nimmt? Ich habe es satt, nicht beachtet zu werden.

Achtung. Ihr Mann ist vielleicht dumm und zerstreut, aber Sie bewegen sich auf dünnem Eis. Sie achten bereits auf die Flirtversuche eines anderen Mannes, was mehr als deutlich darauf hinweist, dass Sie den Eindruck haben, dass Ihr Mann Ihnen nicht genug Aufmerksamkeit schenkt.

Sie müssen sich neben Ihren Mann hinsetzen. Nehmen Sie ihm die Zeitung und die Fernbedienung aus der Hand, lassen Sie ihn nicht auf den Bildschirm des Computers starren und sprechen Sie mit ihm. Berühren Sie ihn, halten Sie seine Hand und schauen Sie ihm in die Augen. »Schatz, ich muss mit dir über etwas sprechen. Es könnte sein, dass ich völlig daneben liege, aber es gibt Tage, an denen ich den Eindruck habe, dass ich dir völlig egal bin. Ich bekomme kaum positive Rückmeldungen von dir, obwohl ich mich so angestrengt habe, so viel abzunehmen. Ich erwarte kein falsches Lob von dir, aber ist es falsch, wenn ich denke, als deine Frau habe ich ein bisschen Ermutigung verdient? Zum Beispiel, dass ich höre, dass du stolz auf mich bist, weil ich es geschafft habe?« Wenn Ihr Mann darauf nicht positiv reagiert oder wenn Sie keine Veränderung feststellen, dann müssen Sie vielleicht noch hinzufügen (bei diesem Gespräch oder einem anderen): »Ehrlich gesagt wird mir etwas bange, weil ich den Eindruck habe, dass mir die Aufmerksamkeit, die ich von einem Arbeitskollegen bekomme, guttut.«

Das müsste die Aufmerksamkeit Ihres Mannes wecken. Wenn nicht, dann schicken Sie ihn für ein paar Minuten zu mir, damit ich ihm den Kopf zurechtsetze. Jeder Mann, der Ihnen kein Kompliment machen kann, weil Sie abgenommen haben, ist dumm wie Bohnenstroh. Ist Ihr Mann einer der Typen, die sagen: »Ich habe dir doch gesagt, dass ich dich liebe, als wir geheiratet haben. Genügt das nicht?« Wenn dem so ist, braucht er ein Eheseminar.

Auch Ihnen habe ich etwas zu sagen. Es ist durchaus möglich, dass Sie diese 15 Kilo überhaupt zugenommen haben, weil Sie gestresst waren und sich nicht wertgeschätzt fühlten. Sie werden essen, wenn Sie gestresst sind, und ohne positive Rückmeldung können Sie diese 15 Kilo wieder zunehmen. Wollen Sie das wirklich nach all diesen Anstrengungen?

Dieser Gedanke sollte Ihnen den Mut geben, mit Ihrem Mann zu sprechen. Besonders, da Sie vor Kurzem dieses hübsche Kleid in einer kleineren Größe gekauft haben.

Bevor ich heiratete, hatte ich eine Affäre mit einem verheirateten Mann. Jetzt bin ich seit drei Jahren verheiratet und es fällt mir schwer, meinem Mann zu vertrauen. Ich kann nicht anders, als hinter ihm herzuschnüffeln (seine Taschen, Computer, Telefonverbindungsdaten). Ich frage mich einfach, ob er mir untreu ist, wie der Mann, mit dem ich eine Affäre hatte, seiner Frau untreu war. Wie kann ich aufhören, so argwöhnisch zu sein … oder habe ich Ihrer Meinung nach Grund dazu?

Sie geben Ihrem Mann (armer Kerl) keine Chance, weil Sie immer noch in den Schuldgefühlen wegen Ihrer Affäre gefangen sind. Doch das war damals *Ihre* Entscheidung, nicht die Ihres Mannes.

Es ist unfair, wenn Sie ihn für Ihre schlechte und unmoralische Entscheidung büßen lassen.

Aber so ist das Wesen des Sexualverhaltens. Da jede sexuelle Erfahrung nicht nur Körper, sondern auch Herzen verbindet, wird der Sexualakt so sehr Teil Ihrer Persönlichkeit, Ihrer Gedanken und Ihrer Erinnerungen, dass Sie Ihre eigenen Ängste auf andere Menschen projizieren. Sie müssen sich bewusst machen, dass das nicht einfach weggeht.

Deswegen ist es nachvollziehbar, dass Sie von den paranoiden Gedanken und Gefühlen gequält werden, dass Ihr Mann Sie betrügt. In Wirklichkeit waren Sie diejenige, die betrogen hat, nicht Ihr Mann. Sie übertragen Ihre Schuldgefühle auf Ihren Mann, und zwar aus Angst, dass er tut, was Sie getan haben.

Gewähren Sie ihm mehr Freiraum. Nehmen Sie ihn so an, wie er ist, und betrachten Sie ihn nicht durch die Brille des Argwohns. Wenn argwöhnische Gedanken kommen, erstellen Sie eine Liste all der wunderbaren, zuverlässigen Eigenschaften Ihres Mannes und lesen Sie diese Liste immer wieder durch. Positive Gedanken helfen, negative Gedanken in Schach zu halten.

Mein Mann hat einen Seitensprung gemacht und mir nichts davon erzählt. Ich habe es zufällig herausgefunden, weil er und ein Kollege sich über die Frau lustig machten. Er sagt, dass es nicht wichtig war und dass sie ihm nichts bedeutete; es sei nur ein One-Night-Stand gewesen. Aber kann ich das wirklich glauben? Warum hat er das getan? Und wenn er sich an ihr mit etwas angesteckt hat? Ich habe keine Ahnung, wer diese Frau ist und er sagt mir nichts über sie.

Ich verstehe Ihre Wut. Ihr Mann denkt, ein Seitensprung sei ein Spaß. Dieses Verhalten ist so geringschätzig Ihnen gegenüber, dass ich gerne ein paar Minuten mit ihm sprechen möchte, um ihm den Kopf zu waschen.

Doch in dieser Situation möchte ich Ihnen einige wichtige Ratschläge geben.

Erstens, verweigern Sie Geschlechtsverkehr, solange ein Arzt nicht bestätigt hat, dass er sich keine sexuell übertragbare Krankheit (einschließlich HIV) zugezogen hat.

Zweitens, anstatt zu versuchen, ihn kaltblütig zu ermorden (wodurch Sie mit dem Gesetz in Konflikt kämen), sprechen Sie mit ihm über das, was geschehen ist. Sie brauchen – und *verdienen* – eine Erklärung. Wenn die Erklärung lautet, dass er bei einem Firmenfest war, ein paar Gläser Wein zu viel getrunken hat und etwas sehr, sehr Dummes gemacht hat und wenn Sie wirklich davon überzeugt sind, dass es ein einmaliges Ereignis war, KÖNNTEN (!) Sie die Ehe weiterführen.

Ich bin sicher, dass diese Worte jetzt für Stirnrunzeln sorgen. Eine Ehe hinwerfen – nach all diesen Jahren – wegen einem One-Night-Stand? Herr Dr. Leman, das kann doch wohl nicht Ihr Ernst sein.

Das habe ich nicht gesagt. Ich will damit sagen, dass Ihr Mann Ihr Vertrauen und sein Eheversprechen ernsthaft gebrochen hat. Wie gehen Sie mit den Folgen um, wenn Sie das Geschehen von diesem Blickwinkel aus betrachten?

Erstens: Woher wissen Sie, dass es »nur« ein One-Night-Stand war, wenn Ihr Mann nicht darüber spricht? Können Sie darauf vertrauen, dass er mit Ihnen ehrlich ist? Zweitens: Eine Ehe ist eine solch leicht verletzbare Verbindung, dass ein einziger solcher Verstoß die ganze Ehe zerstören kann. Deshalb sage ich jedem, der zu mir in Beratung kommt, dass er seine Ehe schützen soll – dass er insbesondere achtsam sein soll, wenn er mit Menschen des anderen Geschlechts alleine ist oder mit ihnen flirtet. Schon *ein einziger Verstoß* stellt einen ernsthaften Vertrauensbruch dar. Das Versprechen, in der Ehe »alle anderen aufzugeben« bedeutet genau das. Sie haben Ihren Ehepartner auf Lebenszeit gewählt. Schon eine einzige Nacht in den Armen einer anderen Person ist ein Bruch dieses Versprechens.

Ja, wir sind alle nur Menschen. Versuchung wird es immer geben. Und wenn Sie denken, dass *Sie* über der Versuchung stehen, dann stimmt das nicht. Fragen Sie viele »mächtige« Männer und Frauen, die dachten, gegen Versuchung gefeit zu sein – und dann auf die Nase gefallen sind und sich noch Jahre danach mit den Folgen auseinandersetzen mussten.

Es war *seine* Entscheidung, fremdzugehen, und die Entscheidung war schlecht. Jetzt müssen Sie eine Entscheidung treffen. Sie können beschließen, Ihre Ehe sofort zu beenden, und das würde Ihnen niemand übel nehmen.

Sie können aber auch beschließen, ihm zu vergeben und weiterzumachen, mit Ihrem Mann zu arbeiten und einige Vorgaben für sein Handeln festzusetzen, während Sie das Vertrauen in Ihrer Ehe wieder aufbauen. Dazu ist ein ehrliches Mitteilen der Gefühle auf beiden Seiten erforderlich, sowie eine von Herzen kommende Entschuldigung und die Bitte um Vergebung seitens Ihres Mannes. Er muss sich auch darum bemühen, Ihr Vertrauen wiederzugewinnen (was Zeit und viel Demut von ihm verlangt – wozu er vielleicht bereit ist, vielleicht aber auch nicht).

Dann müssen Sie sich mit einem weiteren Problem auseinandersetzen. Als Ergebnis seines sexuellen Verhältnisses – wenn Sie längere Zeit davon nichts wussten und nach dieser Affäre Sex mit ihm hatten – ist es möglich, dass er Sie mit einer Geschlechtskrankheit angesteckt hat. Das Mindeste, was er für Sie tun kann, ist, sich untersuchen zu lassen – wobei Sie ihn zum Arzt begleiten. Sie dürfen erst wieder Sex mit Ihm haben, wenn Sie die Ergebnisse selbst gesehen haben und genau wissen, worauf Sie sich einlassen. Wenn Sie angesteckt wurden, dann kann ich Ihnen mitteilen, dass Behandlungen zur Verfügung stehen.

Und jetzt kommt der Knaller: Wenn Sie beschließen, die Ehe fortzuführen, werden die Erinnerungen an diese Affäre nicht verschwinden. Nehmen wir an, Sie erfahren, dass er im Januar auf eine zehntägige Geschäftsreise ins Ausland fährt. Sagen Sie mir jetzt, dass Ihnen nie der Gedanke kommt, dass er auf dieser Reise einen Seitensprung begehen könnte?

Können Sie damit umgehen? Ja.

Werden Sie damit klarkommen? Ja.

Wird es schwierig sein? Ja.

Es ist möglich, Ihre Beziehung zu heilen, zu erneuern und zu schützen, doch dazu ist viel Arbeit von Ihnen *beiden* erforderlich. Ist er dazu bereit? Sind Sie dazu bereit? Bevor Sie eine Entscheidung treffen, die Sie später vielleicht bereuen – besonders, wenn Kinder betroffen sind – richten Sie den Blick auf das große Ganze.

Sie befinden sich in einer schwierigen Lage und müssen Vieles bedenken. Ich bewundere, dass Sie den Mut gefunden haben, mir in dieser schwierigen Zeit zu schreiben.

Auf den Punkt gebracht

Joel und Lisa sind seit 23 Jahren verheiratet. Sie haben zwei wunderbare Kinder, ein schönes Haus und führen das, was man die »perfekte Ehe« nennt. Warum entdeckt Lisa plötzlich, dass Joel mit einer Sekretärin seiner Firma eine Affäre hat?

Wissen Sie, dass bei Paaren, die über 20 Jahre verheiratet sind, der Anstieg der Scheidungsrate am größten ist? Warum? Weil diese Paare die Grundlagen ihrer Ehe nicht gefestigt haben, bevor das Dilemma der »süßen Kirschen in Nachbars Garten« in der Lebensmitte auftaucht.

Es gibt viele Spiele, die Ehepaare spielen. Eines lautet »Dreck abladen«. Lassen Sie es mich so erklären. Im Südwesten der Vereinigten Staaten, wo ich lebe, ist es schwierig, einen schönen Rasen zu haben. Deshalb benutzen die Leute Rindermist aus Arizona, um ihren Rasen im Frühling zu düngen. Es funktioniert großartig – doch wenn jemand seinen Rasen gedüngt hat, riecht es der Nachbar.

Bei Paaren, die über 20 Jahre verheiratet sind, ist der Anstieg der Scheidungsrate am größten.

Ehepaare spielen das Spiel »Dreck abladen«. Jeder hat seinen eigenen Kipper, und wenn einer meint, von seinem Partner verletzt worden zu sein, holt er seinen Kipper, füllt ihn mit Dreck und kippt ihn auf seinen Partner. Das geschieht immer und immer wieder, bis Sie in meinem Sprechzimmer erscheinen und sagen: »Wir empfinden nichts mehr füreinander.«

Nun, das ist kein Wunder. Im Laufe der Zeit haben Sie 15 Kubikmeter Mist auf Ihre Beziehung gekippt und es stinkt zum Himmel!

Das alles hängt mit unserem Verständnis von Demokratie zusammen. Wenn du das Recht hast, mich fertigzumachen, dann darf ich dich auch fertigmachen.

Es ist traurig, dass Männer und Frauen sich im Allgemeinen keine Komplimente mehr machen. In all den Fernsehserien ist das Schlechtmachen von Männern im Trend. Niemand zuckt hier mehr mit der Wimper.

So spielen wir alle diese Spiele wie »Dreckabladen« und ein anderes meiner Lieblingsspiele »Spuck in die Suppe deines Partners«. Wie geht dieses? Eine Frau fragt ihren Mann mit süßer Stimme, welche Suppe er gerne hätte. Er sagt »Hühnersuppe mit Nudeln«. Sie kocht die Suppe und bringt sie ihm. Doch bevor sie ihm den Teller hinstellt, spuckt sie hinein und flötet lächelnd: »Ich hoffe *wirklich*, dass dir die Suppe schmeckt.«

Hier denke ich an die Frau, die zu ihrem Mann sagt: »Natürlich, geh mit deinen Kumpels Golf spielen. Ich bleibe einfach mit deiner Mama und deiner Schwester hier.« Sind diese Worte feindlich? Nein, aber die Bedeutung ist feindlich. *Ich hoffe, dein Golfschläger geht kaputt.*

Die meisten Paare gehen mit diesen Dingen nicht offen um. Sie teilen Schläge unter der Gürtellinie aus, sie werden wütend und verschließen sich (sie schweigen sich an). Wenn einer fragt: »Was ist los?«, lautet die ruhige Antwort: »Nichts.«

Doch betrachten wir die Dinge nüchtern. Wenn Sie wüssten, dass Sie noch ein Jahr zu leben haben, wie würden Sie dann leben? Und wie würde sich das heute auf Ihre Ehe auswirken? Wie leicht befasst man sich mehr mit den nebensächlichen Dingen des Lebens als mit dem Wichtigsten: Beziehungen. Ihre Beziehung zu dem allmächtigen Gott und Ihre Beziehung zu Ihrem Ehepartner sind jederzeit das Wichtigste in Ihrem Leben.

Ein solcher Gedanke zwingt uns, uns auf das wirklich Wichtige im Leben zu konzentrieren.

Eine gute sexuelle Beziehung ist der Klebstoff einer Ehe. Es ist eine Zeit der gegenseitigen Bestätigung, des Feierns Ihres Einsseins als Paar. Es ist eine Zeit, um alle Sorgen der Welt beiseite zu schieben und nur einander zu genießen.

Für einen Mann ist eine gute sexuelle Beziehung die Bestätigung seiner selbst. Für ihn gibt es im Leben kaum etwas Wichtigeres als die intime Beziehung zu seiner Frau. Denken Sie daran, dass Männer keine engen persönlichen Beziehungen haben wie Frauen. Wenn er sagt, dass er einen guten Kumpel hat, hat er Glück; wenn er sagt, er hat drei, ist er ein Lügner. Er hat seine Frau. Ja, ich weiß, er hat seine Arbeit und spielt gerne Golf, doch was ihn wirklich beflügelt, ist seine Frau. Wenn er den Eindruck hat, dass sie ihn achtet, ihm zuhört und ihn will, ist er ein glücklicher Mann.

Für eine Frau ist Sex die Zeit, in der sie die ungeteilte Aufmerksamkeit ihres Mannes genießt. Es ist die Zeit, in der sie den Höhepunkt reiner Intimität mit dem Mann, den sie liebt, erfährt. Es ist eine Zeit, dem Druck der Welt, der Kinder und der Arbeit zu entfliehen, um eine Beziehung mit dem Mann aufzubauen, der sie aus allen anderen auserwählt hat, der sich zärtlich um sie kümmert und sie sexy findet.

Wenn Cola die Pause ist, die erfrischt, ist Sex die Pause, die neue Energie verleiht. Doch es gibt so viel zu tun. Es ist schwer, die Zeit für intime Augenblicke zu finden. Zu viele Dinge scheinen vorrangig zu sein.

> Wenn Cola die Pause ist, die erfrischt, ist Sex die Pause, die neue Energie verleiht.

Doch ein gesundes Sexleben ist die langfristige Investition von Zeit und Energie wert. Selten werden Sie hören, dass ein Paar sagt: »Wir hatten ein großartiges Sexleben, aber wir haben uns scheiden lassen.« Solche Paare sind so selten wie Albino-Tiger in Nebraska. Wenn Ihr Sexleben gesund ist, hat Ihr Ehepartner keinen Grund, im Garten des Nachbarn zu suchen. Seine eigenen Kirschen werden so süß und so rot sein wie nur möglich. Und er wird lächeln, wenn er sieht, wie sie wachsen … auch wenn er sie pflücken muss.

23

Nach einer Affäre

Wie Sie nach der Verwüstung wieder etwas Gutes aufbauen.

Hier gibt es nichts zu beschönigen. Das Bemühen um Heilung nach einer Affäre gehört zu den schwierigsten Dingen im Leben. Wenn Sie der Täter sind, werden ständig Wellen der Schuld über Ihrem Kopf zusammenschlagen, wegen Ihrer dummen Tat – und wegen allem, was diese Tat Sie in Ihrer Beziehung gekostet hat (und vielleicht sogar in Ihrer Arbeit, wenn es mit einer Kollegin oder einem Kollegen geschah). Wenn Sie Opfer waren, verstehen Sie den Schock und die Unruhe, die dadurch verursacht wurden, dass Ihr Ehepartner Ihr Vertrauen und sein Eheversprechen gebrochen hat.

Ein solcher Riss in Ihrer Ehe erfordert geistliches Eingreifen. Falls es Sie interessiert, steht in der Bibel: »Vergesst nicht, dass der Herr euch vergeben hat und dass ihr deshalb auch anderen vergeben müsst« (Kolosser 3,13). Übersetzt heißt das von Gott, dem Allmächtigen selbst: »Wenn du anderen nicht vergibst, vergebe ich dir auch nicht.« Das kann ein bisschen viel verlangt sein von einer Frau, die sich zutiefst verletzt fühlt, weil sie mit diesem Mann drei Kinder in die Welt gesetzt hat, immer eine gute Mutter und eine hingebungsvolle Ehefrau war und dann herausfindet, dass er mit der Empfangsdame des Fitnessstudios den Matratzen-Mambo tanzt. »Wie kann er mir das antun?«, fragt sie. »Ich habe für diesen Mann alles getan, was er wollte, ich habe seine Wäsche gewaschen, das Haus in Ordnung gehalten und über 15 Jahre seine Kinder versorgt und das bekomme ich dafür?«

Mit einer solchen Erfahrung wird man nicht in fünf Tagen fertig. Das erfordert eine lange Zeit. Wenn das Vertrauen zerstört ist, kann es nur ganz allmählich und mit großer Geduld und viel Zärtlichkeit wieder aufgebaut werden.

Frage: *Mein Mann hatte eine Affäre mit seiner Sekretärin. Er sagt, es war nur emotional und nicht körperlich (aber andere im Büro erzählen anderes). Doch es tut immer noch weh zu denken, dass ihm eine andere Frau wichtiger war als ich. Er zeigt keine Reue. Er versteht nicht, warum diese »kurze Beziehung« (wie er es nennt) mir so wehtun kann.*

Als er mir sagte, dass die Affäre vorbei ist, erwartete er, dass wir unsere sexuelle Beziehung sofort da wieder aufnehmen, wo wir sie abgebrochen haben, als ich die Beziehung zu der anderen Frau entdeckte. Aber das kann ich nicht. Ich habe ihm gesagt, dass er unsere Wohnung verlassen muss. Ich kann ihm mit meinem Herzen – und mit meinem Körper – nicht mehr vertrauen. Und es ist mir auch peinlich, weil jeder im Büro über diese Affäre Bescheid weiß. Ich kann diesen Leuten nicht mehr in die Augen schauen. Das einzig Gute in all diesem Schlamassel ist, dass die Sekretärin beschlossen hat zu gehen, als er mit ihr Schluss gemacht hat.

Es tut mir leid, dass Sie das erleben müssen. Und ich bin nicht überrascht, dass Sie ihn aus dem Haus gejagt haben. Er erweist Ihnen, seiner Frau, so wenig oder gar keine Achtung. Es tut mir auch leid, dass sich die Sache herumgesprochen hat, denn das macht für Sie alles schwieriger.

Ich habe eine Frage an Sie: Schreiben Sie mir, (1) weil Sie wissen wollen, wie Sie über ihn hinwegkommen und mit ihm Schluss machen können oder (2) wollen Sie wissen, ob es möglich ist, Ihre Ehe wiederherzustellen?

Zu Punkt (1) können Sie die Scheidung beantragen, und das wäre verständlich. Aber auch wenn Sie geschieden sind, werden Sie nie mit ihm fertig sein, weil er immer ein Stück Ihres Herzens besitzen wird (auch wenn Sie jetzt noch so wütend auf ihn sind). Dies trifft sogar noch mehr zu, da Sie Kinder haben und um deretwillen Sie zu bestimmten Anlässen beide erscheinen werden. Ja, Sie können Schluss machen und ein Scheidungsverfahren einleiten, aber Sie werden mit den Überresten leben müssen.

Zum zweiten Punkt: Ich weiß, dass dieser Gedanke jetzt nicht leicht ist. Und ehrlich gesagt, müssen Sie beide bereit sein, an jedem Aspekt Ihrer Beziehung zu arbeiten.

Er muss anerkennen, dass das, was er getan hat, ein großes Unrecht war, dass er Ihr Eheversprechen gebrochen und Ihr Vertrauen verletzt hat. Er muss nicht nur sagen, dass es ihm leid tut, sondern auch Ihr Vertrauen wiedergewinnen und Sicherungen in sein Leben einbauen, damit so etwas nicht wieder geschieht. Er muss Ihr Herz von Neuem erobern.

Manchmal, wenn ein Mann und eine Frau getrennt sind, haben beide Zeit, Probleme ins Reine zu bringen. Vielleicht kommt er zu Ihnen und sagt: »Es tut mir leid. Ich wollte nicht, dass es so weit kommt und ich will dich nicht verlassen. Ich bin unglücklich über diese Sache. Und die Kinder! Ich will es wiedergutmachen, wenn ich kann … Wärst du bereit?« So etwas könnte geschehen, und wenn es geschieht, wären Sie bereit? Oder haben Sie Ihr Herz abgeschottet?

Hier sind einige gute Fragen, die Sie einander stellen können, wenn Sie versuchen, die Gefühle und Ereignisse zu verarbeiten. Das Stellen dieser Fragen ist ein guter Ausgangspunkt für das Sprechen über die *Probleme* in Ihrer Beziehung, anstatt einander zu beschuldigen.

- Wie würdest du unsere Beziehung vor der Affäre auf einer Skala von 1 (am schlechtesten) bis 10 (am besten) bewerten?
- Was wäre erforderlich, damit unsere Beziehung in einem Jahr von dem Punkt aus, an dem sie sich heute befindet (wahrscheinlich im Minusbereich), auf 6 oder 7 steigt?

Das Stellen dieser Fragen hilft Ihnen beiden, gemeinsame Ziele und Lösungen für die unbefriedigten Bedürfnisse, die einen Keil zwischen Sie getrieben haben, zu finden.

Ich habe einen wunderbaren Mann (langweilig aber wunderbar), der mich sehr liebt. Aber eine zweiwöchige Geschäftsreise nach Los Angeles, wo ich Pierre kennenlernte, war für mein romantisches Herz eine zu große Verlockung. Ich kann es nicht glauben, dass ich so dumm war und diesem Kerl in die Arme gefallen bin (ich bin sicher: kaum war ich gegangen, lag ein anderes Mädchen in seinen Armen). In dem Monat, nachdem ich gegangen war, hat er ein paar E-Mails geschrieben, das ist alles. Ich habe meine 12 Jahre dauernde Ehe für nichts weggeworfen. Jetzt will ich nur meinen Mann zurück, aber wie?

Wie Sie Ihren Mann zurückbekommen? Treten Sie den Gang nach Canossa an. Gehen Sie sofort zu Ihrem Mann und gestehen Sie, dass Sie ihm ein großes Unrecht getan haben. Sagen Sie ihm, wie leid es Ihnen tut, dass Sie es zugelassen haben, dass ein Fantasiebild dem unglaublichen Mann, den Sie hatten, in die Quere gekommen ist. Bitten Sie ihn um Vergebung. Beginnen Sie, Ihrem Mann wieder den Hof zu machen (bevor ein anderes Glücksmädchen ihn schnappt … auch wenn er etwas langweilig ist). Sie müssen wirklich hart arbeiten, um das Vertrauen in Ihrer Beziehung wieder aufzubauen.

Auch müssen Sie alle Verbindungen zu Pierre abbrechen. Keine Anrufe, keine E-Mails. Beseitigen Sie alle Geschenke. Wenn Sie wieder nach Los Angeles gehen müssen und er für ein Unternehmen arbeitet, das ein Kunde von Ihnen ist, nehmen Sie entweder Ihren Mann mit nach Los Angeles oder sagen Sie, dass Sie nicht fahren können.

Wenn Ihr Mann bereit ist, wieder mit Ihnen zu leben, fragen Sie ihn, welche Grenzen er gesetzt haben möchte. Gehen Sie gemeinsam zu einem Berater. Seien Sie in allen Dingen wahrhaftig, auch in »kleinen« Dingen. (Erinnern Sie sich an die Abende, als er Sie anrief und fragte, was Sie am Abend tun und Sie sich *danach* mit Pierre trafen?) Keine Täuschungen und keine Lügen mehr. Und wenn Sie jemals Pierre wiedersehen, und sei es an einer Straßenecke, müssen Sie es Ihrem Mann berichten.

Können Sie Ihre Ehe retten? Auf jeden Fall. Aber beide Parteien müssen dazu bereit sein. Sie haben Ihrem Mann ein großes Unrecht zugefügt. Er braucht eine geraume Zeit, um sich davon zu erholen, falls er es kann. Seien Sie sanft und freundlich mit ihm. Schließlich sind Sie es, die Sie beide in dieses Schlamassel gebracht hat.

Meine Frau hat vor einigen Jahren eine enge emotionale Beziehung mit einem Nachbar gepflegt, als ich nach Texas versetzt wurde und wir deshalb sechs Monate lang getrennt leben mussten. Sie hat mir immer und immer wieder versichert, dass sie keine körperliche Beziehung mit diesem Mann hatte und dass sie mich liebt. Warum habe ich immer noch ein ungutes Gefühl, wenn ich an diese Sache denke?

Eine Affäre findet nicht dadurch statt, dass ein Penis in eine Vagina eindringt. Einfach ausgedrückt ist eine Affäre eine Verletzung des Eheversprechens. Die Hauptbestandteile einer Affäre sind in der Tat emotionaler Natur. Sex gehört dazu, aber die Emotionen sind der Klebstoff für die Affäre: »Hier ist ein Mensch, der mich versteht, mir zuhört, mich will und mir das Gefühl gibt, etwas Besonderes zu sein.«

Affären sind sinnlos. Sie sind unvernünftig. Doch Menschen wie Ihre Frau haben sie immer wieder. Warum? Weil in ihrer ehelichen Beziehung eine Leere besteht und die Affäre diese Leere füllt.

Worin bestand Ihrer Meinung nach die Leere im Leben Ihrer Frau? War sie einsam, weil Sie weit weg waren und Sie kaum sehen konnte? Waren Sie auch geistig und seelisch abwesend, weil Sie an all den Stress an Ihrer neuen Arbeitsstelle, an die Suche nach einer Wohnung für Ihre Familie usw., dachten?

Wenn Sie an diese Leere denken, können Sie ein bisschen nachempfinden, wie es Ihrer Frau ging, und dann können Sie vielleicht die Hürde überwinden und ihr vergeben … und dann zur Tagesordnung übergehen.

Die 4 besten Wege, um wieder Vertrauen aufzubauen

1. Vergeben Sie.
2. Denken Sie jeden Tag eine Zeit lang darüber nach, wie unvollkommen Sie sind.
3. Schweigen Sie die Affäre nicht einfach tot; handeln Sie so, als hätte sie sich nie ereignet. (Ihre Gefühle folgen Ihren Taten.)
4. Sagen Sie Ihrem Ehepartner jeden Tag und auf jede nur erdenkliche Weise: »Ich liebe dich.«

Vor zwei Jahren hatte mein Mann eine Affäre und wir leben als Familie wieder zusammen. Aber ich war bisher nicht in der Lage, mit ihm Sex zu haben. Ich denke immer an »die andere Frau« und frage mich, was sie hatte, das ich nicht habe. Ich sehe dauernd Bilder der beiden zusammen, wie sie miteinander schlafen. Um der Kinder willen möchte ich, dass meine Ehe wieder funktioniert … obwohl mir selbst nichts mehr daran liegt. Wie kann ich es durchstehen, bis sie volljährig sind? Der Jüngste ist erst fünf Jahre alt!

Dass Sie seitdem schon zwei Jahre lang geblieben sind, zeigt, dass Sie nicht bereit sind, Ihre Ehe aufzugeben (auch wenn Sie es zurzeit denken). Doch ist es Ihnen gelungen, zusammenzubleiben, weil Sie Ihren Mund gehalten und nichts gesagt haben? Wenn dem so ist, bezahlen Sie einen hohen emotionalen Preis. Kehren Sie Ihre Gefühle nicht unter den Teppich. Verdrängte Gefühle sind so gemein, Sie wieder einzuholen, und zwar genau dann, wenn Sie es am wenigsten erwarten. Wenn Sie Ihren Mann wirklich lieben, dann lassen Sie es nicht zu, dass Ihre Gedanken ihn nur mit einer anderen Frau sehen.

Seien sie mit Ihrem Ehepartner ehrlich und sagen Sie ihm, wie sehr die Sache Sie noch umtreibt – wie verletzt, betrogen und wütend Sie sich fühlen. Sagen Sie ihm dann, dass Sie einen Schritt weitergehen möchten und dazu seine Hilfe benötigen. Er muss sich anstrengen, um Ihr Vertrauen wiederzugewinnen.

Jetzt sollten Sie mit einem vertrauenswürdigen Berater oder Therapeuten über das Geschehene sprechen. Sprechen Sie darüber, was die Affäre für Ihren Mann »attraktiv« machte. Es muss Ihnen wichtig werden, Zeit miteinander zu verbringen und Ihre Beziehung wieder aufzubauen. Machen Sie lange Spaziergänge, halten Sie sich an den Händen (auch wenn Ihnen nicht danach zumute ist); suchen Sie sich ein gemeinsames Hobby; lernen Sie sich neu kennen.

Ihre Beziehung kann aus dieser Sache gestärkt hervorgehen, wenn Sie bereit sind, Ihrer Beziehung Priorität einzuräumen.

Geben Sie der Bitterkeit, oder den Plänen, aus der Beziehung auszusteigen, sobald die Kinder volljährig sind, keinen Raum. Solange noch eine Wurzel der Bitterkeit vorhanden ist, kann sich Ihre Beziehung nicht weiterentwickeln, können Sie die Probleme nicht aufarbeiten und das Vertrauen nicht neu aufbauen.

Es erfordert viel Arbeit, eine Affäre zu überwinden. Sie müssen bereit sein, alles auf den Tisch zu legen, wo es gesehen, besprochen und beweint wird. Sie müssen neue Methoden der Kommunikation und der Konfliktlösung finden. Und letztendlich müssen Sie beide vergeben – für echtes und eingebildetes Unrecht – wie Gott der Allmächtige uns vergibt.

Ich war schon immer eine Art Karrierefrau. Als meine Kinder klein waren, habe ich eine Familienpause eingelegt, doch ansonsten habe ich über zwanzig Jahre lang ganztags gearbeitet. Meine Beziehung mit Marc, einem Arbeitskollegen, begann ganz unschuldig mit einem Eiskaffee, als er mir ein Kompliment wegen meiner Schuhe machte – etwas, was mein Mann nicht einmal bemerkt hätte. Mein Mann ist der Typ, der stur vor sich hinarbeitet und glücklich ist, wenn sein Bankkonto im Plus ist. Ich habe immer davon geträumt, dass das Leben mehr als das ist, doch er hat mein Streben nach Erfolg nie verstanden. Er dachte, ich werde »geheilt«, wenn ich Kinder habe.

Marc und ich hatten ein Jahr lang eine Affäre, bis er in eine weit entfernte Stadt versetzt wurde. Vor Kurzem habe ich meine Arbeitsstelle verloren, weil meine Firma sich mit einer anderen Firma zusammengeschlossen hat. Jetzt, wo ich den ganzen Tag zu Hause bin, erkenne ich, wie viel mir meine Familie bedeutet und wie geduldig mein Mann während unserer ganzen Ehe war; er hatte nichts dagegen, dass ich abends spät arbeitete, auf Geschäftsreisen ging usw. Wie kann ich wiedergutmachen, was ich getan habe? Die Schuldgefühle, die mich übermannen, wenn er mich jeden Tag in den Arm nimmt, zehren mich auf.

Machen Sie mit Ihrem Mann reinen Tisch. Wenn er nichts über Marc weiß, wird es Zeit, dass Sie ihm davon berichten. Wenn Sie es nicht tun, wird er es früher oder später aus anderer Quelle erfahren, vielleicht vor Ihren Kindern. Ihr Mann scheint recht ausgeglichen zu sein. Rechnen Sie ihm das hoch an. Wird er wütend werden? Ich hoffe es, denn das zeigt, dass er für Sie und das, was Sie gemeinsam haben, kämpft. Natürlich wird es ihm schwerfallen, Ihnen zu vertrauen. Doch wenn Sie unter dem Schatten des »Was wäre, wenn …« und »Wenn er es herausfindet …« leben, können Sie Ihre Beziehung nicht mehr weiterentwickeln.

Wenn Sie unter dem Schatten des »Was wäre, wenn…« und »Wenn er es herausfindet…« leben, können Sie Ihre Beziehung nicht mehr weiterentwickeln.

Oft nehmen Menschen den Verlust des Arbeitsplatzes zum Anlass, Abstand zu gewinnen und neu zu überdenken, worin ihr Lebensziel liegt. Leiden Sie vielleicht unter einer Krise in der Lebensmitte?

Affären beginnen immer unschuldig, wenn Menschen emotional schwach sind. Die Ehe ist ein »alter Hut« geworden und

Sie suchen nach Abenteuern. Es klingt, als haben Sie über Ihre Beziehung zu Ihrem Mann nicht mehr nachgedacht, sondern sie für selbstverständlich gehalten (und vielleicht hat auch er die Beziehung zu Ihnen für selbstverständlich gehalten).

Sie haben drei Kinder und merken wahrscheinlich, dass Sie in der Lebensmitte etwas Speck angesetzt haben (hinzu kommt ein kleiner Bauch aufgrund von drei Schwangerschaften, und das gab den Ausschlag). Wenn deshalb ein anderer faszinierender Mensch auf Sie zukommt, wird die Flamme entfacht. Es ist der Nervenkitzel des Verbotenen.

Das Problem ist, dass das Verbotene alle versengt, die betroffen sind ... und die Flammen werden in der Folge noch viele andere in Mitleidenschaft ziehen.

Ich bitte Sie inständig, all die wunderbaren Dinge, die Ihr Mann tut, bewusst zur Kenntnis zu nehmen. Bauen Sie ihn auf. Sagen Sie ihm, wie sehr Sie ihn lieben und schätzen. Wenn Sie es nicht tun, tut es jemand anderes.

Mein Mann hatte eine Affäre und gibt zu, dass er »bis zum Letzten« gegangen ist. Ich habe es erst drei Monate später erfahren und wir hatten während dieser Zeit Sex. Ich bin wütend. Was geschieht, wenn er mich wegen dieser Frau mit einer sexuell übertragbaren Krankheit angesteckt hat? Ich bin wirklich erbost und weiß nicht, mit wem ich sprechen soll.

Sprechen Sie nicht mit Ihrer Schwester und auch nicht mit Ihrer besten Freundin. Sprechen Sie mit einem Arzt, am besten mit Ihrem Frauenarzt. Vermeiden Sie ab heute Sex mit Ihrem Mann, bis Sie beide von Ihrem Arzt den Befund bekommen haben, dass Sie sich keine sexuell übertragbare Krankheit zugezogen haben und genau wissen, worauf Sie sich bei Sex einlassen. Sie wissen ja nicht, wer diese Frau ist und wie viele Sexualpartner sie schon hatte.

Wenn Sie und Ihr Mann vor der Hochzeit keine sexuellen Erfahrungen hatten, bestand keine Gefahr, eine Geschlechtskrankheit zu bekommen. Sie hatten ja nur miteinander intime Kontakte. Forschungsarbeiten des Guttmacher-Instituts über Teenagersex haben Folgendes ergeben: Wenn Sie drei Sexualpartner hatten, sind Sie mit sieben Sexualpartnern in Kontakt. Wenn Sie sieben Sexualpartner hatten, sind Sie mit 127 Sexualpartnern in Kontakt. Nehmen wir an, Sie hatten mit zwölf Partnern sexuelle Erfahrungen. Wenn dieser zwölfte Partner auch mit zwölf Partnern sexuelle Erfahrungen hatte, hätten Sie in diesem Augenblick mit 4095 Menschen geschlafen.[3] Erschreckend, oder?

Dies ist ein ausschlaggebender Moment in der Ehe – wenn Ihr Mann wissen muss, wie ernst Sie nehmen, was er getan hat. Er muss die Verantwortung für sein Tun tragen (und die folgenden körperlichen Schäden für sich, für Sie und andere) und die Affäre beenden, falls er noch nicht Schluss gemacht hat. Sie als Paar haben jetzt viel Arbeit vor sich – besonders in den nächsten 18 bis 24 Monaten. Das wird viel Zeit in Anspruch nehmen und Sie brauchen einen Berater, der Ihnen hilft, die Probleme zu verarbeiten.

Eine Affäre ist wie am Samstagabend Pizza essen und drei Stunden später immer noch den Geschmack im Mund haben. Nur der Nachgeschmack einer Affäre hält viel länger an.

Deshalb lautet mein Motto: »Hände weg, Hosen hoch« mit allen, außer dem Ehepartner. Im Hohelied Salomos heißt es in Kapitel 8,4: »Ich beschwöre euch, dass ihr die Liebe nicht aufweckt und stört, bis es ihr selbst gefällt.«

Sie haben das Recht wütend zu sein und Ihrem Mann Sex vorzuenthalten, denn wenn Sie das nicht tun, könnte es gefährlich für Sie werden.

Das Leben hat sich geändert, es kann nicht mehr wie vorher sein. Doch es liegt an Ihnen, wie Sie das nächste Kapitel im Leben Ihrer Familie schreiben.

Auf den Punkt gebracht

Man entscheidet sich, eine Affäre zu haben. Affären kommen nicht von alleine. Es gibt einen Grund für Affären. Und dieser Grund ist eine Leere in der ehelichen Beziehung eines Menschen, die nicht gefüllt wird.

Was Liebe wirklich ist

- Ein Bild in der Zeitung, das Sie an Ihrem fünfzigsten Hochzeitstag zeigt – runzlig wie Rosinen.
- Die Tat, nicht nur ein Gefühl.
- Die Entscheidung, einander jeden Tag mit Achtung, Verständnis und Verbindlichkeit zu begegnen.

Jeder ist gefährdet. Jeder kann in Versuchung fallen – Sie und Ihr Ehepartner. Sogar der mächtige König David, einer der größten Könige der Geschichte, hat sich für eine Affäre entschieden. Sie können die Geschichte in 2. Samuel 11–12 nachlesen, doch hier ist meine Version:

Eines Abends schlendert König David auf dem Flachdach seines Palastes umher, um die letzten Sonnenstrahlen zu genießen und sich zu entspannen. (Er brauchte kein Sonnenschutzmittel mit hohem Lichtschutzfaktor, weil seine Haut von Natur aus recht dunkel war.) Er späht über die Mauer auf das benachbarte Flachdach und sieht diese Frau. Sofort holt er sein Fernglas, um sie genauer in Augenschein zu nehmen. »*Oh, was für eine Frau!*«

Sie kennen den Rest der Geschichte. Die schöne Batseba badet und König David macht große Augen. Er kann sie nicht mehr vergessen. Deshalb schickt er ihr einen Boten, um Näheres über sie zu erfahren. Sie ist verheiratet, die Ehefrau des Hetiters Uria. Doch hat das Wissen, dass sie verheiratet ist, David von seinem Vorhaben abgehalten? Nein, er ist giererfüllt. Deshalb schickt er nach Batseba und sie enden miteinander im Bett.

Etwas später entdeckt David, dass Batseba schwanger ist. Oh. Das Problem ist, dass jeder weiß, dass Uria nicht der Vater sein kann, da der gute Uria als Soldat im Krieg ist. Deshalb lässt König

David Uria nach Hause holen, damit er mit seiner Frau schläft. Doch Uria ist ein solch achtbarer Soldat, dass er sich weigert, die Nacht in den Armen seiner Frau zu verbringen, weil die anderen Soldaten noch auf dem Schlachtfeld sind.

David bemüht sich verzweifelt, seinen Ruf zu retten und heckt einen verwegenen, allerletzten Plan aus. Er befiehlt Joab, seinem obersten Feldherrn, Uria an die vorderste Front zu schicken, damit er getötet wird. Nach dem Tod Urias heiratet David Batseba. Doch ihr Kind stirbt.

Erkennen Sie die Konsequenzen von Davids Begierde, die zu einer Affäre, einer Schwangerschaft, einem Mord und zum Tod eines Kindes geführt hat? Und doch gefällt mir diese Geschichte, denn Gott nannte David »einen Mann nach meinem Herzen«. Und David war ein recht unvollkommener Kerl. Deshalb sagen Sie mir: Was haben Sie in Ihrem Leben getan, das so schrecklich ist, dass Gott es nicht vergeben kann?

Machen Sie reinen Tisch mit Ihrem Ehepartner (wenn Sie der Täter waren) oder lassen Sie Ihrem Ehepartner die Geschichte von seinem Blickwinkel aus erzählen und um Vergebung bitten.

Sie können vergeben, aber Sie können nicht vergessen. In der Tat *müssen* Sie sich daran erinnern – daran erinnern, wo Sie waren. Es wird Zeiten geben, in denen Tränen fließen und in denen Sie denken, dass Sie Ihrem Ehepartner oder sich selbst nie vergeben können … wenn Sie den Eindruck haben, dass Sie nicht mehr so weitermachen können.

Doch denken Sie daran: Wenn Sie mit Ihrem Ehepartner keine Liebesaffäre haben, wird eine andere Person eine Liebesaffäre mit ihm haben. Arbeiten Sie daran, uneingeschränkt verheiratet zu sein.

24

Die besten Jahre gehen nie vorüber ... es sei denn, Sie benehmen sich so

Wie man gegen die sexuellen Auswirkungen von Arbeitslosigkeit, Depression und Älterwerden ankämpft.

Zwei Männer treffen sich bei einem erzwungenen gesellschaftlichen Beisammensein, und sie führen miteinander das folgende anregende Gespräch:

Mann 1: (nickt)
Mann 2: (nickt)
Mann 1: Wie geht es so?
Mann 2: (nickt, Pause). Was machst du beruflich?

Zwei Frauen treffen sich in einer Einkaufspassage und ihr Gespräch beginnt etwa so:

Frau 1: Du hast ja einen wirklich schicken Pulli an. Kannst du mir sagen, wo du ihn gekauft hast?
Frau 2: Natürlich. In dem Laden hier gerade um die Ecke. Ich kaufe öfter dort ein. Den Pulli haben sie auch in schwarz und in grün.
Frau 1: Er gefällt mir wirklich ausgezeichnet. Grün ist nämlich meine absolute Lieblingsfarbe. Neulich erst habe ich meiner Freundin erzählt ...

Und die beiden Frauen sprechen ohne Unterlass 20 Minuten lang, trinken dann einen Kaffee zusammen und bringen das Gespräch zu Ende.

Hier ein interessanter Punkt. In diesen 35 Minuten haben die beiden Frauen nicht ein einziges Mal erwähnt, was sie beruflich tun, obwohl die eine Fußpflegerin und die andere Geschäftsführerin ist und es für beide seit Monaten der erste freie Tag ist.

Sehen Sie den Unterschied? Für einen Mann sind sein Beruf und seine Arbeit nicht nur etwas, womit er seinen Lebensunterhalt verdient. Sie symbolisieren für ihn, wer er als Mann ist. Für die meisten Frauen ist der Beruf eines der vielen Dinge, die sie während ihres Tages erledigen, aber sie definieren sich nicht durch ihren Beruf. (Sogar Topmanagerinnen schreiben in der Mittagspause ihren Einkaufszettel und bestellen für ihre Tochter ein Ballettröckchen im Internet. Und wir Männer? Mit so viel Multitasking wären wir überfordert.)

Für einen Mann sind sein Beruf und seine Arbeit nicht nur etwas, womit er seinen Lebensunterhalt verdient. Sie symbolisieren für ihn, wer er als Mann ist.

Wenn ein Mann seine Arbeitsstelle verliert, sagt er sich innerlich: *Ich bin zu nichts mehr nütze*. Und er fühlt sich noch schlimmer, wenn seine Frau, die bisher Hausfrau war, gezwungen ist, wieder zu arbeiten, um die Brötchen für die Familie zu verdienen. Diesen Mann treffen zwei Schläge: 1. Er hat bei seiner Arbeit versagt. 2. Er kann seine Familie nicht versorgen.

Dies sind bittere Pillen für einen Mann. Auf einer Stress-Skala würde ein Mann folgende Ereignisse ganz oben eintragen: Verlust des Arbeitsplatzes, Verlust eines Kindes und Verlust der Ehefrau. Kein Wunder, dass bei unserer Wirtschaft im Wandel heutzutage viele Männer an Depressionen leiden. Damit meine ich nicht nur: *Ich bin deprimiert*. Ich spreche über die klinische Depression, die durch physiologische Faktoren im Körper ausgelöst wird und dazu führt, dass er morgens nicht einmal die Lust zum Aufstehen verspürt. Es ist ihm alles egal, da seine Welt ein schwarzes Loch ohne Hoffnung ist.

Hinzu kommen die Zeichen des Älterwerdens, wenn der Körper schlaffer wird und nicht mehr so sexy ist wie früher. All das führt dazu, dass der Mann sehr entmutigt ist und kein Interesse mehr an Intimverkehr mit seiner Frau zeigt.

Obwohl für eine Frau der Verlust des Arbeitsplatzes kein großer Stressfaktor ist – da sie sich mit einer bestimmten Arbeitsstelle oder mit ihrer Karriere nicht so sehr identifiziert wie ein Mann – werden Frauen in hohem Maße von Stress und vom Älterwerden beeinflusst. Eine Frau ist emotional und hormonell so kompliziert geschaffen, dass eine Depression sie schwer treffen kann. Und da sie vom Babyalter an angeleitet wurde, auf ihr »gutes Aussehen« zu achten, kann das Älterwerden ihr besonders schwer zusetzen. Sie kann den Eindruck haben, für ihren Partner nicht mehr attraktiv zu sein. Warum sollte er also noch Sex mit ihr wollen?

Verlust des Arbeitsplatzes, Depression und Älterwerden sind Gegebenheiten des Lebens, die geschehen. Die Frage ist, wie Sie und Ihr Partner damit umgehen, wenn es so weit ist.

> *Frage: Letztes Jahr hat mein Mann seine Arbeitsstelle verloren. Seither ist das Leben bei uns nicht mehr so wie früher. Mein Mann hat 20 Jahre lang im selben Unternehmen hart gearbeitet und seine Arbeit hat ihm Spaß gemacht. Doch das Unternehmen hat den Betrieb eingestellt. Seither ist mein Mann nicht mehr wiederzuerkennen. Er sitzt einfach nur noch im Haus im Dunkeln herum und bläst Trübsal. Scheinbar hat er mit dem Verlust des Arbeitsplatzes auch seinen Sexualtrieb verloren. Wie kann ich ihm klarmachen, dass ich ihn liebe, und zwar mit oder ohne Arbeitsstelle, und dass ich ihn körperlich begehre?*

Sie müssen etwas über das Wesen von Männern verstehen. Männer definieren sich hauptsächlich durch ihre Arbeit. Frauen können berufstätig sein – als Pilotin, Chirurgin oder Bibliothekarin – aber sie identifizieren sich nicht so wie Männer mit ihrer Arbeit. Ein Mann *ist* sein Beruf.

Das bedeutet, dass Ihr Mann mit dem Verlust seines Arbeitsplatzes seine Identität verloren hat. Er macht sich wahrscheinlich selber fertig, indem er sich sagt, dass er kein Mann ist und nicht für seine Familie sorgen kann. Dass Sie eine Arbeitsstelle haben (so hilfreich das in finanzieller Hinsicht für die Familie ist) bewirkt, dass er sich noch elender fühlt – als ob Sie die Hosen in der Familie anhaben. Wenn er nur herumsitzt, drückt er aus: »Ich tauge zu nichts. Du brauchst mich nicht.« Er verinnerlicht sein Versagen. Das zeigt sich in seiner Niedergeschlagenheit und der Unfähigkeit, körperlich, emotional und sexuell tätig zu werden. Er kann schließlich sogar eine erektile Dysfunktion (Erektionsstörung) bekommen.

Was Ihr Mann braucht, ist, dass *Sie ihn* brauchen. Übernehmen Sie als Frau die Aufgabe, sicherzustellen, dass Sex stattfindet, auch wenn es anfänglich seinerseits einige Widerstände geben mag. Jetzt müssen Sie kreativ werden. Es ist sicherlich keine Lösung, wenn Sie zulassen, dass er sich immer mehr zurückzieht und immer depressiver wird.

In dieser schwierigen Zeit sind die Worte, die Sie Ihrem Mann gegenüber gebrauchen, wirklich wichtig. Er braucht es, dass Sie ihm sagen: »Schatz, du bist die Nummer eins für mich. Wir schaffen es miteinander. Du und ich. Ich glaube an dich.«

Ihr Mann muss jeden Tag hören, dass Sie ihn *um seiner selbst willen* lieben, dass Sie ihn brauchen und dass er immer noch Ihr Held ist, auch wenn seine Rüstung zurzeit ein paar Kratzer hat.

Wenn die Niedergeschlagenheit ein paar Wochen andauert, ist es möglich, dass Ihr Mann klinisch depressiv ist. Ist das der Fall, kann Ihr Arzt Medikamente verschreiben, die seine Stimmung aufhellen. Diese Therapie, zusammen mit Ihrem Mitgefühl, Ihrer Ermutigung und Ihrem Verständnis hilft, dass er mit der Zeit aus dem dunklen Loch der Depression herauskommt. Obwohl Ihr Mann zurzeit keinen Gefallen daran zu haben scheint, sollten Sie ihm körperlich und emotional nahe sein. Er hat einen großen Teil seiner Welt verloren und das hat ihn zutiefst erschüttert. Jetzt ist es Ihre Aufgabe, sich auf Ihren Mann zu konzentrieren und alles andere, was weniger wichtig ist, hintanzustellen.

Mein Mann hatte immer einen gesunden sexuellen Appetit. Seit er letztes Jahr 50 wurde, hat es immer mehr abgenommen. Er scheint sich ansonsten »normal« zu verhalten. Sollte es an mir liegen? Glauben Sie, er könnte eine Affäre oder sonst etwas haben?

Diese Frage wird oft gestellt. Viele Männer lassen mit dem Alter nach. Das geschieht den Besten von uns. Ich denke, so ist es auch bei Ihrem Mann. Warum fragen Sie ihn nicht?

Was eine Affäre betrifft: Haben Sie Beweise für Ihren Verdacht? Bleibt er abends länger weg als sonst? Kommt er spät von der Arbeit nach Hause? Trifft er sich mit Leuten, die anscheinend keine Namen haben, zumindest keine Namen, die er Ihnen sagt? Hat er in letzter Zeit abgenommen? Hat er sich neue Kleidung gekauft?

Dies sind einfache Hinweise darauf, dass ein Mann eine Affäre haben könnte. Wenn Sie einige dieser Zeichen sehen, könnten Sie seinen Computer überprüfen. Der Computerverlauf zeigt Ihnen die Webseiten, die er besucht. Außerdem könnten Sie auch seine E-Mails überprüfen. Schauen Sie sein Mobiltelefon genauer an – erhaltene Anrufe und getätigte Anrufe.

Sage ich Ihnen, Sie sollen herumschnüffeln? Jetzt ja, denn wir sprechen über Ihre Ehe, und Sie haben das Recht, solche Dinge zu wissen. Wenn genügend Zeichen zusammenkommen, sodass Sie sich fragen: »Geht da etwas vor?«, dann benutzen Sie Ihren sicheren Instinkt. Benutzen Sie das Gespür, das Gott Ihnen als Frau geschenkt hat, um es herauszufinden. Wenn Sie Aufzeichnungen finden, die Ihren Verdacht bestätigen, müssen Sie sofort mit Ihrem Mann sprechen.

Fragen Sie ihn nicht: »Hast du eine Affäre?«, denn dann kann er es abstreiten. Sagen Sie stattdessen: »Ich habe diese E-Mails und diese Hotelrechnungen in deiner Tasche gefunden. Warum hast du mir nichts davon gesagt?«

Seien Sie so schlau, so vorzugehen, anstatt sich nur Fragen zu stellen.

Wahrscheinlich wird er aber nur älter, wie wir alle.

Nach zwei Chemotherapie- und Bestrahlungszyklen ist mein Mann impotent. Das stört ihn sehr, denn er sagt, dass er nicht mehr voll am Sex teilnehmen kann wie früher. Komischerweise macht mir das nichts aus. Zum ersten Mal in unserer Ehe bekomme ich die Aufmerksamkeit, die ich brauche. Ist es in Ordnung, dass ich so fühle? Kann ich etwas tun, um ihm trotzdem Genuss zu verschaffen?

In Ordnung? Ich verstehe Sie vollkommen. 97 Prozent der Frauen sagen, dass für sie das Wichtigste am Sex die Nähe zu ihrem Mann ist. Das liebevolle Halten und Kuscheln ist ihnen lieber als ein Orgasmus oder eine Penetration. Was Frauen sich am meisten wünschen, ist eine Herzensverbindung. Sie wollen wissen, dass ihr Mann sich auf sie konzentriert. So sind Frauen gemacht. Wenn nicht zunächst eine emotionale Verbundenheit hergestellt ist, fällt ihnen die körperliche Verbindung schwer.

97 Prozent der Frauen sagen, dass für sie das Wichtigste am Sex die Nähe zu ihrem Mann ist. Das liebevolle Halten und Kuscheln ist ihnen lieber als ein Orgasmus oder eine Penetration.

Da ihr Mann impotent ist, weiß er, dass er nicht mehr in Sie eindringen und keinen Samenerguss haben kann. Dadurch haben Sie beide Zeit, sich auf anderes zu konzentrieren. Helfen Sie ihm zu verstehen, dass Ihnen das, was Sie noch zusammen haben, sehr gefällt und dass Sie sich darauf freuen, neue kreative Möglichkeiten gemeinsam zu erkunden. Vielleicht können Sie auch in meinem Buch *Licht an, Socken aus* einige Ideen finden.

Sie wissen, dass die besten Jahre vorbei sind, wenn ...

- Sie feststellen, dass Sie ohne Sex, aber nicht ohne Ihre Gleitsichtbrille leben können.
- Sie mit der Fahrstuhlmusik singen.

- Ihre Gelenke – und nicht der Wetterbericht – Ihnen sagt, wann es regnet.
- Sie jeden Tag fragen, welcher Tag heute ist.
- Sie um halb fünf zu Abend essen.

Sagen Sie ihm jeden Tag: »Das Klügste, was ich getan habe, war dich zu heiraten. Du bist der Mann für mich. Der Mann meiner Träume.«

Berühren Sie dann ganz sanft seinen Penis. Nur weil er impotent ist, bedeutet nicht, dass es ihm nicht gefällt, hier berührt zu werden. Kaum ein Mann auf dieser Erde freut sich nicht bei dem Gedanken, dass die Frau, die er liebt, mit ihren sehr sanften, weiblichen, zarten Fingern den Kleinen Freund liebkost.

Liebkosen Sie dann seinen ganzen Körper, von Kopf bis Fuß. Ich kann Ihnen garantieren, dass Ihr Mann vor Entzücken zittert und dass er grinst wie ein kleiner Junge, der eben das letzte Plätzchen aus der Plätzchendose genommen hat.

Ich hatte Sex immer gerne. Doch seit den Wechseljahren kämpfe ich mit Depressionen und habe meine Lust auf Sex verloren. Dafür bin ich zu jung! Was kann ich tun, um meinen Sexualtrieb wiederzubekommen?

Nehmen Sie Antidepressiva? Diese Medikamente können auch den Sexualtrieb verringern. Aber wenn Sie und Ihr Mann das wissen, können Sie Lösungen dafür finden. Sprechen Sie auch mit Ihrem Arzt oder Ihrer Ärztin, um zu sehen, ob er oder sie einige Lösungen vorschlagen kann.

Achten Sie darauf, jeden Tag genügend helles Sonnenlicht zu bekommen. Setzen Sie sich beim Frühstück an ein sonniges Fenster (oder nach draußen, wenn es warm genug ist). Gehen Sie spazieren. Bewegung hilft, den Kreislauf in Schwung zu bekommen und den Nebel aus Ihrem Kopf zu jagen. Dadurch bekommen Sie neue Energie und Sie fühlen sich besser. Denken Sie daran, wie der

Sex früher für Sie und Ihren Mann war. Erleben Sie in Gedanken noch einmal Ihre leidenschaftlichsten Momente. Und sehr wichtig: Schlafen Sie genug.

Zehn Prozent aller Amerikaner erleben eine Art Depression, und da Frauen emotional und hormonell so kompliziert geschaffen sind, sind sie besonders empfindlich.

Bessere Tage werden kommen. Glauben Sie es und handeln Sie danach, dann werden sie sich einstellen.

Auf den Punkt gebracht

Meine Damen, das hier ist an Sie gerichtet. Obwohl Männer sich mit ihrem Beruf und ihrer Arbeit identifizieren – Beförderungen, Gehaltserhöhungen, Schulterklopfen für eine gute Arbeit – möchte Ihr Mann vor allem zu Hause Erfolg haben. Hinter all seinem Draufgängertum, seinem Grummeln und seiner zeitweiligen Wortkargheit hat Ihr Mann das Bedürfnis, Ihr Held zu sein.

Vielleicht verdienen Sie ein sechsstelliges Gehalt. Vielleicht leiten Sie eine Kinderkrippe. Vielleicht organisieren Sie das Leben Ihrer vier Kinder im Alter zwischen fünf und achtzehn Jahren. Sie haben den Eindruck, dass Sie bewundernswert alles alleine schaffen. Zumindest an fast allen Tagen.

Zugegeben, Männer sind eine seltsame Rasse. Aber hier ist das Geheimnis: Wenn Sie uns richtig behandeln und streicheln, tun wir alles, um Sie glücklich zu machen.

Doch hüten Sie sich davor, zu unabhängig zu werden, denn dann übermitteln Sie dem Mann, den Sie lieben, fast unmerklich die Botschaft: *Ich brauche dich eigentlich gar nicht.* Und welcher echte Mann möchte dableiben, wenn es auf der Hand liegt, dass er nicht gebraucht wird? Oder dass der Beitrag, den er zum Familienleben leistet – als Ernährer, Ehemann und Vater – nicht wertgeschätzt wird?

Zugegeben, Männer sind eine seltsame Rasse. Aber hier ist das Geheimnis: Wenn Sie uns richtig behandeln und streicheln, tun wir alles, um Sie glücklich zu machen.

Meine Herren, das hier ist an Sie gerichtet. Ihre Frau ist ein kompliziertes Wesen aus Hormonen und Gefühlen. Deshalb schützen Sie sie vor Überarbeitung und zu viel Stress. Wenn Sie bemerken, dass sie in eine Depression gerät, sprechen Sie sofort mit ihr darüber und sorgen Sie dafür, dass sie Hilfe bekommt. Heutzutage gibt es viele Medikamente, die helfen, die Depression einer Frau zu lindern, sodass sie aus dem Nebel wieder in das Sonnenlicht der Lebensfreude treten kann. Doch manchmal braucht sie Ihre Hilfe, um die Dinge auf die Reihe zu bekommen.

Sagen Sie ihr auch, wie schön sie ist – wie Sie ihren Körper lieben. Sie muss diese Worte aus Ihrem Mund hören, wenn sie all die Modeschönheiten um sich herum betrachtet und erkennt, dass sie ihnen bei Weitem nicht gleicht.

Lachen Sie zusammen über die lustigen Dinge, die beim Älterwerden geschehen. Echtes Lachen ist die beste Medizin: für den Verlust des Arbeitsplatzes, für Depressionen, für das Älterwerden – und ganz allgemein für alles im Leben.

Ich bin über 60 Jahre alt, doch wenn Sie meine fünf Kinder fragen: »Glaubt ihr, dass euer Papa wie ein alter Mann handelt?«, dann würden sie meiner Meinung nach antworten: »Nein. Papa hat Spaß. Papa ist ein Optimist. Papa lässt es sich gerne gut gehen.«

Sie sind, was Sie sein wollen. Sie können beschließen, dass die besten Jahre vorüber sind … oder Sie können beschließen, voller Freude auf neue Höhepunkte zuzugehen.

25

Wenn Mick Jagger noch singen kann, dann können wir auch noch – Sie wissen schon was

Eine alte Geige bringt viele Melodien hervor, und sie gehören zur besten Musik.

Denken Sie alle mal eine Sekunde nach und stellen Sie sich einfach nur so vor, dass Mama und Papa Sex haben.

Igitt! Hier läuft Ihnen ein kalter Schauer über den Rücken.

Ich kann hören, was einige von Ihnen gerade sagen: »Meine Mama würde an so etwas nicht einmal *denken*.« (Falsch. Wie, glauben Sie, sind Sie wohl auf diesem Planeten gelandet?)

Nun stellen Sie sich vor, dass Oma und Opa Sex haben. Du meine Güte, so spät!

Es ist eine Tatsache, dass Gott uns als geschlechtliche Wesen geschaffen hat. Es gibt keinen Grund dafür, dass jemand, der mit einem Gehwagen dahinschlurft, nicht mit dem Menschen, den er liebt, Sex genießen kann.

Denken Sie alle mal eine Sekunde nach und stellen Sie sich einfach nur so vor, dass Mama und Papa Sex haben. Igitt! Hier läuft Ihnen ein kalter Schauer über den Rücken.

Ich bin über 60 Jahre alt und habe mich manchmal gefragt: »Wann wird das für mich zu Ende sein?« Und da ich das Vorrecht habe, meine Fragen selbst zu beantworten, sage ich immer: »Nie.«

Für manche, die dieses Buch lesen, bedeutet 40 alt, für andere bedeutet es 50, für wieder andere 60, und für Leute wie mich, viel später als 60! Doch lassen Sie mich Ihnen, den jungen Schnöseln, etwas sagen: Wenn Sie alt werden, fühlen Sie sich im Inneren nicht anders.

Wenn Sie 60 sind, kann Ihre Frau dafür sorgen, dass Sie Frühlingsgefühle bekommen wie der junge Hengst, der Sie mit 23 waren. Ihr Mann kann Sie dazu bringen, dass Sie sich wie die ausgelassene junge Stute fühlen, die Sie mit 22 waren.

Ich weiß, dass einige junge Leute hier den Kopf schütteln und sagen: »Das ist nicht Ihr Ernst. Das kann nicht wahr sein.«

Doch es ist wahr. Die Forschung hat sogar nachgewiesen, dass Paare, die die *höchste* Befriedigung in ihrer Beziehung (einschließlich ihres Sexlebens) erleben, über fünfzig und sechzig Jahre alt sind. Für ein älteres Paar ist das wie Weihnachten – »die schönste Zeit des Jahres«, wie ein altes Lied sagt – und das *jeden Tag* des Jahres!

Wie kann das sein? Nun, das beste Sexualorgan ist Ihr Gehirn. Es sind die Worte, die Sie wählen, meine Herren, die Ihre Frau antörnen können – obwohl sie aufgrund von Östrogenmangel an Scheidentrockenheit leidet. Die richtigen Worte zur richtigen Zeit in der richtigen Weise mit der richtigen sanften Berührung können bei Oma eine sexuelle Leidenschaftlichkeit entfesseln, dass sogar Billy Crystal in dem Film *Harry und Sally* beeindruckt wäre.

Mit den Jahren können bestimmte körperliche Schwächen und hormonelle Veränderungen den traditionellen Sex zu einer Herausforderung machen, doch keine Bange.

Alles, was erforderlich ist, ist Einfallsreichtum, Verständnis, sorgfältiges Planen und Sinn für Humor.

***Frage:** Mir ist aufgefallen, dass meine Frau »heikler« als früher geworden ist, wenn es darum geht, wo ich sie streichle. Handelt es sich dabei um normale sexuelle Veränderungen, mit denen ich rechnen muss, wenn meine Frau älter wird? Was kann ich diesbezüglich tun, um ihr zu helfen?*

Ja, der Körper einer Frau verändert sich. Die häufigste Veränderung ist ein Sinken des Östrogenspiegels nach den Wechseljahren. Aufgrund des sinkenden Östrogenspiegels wird die Scheide der Frau beim Sex weniger feucht. Ihre Haut wird trockener – an den Schultern, an den Beinen, in der Vagina. Sie muss viel sanfter berührt werden, ohne viel Reiben. Vielleicht müssten Sie ein Gleitmittel benutzen, um das Eindringen für Ihre Frau angenehmer zu machen. Fragen Sie Ihre Frau, welche Berührung für sie wohltuend ist und welche nicht. Sie wird froh sein, wenn Sie ihr diese Frage stellen.

Die tolle Nachricht lautet: Viele Frauen berichten, dass sie nach den Wechseljahren mehr Freiheit beim sexuellen Erleben verspüren. Sie haben mehr Zeit, sind weniger abgehetzt. Und sie haben nicht mehr die Sorge, dass ein Baby entstehen könnte (deshalb keine Antibabypillen, kein Rechnen bei der natürlichen Familienplanung, keine Kondome usw.).

Das Wichtigste ist, daran zu denken, dass Ihr Gehirn das wichtigste Sexualorgan ist. Benutzen Sie es weise.

Als meine Frau in diesem Jahr 60 wurde, hat sich alles geändert, was ihr beim Sex in den vergangenen 25 Jahren gefallen hat. Ich habe den Eindruck, dass ich mich ganz neu zurechtfinden muss. Hilfe! Ich bin nicht mehr so jung und kreativ wie früher. Und muss ich jetzt, da wir älter sind, auch bei der Häufigkeit etwas zurückstecken?

Sie haben doch jetzt mehr Zeit zum Ausprobieren, oder? Warum machen Sie sich das nicht bei einem der aufregendsten Abenteuer, die Sie im Leben haben können, zunutze?

Mit dem Älterwerden verändern wir uns alle, und für die meisten von uns ist das gut so. Das kann Sie entweder als Paar entzweien oder eine neue und vergnügte Zeit der Liebe einläuten, als ob Sie sich bei zweiten Flitterwochen neu entdecken. (Das wäre doch eine gute Idee – warum gehen Sie nicht auf eine zweite Hochzeitsreise?)

Tatsache ist, dass Männer und Frauen Mitte zwanzig anders sind und dass sie auch anders sind, wenn sie über sechzig Jahre alt sind. Als Mann sind Sie höchstwahrscheinlich derjenige, der immer die Initiative ergreift. Vielleicht sollten Sie diesbezüglich etwas zurückhaltender werden und zunächst darauf warten, wie Ihre Frau reagiert.

Achten Sie darauf, dass Sie Ihrer Frau Ihre Liebe außerhalb des Schlafzimmers zeigen. Als Mann, der jeden Morgen, seit wir verheiratet sind, seiner Frau eine Tasse Kaffee ans Bett gebracht und ihr den Rücken gerieben hat (nur über dem Nachthemd, wie es in ihrem Buch mit den Verhaltensregeln steht), habe ich die Reaktion einer Frau erlebt, die sich wertgeschätzt, geliebt und geachtet fühlt und die weiß, dass ich ihr zuhöre (kein schlechtes Geschäft für die paar Minuten, die es dauert, ihr den Rücken zu reiben und Kaffee zu bringen!). Die Freude am Eheleben und der Frau etwas Gutes zu tun liegt darin, zu wissen, was ihr Freude bereitet. Wenn Sie sich bemühen, diese Dinge zu finden, entdecken Sie, dass Ihre Frau viel mehr auf Sie eingeht – im Schlafzimmer und außerhalb des Schlafzimmers.

Es lohnt sich also, einiges zu erkunden.

Umwerben Sie Ihre Frau ... noch einmal ganz von vorn

Mach dich auf, mein Geliebter!
Eile so flink wie eine Gazelle,
wie ein junger Hirsch in den Balsambergen.

Hoheslied 8,14

Ich werde bald 70. Mir ist etwas bange, dass es mit meinem Sexleben plötzlich steil bergab geht. Haben Sie Ratschläge für meine Frau und mich?

Es stimmt, dass ein Mann seinen sexuellen Höhepunkt im Alter von 18 bis 20 Jahren hat. Mit dem Alter werden wir langsamer. Ich muss es wissen, denn ich bin über 60 Jahre alt und habe nur noch etwa vier Mal in der Woche Sex. Nur weil Sie bald 70 werden bedeutet das nicht, dass Sie kein aktives, erfüllendes und wunderbares Sexleben genießen können. In der Tat sagen die meisten Paare, dass der Sex mit dem Alter besser wird! (Sie haben keine kleinen Kinder mehr, die unter der Schlafzimmertür stehen und Ihre Aufmerksamkeit fordern … oder sich mitten in Ihrem Orgasmus erbrechen.)

Es ist jedoch wichtig, dass Sie auf Änderungen achten, die in Ihrem alternden Körper vor sich gehen. Es kann länger dauern, bis Sie eine Erektion bekommen. Doch sehen Sie das positiv, denn es bedeutet länger Kuscheln mit Ihrer Frau und länger ihre Berührung genießen.

Der Östrogenspiegel einer Frau sinkt und als Folge wird ihre Haut trockener und empfindlicher und ihre Vagina wird nicht mehr feucht genug. Was am Freitag für die Frau angenehm war ist ihr vielleicht am Montag gar nicht mehr angenehm. Interessanterweise berichten viele Frauen jedoch, dass sie nach den Wechseljahren eine leidenschaftlichere Freiheit in ihrer Sexualität verspüren. Und das ist doch etwas zum Feiern!

Sicher, Ihre Körper verändern sich, doch Ihr wichtigstes Sexualorgan – Ihr Gehirn – ist immer noch ausschlaggebend. Nutzen Sie die kommenden Jahre als Chance, die Veränderungen liebevoll mit Ihrem Ehepartner zu erkunden. Eine positive Einstellung gibt der Sache ein ganz anderes Gesicht.

4 Möglichkeiten, ihm zu zeigen, dass er immer noch sexy ist

1. Rufen Sie Ihren ahnungslosen Mann in die Waschküche Ihres Hauses und bezaubern Sie ihn, wie er es noch nie in seinem Leben erlebt hat.
2. Buchen Sie die Flitterwochen-Suite – mit Whirlpool und Wellness-Oase – in einem Hotel in der Nähe.
3. Nehmen Sie beim Sex Ihre dritten Zähne heraus.

4. Haben Sie eine Woche lang jeden Tag Sex in einem anderen Raum Ihres Hauses. (So haben Sie immer etwas, über das Sie lachen können. Und wenn einer von Ihnen stirbt? Sie werden so glücklich sterben.)

Auf den Punkt gebracht

Ich musste über das ältere Paar schmunzeln, das sich aus ihren jeweiligen Gehwagen herauswand und auf dem Fußboden des Wohnzimmers großartigen Sex genoss.

»Hilfe! Ich bin hingefallen und kann nicht mehr aufstehen«, rief einer dem anderen lachend zu.

Ich hoffe, auch Sie mussten lächeln.

Mein Vater sagte einmal: »Kevin, eine alte Geige bringt viele Melodien hervor.« Und ich, der zu den Senioren gehört, weiß, was das bedeutet. In dem Maße wie Paare älter werden, vertieft sich ihre Liebe und wird reifer. Mit so viel Praxis wird sogar die sexuelle Intimität besser. Es stimmt, dass Sex mit einer Gemütsverfassung beginnt und dass die Taten dann folgen.

Also los, entfachen Sie die Flamme Ihrer Leidenschaft. Der Arzt hat vielleicht einen kleinen, langen, langsamen Schwelbrand verordnet ... und jetzt haben Sie die Zeit dafür.

26

Lass uns zusammen alt werden

Das Beste kommt noch. Also los!
Entfachen Sie die Flamme!

Lass uns zusammen alt werden,
das Beste kommt noch.

(Robert Browning, 1812–1889)

Mit wem würden Sie am liebsten alt werden? Wie herrlich, wenn Sie hier an Ihre Frau bzw. Ihren Mann denken, wenn Sie 25, 35, 45, 55, 65 oder 75 Jahre alt sind. Wie wünschen Sie sich Ihre Beziehung jetzt und in Zukunft?

Verschwenden Sie keinen weiteren Tag, geschweige denn Monat, ohne alles für eines der schönsten Geschenke Gottes zu geben – der Freude eines großartigen Sexlebens mit der Person, die Sie am meisten lieben.

Zum Schluss möchte ich eine Geschichte erzählen, die treffend ausdrückt, was »Lass uns zusammen alt werden, das Beste kommt noch« bedeutet.

Verschwenden Sie keinen weiteren Tag, geschweige denn Monat, ohne alles für eines der schönsten Geschenke Gottes zu geben – der Freude eines großartigen Sexlebens mit der Person, die Sie am meisten lieben.

Ein älterer Herr hatte seinen Termin beim Zahnarzt immer am Samstagvormittag. An einem bestimmten Samstagvormittag blieb der Zahnarzt hinter seinem Zeitplan zurück und der ältere Herr wurde unruhig.

»Ist etwas nicht in Ordnung?«, fragte der Zahnarzt, als der Mann endlich auf dem Behandlungsstuhl saß.

»Nun«, antwortete der ältere Herr leise. »Ich treffe mich immer mit meiner Frau zum Frühstück, und ich will nicht zu spät kommen. Sehen Sie, sie ist jetzt in einem Pflegeheim.«

»Oh, ich verstehe«, meinte der Zahnarzt. »Sie wird böse, wenn Sie zu spät kommen.«

»Eigentlich erkennt Sie mich gar nicht mehr«, antwortete der Herr. »Das ist jetzt schon über drei Jahre so.«

Der Zahnarzt schaute verständnislos. »Was ist dann so schlimm, wenn Sie zu spät zum Frühstück kommen? Ich meine, wenn sie nicht einmal weiß, wer Sie sind?«

»Ja«, erwiderte der alte Mann. »Aber ich weiß, wer sie ist.«

Es ist leicht, einen tollen Start in der Ehe hinzulegen. Schwierig ist es, die Reise auch gut zu beenden. Und dieser Mann hat sie gut beendet.

Wird es Berge und Täler geben? Werden Steine auf dem Weg liegen? Zugegebenermaßen, ja. Es ist auch möglich, dass Sie ein wenig stolpern.

Doch wenn Sie der Kommunikation und der Verbindlichkeit füreinander eine hohe Priorität beimessen und wenn Sie einander ehren und respektieren, dann haben Sie Liebe für ein Leben lang. Und irgendwann auf dem Weg werden Sie einander anschauen und sagen: »Weißt du was? Was für ein Vorrecht ist es doch, Freud und Leid im Leben mir dir zu teilen, dem Menschen, den ich besser kenne und mehr liebe und verstehe als jeden anderen auf der Welt.«

Erstaunlich, nicht wahr? Dass wir komische Männer und Sie groteske Frauen maßgeschneidert zueinander passen? Und dass Sie gemeinsam eine solch großartige Reise unternehmen können?

Sie werden froh sein, dass Sie die Flamme Ihres Sexlebens entfacht haben. Ich verspreche es Ihnen.

Anmerkungen

1 In Anlehnung an John Powell »*Why Am I Afraid to Tell You Who I Am?*« (Niles, IL. L. Argus Communication, 1969). Ebenfalls in Anlehnung an Dr. Kevin Leman, »*Sex beginnt in der Küche*« (Grand Rapids: Revell, 1999), 123-26.

2 Sie können die ganze Geschichte in der Bibel nachlesen, in Markus 11,15-17.

3 Hier einige Informationen zum Alan-Guttmacher-Institut, »Facts in Brief: Teen Sex and Pregnancy«, September 1999, http://www.agi-usa.org/pubs/fb_teen_sex.html:

Zahl der Partner von X	Zahl der Sexualpartner, mit denen X in Kontakt ist
1	1
2	3
3	7
4	15
5	31
6	63
7	127
8	255
9	511
10	1023
11	2047
12	4095

Über Dr. Kevin Leman

Dr. Kevin Leman, ein international bekannter Psychologe und Redner, der auch im Radio und im Fernsehen auftritt, hat mit seinem Humor und seiner Alltagspsychologie ein Publikum auf der ganzen Welt angesprochen.

Der preisgekrönte Bestsellerautor nahm an vielen Radio- und Fernsehprogrammen teil, einschließlich *The View, Today, Oprah, Fox and Friends, The Early Show in* CBS, *America* von Janet Parshall, *American Morning* von CNN, *Focus on the Family* und *Life Today* mit James Robinson.

Dr. Leman ist auch der Gründer und Vorsitzende der Organisation *Couples of Promise*, die jungen Paaren hilft, glücklich verheiratet zu bleiben.

Dr. Leman ist unter anderem Mitglied der *American Psychological Association*, der *American Federation of Television and Radio Artists* und der *North American Society of Adlerian Psychology*.

1993 erhielt Dr. Leman die Auszeichnung *Distinguished Alumnus Award* der *North Park University Chicago*. 2003 erhielt er von der *University Arizona* die höchste Auszeichnung, die eine Universität ihren Ehemaligen verleihen kann: den *Alumni Achievement Award*.

Dr. Leman studierte an der *North Park University*. Den Bachelor in Psychologie erhielt er von der *University Arizona*, wo er später auch den Masterabschluss und den Doktortitel erwarb. Ursprünglich stammt er aus Williamsville, New York, lebt aber jetzt mit seiner Frau Sande in Tucson, Arizona. Sie haben fünf Kinder.

Wenn Sie Kontakt zu Dr. Leman aufnehmen möchten:

Dr. Kevin Leman
P. O. Box 35 370
Tucson, Arizona 85 740
www.lemanbooksandvideos.com